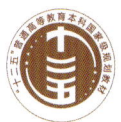

"十二五"普通高等教育本科国家级规划教材

中国高等教育学会医学教育专业委员会规划教材

全国高等医学院校教材

供基础、临床、预防、口腔医学类等专业用

眼 科 学

Ophthalmology

（第3版）

主　　编　崔　浩　王宁利　徐国兴

副 主 编　魏文斌　马建民　杨　柳　滕　岩

编写秘书　马建民　赵秀梅

编　　委　（按姓名汉语拼音排序）

崔　浩（哈尔滨医科大学）　　　　　魏文斌（首都医科大学）
何守志（中国人民解放军总医院）　　谢立信（山东省眼科研究所）
侯勇生（哈尔滨医科大学）　　　　　邢　琳（哈尔滨医科大学）
马建民（首都医科大学）　　　　　　邢怡桥（武汉大学医学部）
齐艳华（哈尔滨医科大学）　　　　　徐国兴（福建医科大学）
瞿　佳（温州医科大学）　　　　　　晏晓明（北京大学医学部）
孙旭光（首都医科大学）　　　　　　袁志兰（南京医科大学）
苏　颖（哈尔滨医科大学）　　　　　杨　柳（北京大学医学部）
苏冠芳（吉林大学白求恩医学院）　　张　虹（天津医科大学）
唐罗生（中南大学湘雅医学院）　　　张福燕（贵阳医学院）
滕　岩（哈尔滨医科大学）　　　　　张铭连（河北省眼科医院）
王林洪（河北联合大学）　　　　　　赵秀梅（哈尔滨医科大学）
王宁利（首都医科大学）　　　　　　朱　丹（内蒙古医科大学）
王雨生（第四军医大学）

北京大学医学出版社

YANKEXUE

图书在版编目（CIP）数据

眼科学 / 崔浩，王宁利，徐国兴主编．—3 版．
—北京：北京大学医学出版社，2013.12（2019.11 重印）
ISBN 978-7-5659-0744-9

Ⅰ．①眼… Ⅱ．①崔… ②王… ③徐… Ⅲ．①眼科学－医学院校－教材 Ⅳ．① R77

中国版本图书馆 CIP 数据核字（2013）第 317076 号

眼科学（第 3 版）

主　　编：	崔　浩　王宁利　徐国兴
出版发行：	北京大学医学出版社
地　　址：	（100191）北京市海淀区学院路 38 号　北京大学医学部院内
电　　话：	发行部 010-82802230；图书邮购 010-82802495
网　　址：	http://www.pumpress.com.cn
E-mail：	booksale@bjmu.edu.cn
印　　刷：	中煤（北京）印务有限公司
经　　销：	新华书店
责任编辑：许　立　　责任校对：金彤文　　责任印制：罗德刚	
开　　本：	850 mm×1168 mm　1/16　　印张：15.5　　字数：437 千字
版　　次：	2013 年 12 月第 3 版　2019 年 11 月第 5 次印刷
书　　号：	ISBN 978-7-5659-0744-9
定　　价：	49.00 元

版权所有，违者必究

（凡属质量问题请与本社发行部联系退换）

全国高等医学院校临床专业本科教材评审委员会

主 任 委 员 王德炳　柯　杨

副主任委员 吕兆丰　程伯基

秘 书 长 陆银道　王凤廷

委　　　员（按姓名汉语拼音排序）

白咸勇	曹德品	陈育民	崔慧先	董　志
郭志坤	韩　松	黄爱民	井西学	黎孟枫
刘传勇	刘志跃	宋焱峰	宋印利	宋远航
孙　莉	唐世英	王　宪	王维民	温小军
文民刚	线福华	袁聚祥	曾晓荣	张　宁
张建中	张金钟	张培功	张向阳	张晓杰
周增桓				

序 1

北京大学医学出版社组织编写的全国高等医学院校临床医学专业本科教材（第2套）于2008年出版，共32种，获得了广大医学院校师生的欢迎，并被评为教育部"十二五"普通高等教育本科国家级规划教材。这是在教育部教育改革、提倡教材多元化的精神指导下，我国高等医学教材建设的一个重要成果。为配合《国家中长期教育改革和发展纲要（2010—2020年）》，培养符合时代要求的医学专业人才，并配合教育部"十二五"普通高等教育本科国家级规划教材建设，北京大学医学出版社于2013年正式启动全国高等医学院校临床医学专业（本科）第3套教材的修订及编写工作。本套教材近六十种，其中新启动教材二十余种。

本套教材的编写以"符合人才培养需求，体现教育改革成果，确保教材质量，形式新颖创新"为指导思想，配合教育部、国家卫生和计划生育委员会在医药卫生体制改革意见中指出的，要逐步建立"5 + 3"（五年医学院校本科教育加三年住院医师规范化培训）为主体的临床医学人才培养体系。我们广泛收集了对上版教材的反馈意见。同时，在教材编写过程中，我们将与更多的院校合作，尤其是新启动的二十余种教材，吸收了更多富有一线教学经验的老师参加编写，为本套教材注入了新鲜的活力。

新版教材在继承和发扬原教材结构优点的基础上，修改不足之处，从而更加层次分明、逻辑性强、结构严谨、文字简洁流畅。除了内容新颖、严谨以外，在版式、印刷和装帧方面，我们做了一些新的尝试，力求做到既有启发性又引起学生的兴趣，使本套教材的内容和形式再次跃上一个新的台阶。为此，我们还建立了数字化平台，在这个平台上，为适应我国数字化教学、为教材立体化建设作出尝试。

在编写第3套教材时，一些曾担任第2套教材的主编由于年事已高，此次不再担任主编，但他们对改版工作提出了很多宝贵的意见。前两套教材的作者为本套教材的日臻完善打下了坚实的基础。对他们所作出的贡献，我们表示衷心的感谢。

尽管本套教材的编者都是多年工作在教学第一线的教师，但基于现有的水平，书中难免存在不当之处，欢迎广大师生和读者批评指正。

王德炳　柯杨

2013年11月

序 2

　　5年、10年时间过去了，崔浩教授又让我为"十二五"普通高等教育本科国家级规划教材《眼科学》的新版写序。老生但不常谈，为实现中国人的梦，高等医学院校的师生们教学相长，年复一年地为国家输送优秀的医药卫生人才，学校中人才的培养很关键的要素是教材，我们需要让学生知道哪些知识是基本的和必需的；哪些是进展的和未来的；历史和创新哪些是世界的，哪些是中国的；我们期望培养的学生是最优秀的，所以，我们也需要编写的教材是最富有营养的。十年来，这是第三次在编写普通高等教育《眼科学》国家级规划教材，祝"十二五"有个好收成。

　　我22岁医学院毕业，又进入医学院教眼科学，五十个春秋，每年一个轮回，在不停息的讲授眼科学，用眼科学教材哺乳了大量的学生。随着自己的变老，又成长起来一大批走上讲台的授课人，他们为了学生又在写新的教材，又在备课明天的讲义，我真心希望我的序能不停地为崔教授写下去……

谢立信

中国工程院院士
山东省眼科研究所所长
2013年9月1日

第3版前言

由北京大学医学出版社出版的教育部国家级规划教材已经顺利完成了"十五"规划、"十一五"规划的第1版、第2版的编写、出版，在全国各医学院校广泛应用。根据反馈意见，授课教师和学生普遍反应很好。前面出版的《眼科学》教材在以下多方面的特点比较突出。①在处理文图并茂方面，除应用彩图外，在黑白图的绘制上采用分层绘图，双色印刷产生了一定的立体效果，更形象，更逼真；②在处理双语教学方面，除常规的中英双语关键词外，每章结尾有一节英文小结（Summary），书后附录中有专业词汇英文，并附有国际音标，还有眼科诊室常用英语会话。这对提高医学生的专业英语水平很有裨益，颇受好评；③尽最大努力做到少而精。尽力避免有些教材内容重复率过高、同一内容在不同章节表述互不一致的现象；④专业名词严格按国家自然科学名词术语委员会的规定，更要照顾与基础学科教材相一致；⑤尽力做到"三基"（基础理论、基本知识、基本技能）、"五性"（思想性、科学性、先进性、启发性、适用性）、"三特定"（特定对象、特定要求、特定限制）。此外，还尽量涵盖眼科的知识点以适合考试需要；⑥为适应PBL教学，从第2版开始，详细介绍了PBL教学方法，并贯彻全书各章（节）；⑦贯彻启发式教学，适当增加了思考题。

以上各方面特点使前两版教材受到了广大师生的普遍认可。

从第2版问世，再版至今又有5年过去了。5年来，眼科学又有了诸多新进展，许多新理论、新概念、新技术相继问世。我们的眼科学教学工作必须与时俱进。教材乃为"授课之本"，故应及时更新、再版，这就是我们修订教材的初衷。

第3版教材在众多知名专家共同努力下，特别是我国工程院院士谢立信教授亲历亲为，精心指导。使本版教材在很短时间内及时修订完成。北京大学医学出版社领导充分发挥每位编写专家的优势和专长，并根据编委会的讨论决定，在前两版的基础上进一步弃旧更新，努力适应新时期高等医学教育前进的脚步。教材从整体框架、书写体例到具体细节都进行了大幅度的更新。努力做到详略分明，对个别诸多方面缺少明确性的病名，如"交感性眼炎"，根据国内外新进展，做了与时俱进的阐述。对各章的病例做了大幅度更新。对每章节后面的"进展与趋势"和Summany进行了缩减。对附录中的英语内容做了调整。适当增加了"视路疾病""斜视""眼眶病"等章节的内容。防盲治盲的内容增加了国家最新确定的工作目标，并与每位编委沟通，提醒注意知识产权问题。坚持理论、概念的可确定性，使第3版眼科学教材更加符合医学临床教学科学性、求实性、求真性的要求。

由于时间比较紧迫，加之水平所限，缺点、错误在所难免，真诚欢迎广大师生批评指正。

崔　浩　王宁利

目 录

第一章　绪论 …………………………… 1

第二章　PBL 教学模式在眼科教学中
　　　　的应用 ………………………… 2

第三章　眼科学基础知识 ……………… 5
　第一节　眼的解剖 …………………… 5
　第二节　眼生理生化及代谢概述 …… 14
　第三节　眼的胚胎发育 ……………… 16
　第四节　眼科流行病学概述 ………… 18
　第五节　眼科微生物学概论 ………… 20
　第六节　其他相关基础知识概要 …… 22

第四章　检查法 ………………………… 24
　第一节　眼部常见症状和体征 ……… 24
　第二节　视功能检查 ………………… 26
　第三节　眼部检查 …………………… 32

第五章　眼睑病 ………………………… 36
　第一节　眼睑炎症 …………………… 36
　第二节　眼睑位置与功能异常 ……… 38
　第三节　眼睑先天异常 ……………… 40
　第四节　眼睑肿瘤 …………………… 41
　第五节　睑板腺功能障碍 …………… 42

第六章　泪器病 ………………………… 43
　第一节　泪器的组织结构 …………… 43
　第二节　泪器病概述 ………………… 43
　第三节　泪液分泌系统疾病 ………… 43
　第四节　泪液排出疾病 ……………… 45

第七章　结膜病 ………………………… 48
　第一节　结膜炎 ……………………… 48
　第二节　变性性结膜病 ……………… 55
　第三节　结膜下出血 ………………… 56
　第四节　结膜肿瘤 …………………… 56

　第五节　睑缘炎及其相关角结膜病变 … 58

第八章　角膜病 ………………………… 60
　第一节　角膜的组织结构与病理生理 … 60
　第二节　感染性角膜病 ……………… 61
　第三节　免疫性角膜病 ……………… 67
　第四节　其他类型角膜病变 ………… 71
　第五节　角膜变性与营养不良 ……… 73
　第六节　角膜先天异常 ……………… 78
　第七节　角膜肿瘤 …………………… 80

第九章　眼表疾病概论 ………………… 82
　第一节　概述 ………………………… 82
　第二节　眼表疾病的治疗原则 ……… 83
　第三节　干眼 ………………………… 83
　第四节　视屏终端综合征 …………… 84

第十章　巩膜病 ………………………… 86
　第一节　巩膜的组织结构与病理生理 … 86
　第二节　巩膜炎 ……………………… 86
　第三节　其他类型巩膜病 …………… 88

第十一章　晶状体疾病 ………………… 90
　第一节　白内障 ……………………… 90
　第二节　晶状体先天异常 …………… 96
　第三节　晶状体异位和脱位 ………… 97
　第四节　人工晶状体植入 …………… 97

第十二章　玻璃体疾病 ………………… 101
　第一节　概述 ………………………… 101
　第二节　玻璃体疾病 ………………… 102
　第三节　现代玻璃体手术 …………… 103

第十三章　青光眼 ……………………… 105
　第一节　概述 ………………………… 105
　第二节　前房角检查及分类 ………… 105

目　录

　　第三节　原发性青光眼 …………… 106
　　第四节　继发性青光眼 …………… 111
　　第五节　先天性青光眼 …………… 112
　　第六节　高眼压症 ………………… 113

第十四章　葡萄膜疾病 ……………… 115
　　第一节　葡萄膜炎 ………………… 115
　　第二节　特殊类型的葡萄膜炎 …… 122
　　第三节　葡萄膜囊肿和肿瘤 ……… 127
　　第四节　葡萄膜先天异常 ………… 132

第十五章　视网膜病 ………………… 134
　　第一节　概述 ……………………… 134
　　第二节　视网膜血管病 …………… 135
　　第三节　黄斑病变 ………………… 141
　　第四节　视网膜脱离 ……………… 145
　　第五节　视网膜色素变性 ………… 148
　　第六节　视网膜肿瘤 ……………… 149
　　第七节　视网膜的先天异常 ……… 150

第十六章　视路疾病 ………………… 152
　　第一节　概述 ……………………… 152
　　第二节　常见视路疾病 …………… 154

第十七章　屈光不正 ………………… 157
　　第一节　概述 ……………………… 157
　　第二节　正视、屈光不正与老视 … 158
　　第三节　屈光检查步骤 …………… 161
　　第四节　屈光不正非手术矫治 …… 161
　　第五节　屈光手术 ………………… 162
　　第六节　进展与趋势 ……………… 162

第十八章　斜视 ……………………… 164
　　第一节　眼外肌解剖与眼球运动 … 164
　　第二节　双眼视觉 ………………… 165
　　第三节　斜视概述 ………………… 166
　　第四节　基本检查方法 …………… 167
　　第五节　共同性斜视 ……………… 168
　　第六节　非共同性斜视 …………… 170
　　第七节　特殊类型斜视 …………… 170
　　第八节　眼球震颤 ………………… 171

第十九章　弱视 ……………………… 172
　　第一节　病因与分类 ……………… 172
　　第二节　诊断原则 ………………… 172
　　第三节　治疗原则 ………………… 173
　　第四节　视觉发育 ………………… 173

第二十章　眼眶病 …………………… 175
　　第一节　概述 ……………………… 175
　　第二节　眼眶炎症 ………………… 179
　　第三节　眼眶肿瘤 ………………… 184
　　第四节　眼眶先天性异常 ………… 187

第二十一章　眼外伤 ………………… 188
　　第一节　概述 ……………………… 188
　　第二节　眼钝挫伤 ………………… 190
　　第三节　眼球穿孔伤 ……………… 194
　　第四节　眼异物伤 ………………… 195
　　第五节　眼附属器外伤 …………… 197
　　第六节　化学伤 …………………… 197
　　第七节　物理性眼外伤 …………… 198

第二十二章　其他系统疾病的眼部
　　　　　　　表现 ………………… 200
　　第一节　内科病的眼部表现 ……… 200
　　第二节　外科病的眼部表现 ……… 203
　　第三节　神经与精神疾病的眼部
　　　　　　表现 ……………………… 204
　　第四节　药源性眼病 ……………… 205
　　第五节　儿科病的眼部表现 ……… 206
　　第六节　妇产科病的眼部表现 …… 207
　　第七节　皮肤病与性病的眼部表现 … 208
　　第八节　口腔科病的眼部表现 …… 209
　　第九节　耳鼻喉科病的眼部表现 … 210

第二十三章　眼科常用药物概述 …… 211

第二十四章　防盲治盲 ……………… 217
　　第一节　盲和视力损伤的标准 …… 217
　　第二节　世界防盲治盲状况 ……… 218
　　第三节　我国防盲治盲工作的回顾
　　　　　　和现状 …………………… 218

第四节　几种主要致盲眼病的防治 … 219
第五节　盲和低视力的康复 ……… 221

附录　眼科测量正常值………………… 223

主要参考文献…………………………… 226

中英文专业词汇索引…………………… 227

第一章 绪 论

　　眼科学是高等医学专科教学的临床学科之一，肩负着重要的教学使命。首先，要确保高等医学本科教学工作的学科完整性，确保就读医学生知识、技能的全面性。大多数医学生毕业后从事某一专科的医疗、教学、科研工作，也会有一部分毕业生可能从事全科医师的工作。还会有另一部分毕业生从事眼科专业的工作。即使毕业后从事眼科学以外的专科医师工作，掌握眼科学理论、知识、技术操作也是必要的。因为很多其他学科与眼科密切相关。如神经科、内科、妇产科等需要了解眼底情况、视野情况、眼压情况等。至于耳鼻喉科、口腔科、皮肤科与眼科的关系更是不可忽视了。甚至从事工业电子专业乃至航空航天工作，眼科学提供的防护知识与技术都是十分重要的。在仿生学方面，眼科学提供的原理和启发也是十分重要的。

　　眼科学的教学工作格外强调创新性与启发式教学。眼科学的学习需要举一反三，由此及彼。既需要聚焦性思考，又需要发散性思维；既需要顺行性逻辑思维，又需要逆行性创新思维。

　　眼科学的发展也需要多学科交叉与融合，需要中西医结合，古为今用，洋为中用，取其精华，弃其错误，勇于创新，不能以错传错，以讹传讹，因循守旧。大胆迎接眼科学一个又一个新的春天。

　　不可否认，千百年来，我国的医学先贤在眼科学方面曾有过很多的贡献，有过很多发明和创造。如针拨白内障、防治夜盲、发现沙眼衣原体等。我们今天的眼科学人不仅应有民族自信心，更应有继往开来的责任心。千里之行，始于足下。开创眼科事业的新局面，让我们从大学生规划教材的开始，就把基础夯实，把目标放远，学好每一个概念，学好每一条理论，学好每一项技能。充分发挥PBL教学法的优越性，认真回答每一道思考题，开展好每一次病例讨论，利用好每一幅图像。从眼球前端到视觉中枢、从眼表到深层、从前节到后节、从宏观到微观，扎扎实实，学深学透。如果将来能从事眼科学专业，要成为名副其实的专家；如果将来从事其他专业工作，也要成为熟悉眼科学，了解眼科学，应用眼科学，深而广，专而博的医学学者。

（崔　浩　王宁利）

第二章　PBL 教学模式在眼科教学中的应用

以问题为基础的学习（problem-based learning，PBL）在医学教育中是指以临床问题作为激发医学生学习的动力和引导医学生把握学习内容的教学法。PBL 教学模式与传统的教学法有很大的不同，强调以学生的主动学习为主，强调以问题为基础的学习、多种学习途径相整合，强调把学习设置到复杂的、有意义的问题情景中，通过教与学的互动来解决真正的问题。PBL 模式以学生为主体，以问题为中心，在教师的整体把握和指导下强调学生的主动参与。

PBL 教学模式最早由美国南伊利诺伊大学医学院的 Howard Barrows 教授提出，加拿大 McMaster 大学医学院引入并开始实施。近年来也逐渐成为我国医学教育模式改革的趋势。PBL 教学模式是以解决问题为主的教育模式。其核心在教学过程中，提出问题以激发学生的学习兴趣和求知欲，促进学生学与教互动的积极性，让医学生通过预习、查阅书籍、期刊，网络检索和讨论等途径来解决问题，以此达到提高教学效果的目的。PBL 教学过程采用教师引导，学生自学预习和讨论为主，运用所学知识解决实际问题。与传统医学教学模式相比，PBL 教学模式更以学生主动参与，以医学问题为纽带，并贯穿于逻辑教学过程的始终，以提高学生临床诊断思维能力，激发医学生的思考与创新，加深对医学问题认识的深度，加强学科间的渗透与综合。

一、PBL 教学模式的特点及方案

1．PBL 教学模式的特点　PBL 教学模式能增强学生学习的积极性和目的性，更好地激发学生的学习兴趣。在他们遇到问题时，能够积极地采取主动查阅专业书籍、收集网络资源、咨询专家等手段来寻找答案，变被动学习为主动学习。教学过程是以"问题"为核心，问题既是思维的起点，又是教学的需要。学生遇到问题时，首先会产生困惑和怀疑，引发思考和探索的心态，进而围绕着问题进行思维、推理、分析、讨论、查阅资料，依据问题来学习，横向整合自己所有的知识和经验，这种状态会促使学生积极思维，不断提出新问题，力求解决问题，从而提高解决问题的能力。

2．PBL 模式教学的具体方案：

（1）在每一单元开始学习前，教师提供 PBL 教学病例及需掌握的相关专业知识，由学生分析思考后回答此病例的问题，学生如从教材上找不到完整答案，还必须查阅其他资料，将知识延伸、拓展。

（2）学生利用多种教学条件归纳答案，指导教师可给予一定的帮助，学生根据 PBL 病例资料课前自学讨论。

（3）小组讨论：讨论前指定主持人及指导老师。讨论围绕指定的病例进行，由小组成员陈述相关内容及查阅资料，并做好记录，汇总及提出需进一步研究解决的问题，然后再次查阅相关资料。

（4）课堂讨论：在学生进行了充分自学，由每组代表作本组发言，并提出讨论中的疑难问题，最后教师就争论的焦点问题进行总结点评，完善学生知识结构，使其掌握的医学知识更具系统性。

（5）指导教师对学生的学习情况作综合评价，指出不足，提出改进意见及下一步要求。

二、眼科学教学的特点与实施方式

眼科学教学具有以下几个特点：

1．课时相对偏少而教学内容繁多，讲授深度与广度受限。其临床思路和研究方法与其他临床学科有差别。教师要在有限的时间内将各种眼病讲深、讲透显得时间较紧。

2．由于视觉器官的解剖及功能复杂，病种独立，专科仪器及技术操作较难，大多数医学生对眼科感到陌生而复杂，基本技能和基本理论的掌握深度受限。

3．眼科是一门发展迅速的学科，显微手术已成为常规。实习医生实践操作的机会较少。如何使医学专业学生在有限的教学时间里掌握更多的眼科学知识及如何提高教学质量是我们教学的目标。设计适合眼科教学的 PBL 教学模式十分重要。目前，有以下几种类型：

（1）提问式 PBL 教学模式：以问题为基础的教学方法，采取"提问 - 讨论 - 讲解 - 再提问"的方式。抓住学生感兴趣和迫切解决问题的心态，始终以问题的形式贯穿学习的整个过程。将学生分组，带教老师按每章节教学大纲要求，设计合适的典型病例供学生学习，如白内障、青光眼、斜视等。开始上课即报告病例，让学生根据自己所学的知识对病例进行讨论和思考，然后教师结合眼科学教材进行讲解，对需要重点掌握的内容再提出更深一层的问题，让学生不断随教师的引导去思考问题、分析问题和解决问题。

（2）研讨式 PBL 教学模式：把学生划分为若干学习小组，教师课前准备好病例，再次以小查房的形式，让学生带着问题分组进行讨论，最后由老师给予总结评估。临床病例总结讲评是带教的关键一环。在学生解答提出的问题后，教师须对学生争论的焦点进行剖析整理，也可通过一小段的手术录像、CT 或造影片的观察，使学生对眼病有整体的认识。研讨式 PBL 教学把讨论、讲解和点评紧密地结合起来，改变了传统的授课方式，学生不再是被动地学习抽象的眼科学知识，而是参与了全过程的问题讨论。

（3）实践式 PBL 教学模式：教师在术前指导学生询问病史、查体，对眼病有明确的诊断，结合观摩手术操作，对手术操作规范流程与步骤和相关知识做进一步的讲解。带教老师引导学生应用所学的眼科理论知识，分析术中遇到的问题，使讨论围绕中心问题，给予必要的帮助和解答，并提出需要进一步解决的问题。

（4）情景式 PBL 教学模式：让学生做课堂的主人，把课堂变诊室，教师、学生分别代表患者及医生。教师叙述病例，每组推选一个代表进行问诊及查体，根据所得的资料分析讨论，得出诊断及处理意见。最后由教师进行总结归纳及精辟的讲评。这样做不仅培养了学生实际解决临床问题的能力，学会如何与患者打交道，如何获得完整的病例资料，锻炼了医患沟通能力，同时也提高了理论联系实践的能力。

（5）改良 PBL 教学模式：较适用于眼科研究生的培养。教师讲授眼科学专业课后，由学生依靠各种途径对教学内容作相应的专题报告，并做成 PPT 课件。要求每人上台报告准备的专题并接受其他学生及教师的提问，其他学生可协助其回答问题，达到取长补短的目的。之后，教师提出与之相关的眼科 1～2 个病例，并要求学生书写病历及治疗方案。最后教师总结，阐明问题的原因和结果。

（6）建立数字化 PBL 眼科影音网库，转变传统临床实践教学模式 眼科学多数临床实践教学手术是在显微镜下进行，其手术实践操作技巧，如分离、切开、缝合、打结等与普通外科技巧有较大的差别，加之眼球解剖的特殊性，有些眼内手术操作更是眼科所独有的。掌握好眼科显微手术技巧无疑是提高医学生手术实践技能的必经之路。PBL 的教学单位要建立涵盖眼科专业的眼科影音网库。在 PBL 的教学中眼科教师可以随时调用这些详尽、规范的手术资料，向学生讲解不同手术的要点，从而有步骤、分阶段地指导学生学习。

三、PBL 教学模式在眼科教学中的优点

1. 使学生树立正确的学习思维方法，培养学生创新能力及自学能力。掌握正确的学习方法及临床思维方法，培养学生思考问题和创新意识，运用多学科知识进行分析、判断、推理、综合直至得出结论的能力。

2. 提高学生解决问题的能力，通过分析病例资料、组织材料进行讨论、辩论、指导教师引导及精讲过程，促进学生发现问题、分析问题和提高解决问题的能力。通过询问病史、体格检查、辅助检查、治疗方法的选择等使其总体思路拓宽。在 PBL 模式教学中，教师通过预设 PBL 问题，将临床常见的重点问题带入课堂，使原本枯燥深奥的理论知识融入实践中去，激发学生的学习兴趣，缩短课堂学习与临床实践的差距，强化理论知识与操作技能的联系，有利于提高教学质量。

3. 提高医学生语言能力及计算机能力，PBL 模式教学突破了"教师主讲，学生主听"的传统授课方式，使学生有更多的机会表达自己的观点和见解，能更好克服自身弱点增强自信心及勇气，提高自己的语言表达能力及论证才能。通过应用网络查询资料和制作多媒体，使计算机应用能力提高。同时有利于培养医学生的批判性思维、团队精神和交流能力。教师作为教学活动的主导者，起着至关重要的作用。对教师来说，通过编写教材及临床案例，扩大了知识面，有利于基础与临床研究的有机结合，教师也可从学生的讨论中得到某些启示，起到教学相长的作用。

4. PBL 教学模式使医学生既学习了满足临床实际工作所需的医学知识，又学习了如何正确处理医生与患者及社会的关系、医护协作关系等人文社会科学的知识。现代医学模式从传统的生物医学模式转化为"生物-心理-社会"的医学模式，客观上对临床医生提出了更高的要求。医学生应该是能力型、开放型、创新型和综合型的全面发展的高素质新型人才。

四、PBL 教学模式在眼科教学中可能存在的问题

PBL 教学模式改变了以往传统的传授式教学，适应了医学教育的发展，是培养当代合格的医学人才的有效手段，但也存在一些问题：

1. 不适应大规模的授课对象。对于小规模眼科教学对象容易取得良好的效果，但对于人数很多的班级，上课难度较大，不易操作。

2. 教学目标与评估体系不统一，如何在有限的时间内评价 PBL 的学习效果是在应用 PBL 教学模式的同时需研究的问题。

总之，PBL 教学模式与传统教学模式比较有其独特的优势，在眼科学医学教学中实施 PBL 教学模式是提高医学教育质量的重要环节。我们相信通过广大眼科学教育工作者不断努力和开拓，一定会探索出适合我国国情的眼科学 PBL 教学模式，为我国高等医学教育事业的发展作出贡献。

思考题

1. PBL 教学模式的特点是什么？
2. PBL 教学模式类型有哪些？

（徐国兴）

第三章 眼科学基础知识

第一节 眼的解剖

眼为视觉器官,由眼球、视路和眼附属器三部分组成。眼球与视路完成对外界视觉信息的捕捉、提取和传递功能,在视皮质形成视觉。眼附属器对眼球起保护和辅助作用。

一、眼球(eye ball)

眼球位于眼眶内,借眶筋膜、韧带与眶壁联系,前有眼睑保护,周围有眶脂肪的垫衬而得以相对稳定。它包括眼球壁和眼内容两部分(图 3-1)。眼球向前方平视时,一般突出于外侧眶缘 12~14mm,两眼球突出度相差通常不超过 2mm。眼球壁由外、中、内三层构成;眼内容包括房水、晶状体和玻璃体;眼球以晶状体后面为界分为眼前节和眼后节(图 3-2)。

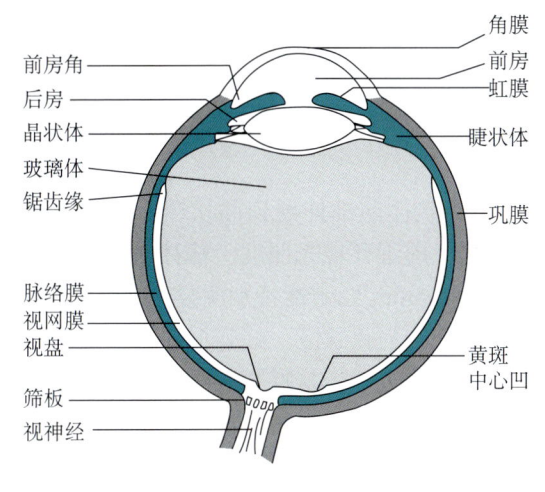

图 3-1 眼球主要解剖结构示意图

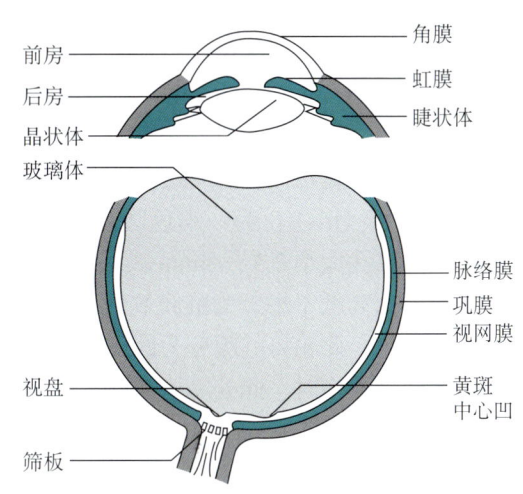

图 3-2 眼前节、眼后节示意图

(一)眼球壁

1. **外层** 外层主要由致密的纤维组织构成,称为纤维膜。此膜前 1/6 透明区为角膜,后 5/6 不透明区为巩膜,两者移行处称为角巩膜缘。

(1)角膜(cornea):位于眼球前部中央,呈向前凸的透明组织结构,略呈横椭圆形,横径 11.5~12mm,垂直径 10.5~11mm。角膜曲率半径的前表面约为 7.8mm,后表面约为 6.8mm。角膜厚度:中央部 0.5~0.55mm,周边部约 1mm。其感觉神经十分丰富,主要由三叉神经眼支经睫状神经分布于角膜各层,尤以角膜上皮层最丰富。角膜无血管,其营养主要来自角膜缘血管网、房水及泪液。代谢所需要的氧 80% 源于空气,15% 源于角膜缘血管网,5% 源于房水。

(2)巩膜(sclera):由致密的胶原纤维和弹力纤维构成,质地坚韧,不透明,乳白色(图 3-3)。向前与角膜相连,向后至视盘部,在此处分为两层,其外层和视神经鞘膜相连,内层呈网眼状,形成巩膜筛板,有视神经纤维穿过。视神经穿过巩膜处形成筛板区,包括神经纤维层、筛板前区、筛板区、筛板后区。

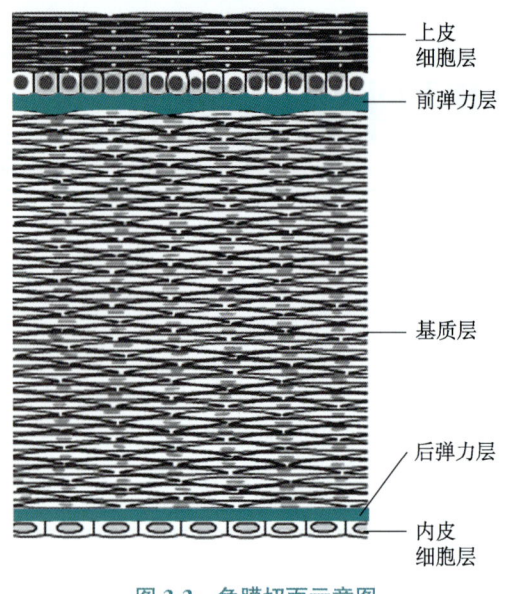

图 3-3　角膜切面示意图

巩膜厚度各处不同，视神经周围最厚，约 1mm；向前逐渐变薄，到赤道部为 0.4～0.5mm；在各直肌附着部最薄，为 0.3mm。巩膜被许多血管和神经穿过。巩膜自外向内分为三层：①表层巩膜（外层巩膜）（episcleral）：由疏松结缔组织和弹力纤维构成，与眼球筋膜相邻，血管丰富；②巩膜实质层（substantia propria sclera）：由致密的纤维组织构成，此层血管甚少；③棕黑色板层（lamina fusca）：为形成脉络膜上腔外壁的巩膜内面，此层纤维较细，并有大量弹力纤维和色素细胞。

（3）角巩膜缘（limbus）：是角膜和巩膜的移行区，由透明角膜逐渐过渡并嵌入到巩膜内，因此在眼球表面没有明确的分界线。前界起于角膜前弹力层止端，相当于球结膜的附着处，后界定于经过房角内的巩膜突或虹膜根部并垂直于眼表的平面，各象限宽不同。角膜缘部可见各约 1mm 宽的前部半透明区（即从前弹力层止端到后弹力层止端）以及后部延续的 0.75mm 宽的白色巩膜区（即后弹力层止端到巩膜突或虹膜根部，包含有小梁网及 Schlemm 管等组织结构）。角膜缘干细胞位于其基底部，发挥着角膜上皮细胞再生的作用。角膜缘解剖结构上是前房角及房水引流系统的所在部位，该缘部是许多内眼手术的入路。

2．中层　此层富含血管和色素，称为葡萄膜（uvea），前面有瞳孔，后面有视神经穿过。此层分为虹膜、睫状体和脉络膜。

（1）虹膜（iris）：为一褐色圆盘形膜状组织，由睫状体前部伸展到晶状体前面，中央为瞳孔，正常瞳孔大小 2.5～4mm，并受年龄、屈光状态、周围环境光照度、精神状态等因素影响。虹膜表面高低不平，为虹膜纹理和隐窝，距瞳孔缘 1.5mm 处皱褶特别明显，呈环行隆起，为虹膜卷缩轮，此轮将虹膜分为两区，内侧为瞳孔区，外侧为睫状区。虹膜根部与睫状体相接处比较薄弱，外伤时，此处易于离断。瞳孔缘的黑色环呈花边状，是虹膜后面的色素上皮外翻所致，称为瞳孔领。瞳孔的大小变化调节进入眼内的光线，以保证视网膜成像清晰。虹膜由前向后分为五层：①内皮细胞层：覆盖虹膜前面，与角膜内皮细胞相延续；②前界膜：由成纤维细胞和黑色素细胞构成，无血管；③基质层：由疏松结缔组织构成，含有血管、神经、色素细胞及瞳孔括约肌。瞳孔括约肌司缩瞳作用；④色素上皮层：含黑色素，前部分化出瞳孔开大肌，司散瞳作用；⑤内界膜：与睫状体、视网膜的内界膜相连续。

（2）睫状体（ciliary body）：是连接虹膜和脉络膜的中间部分，其前端为虹膜根部附着，后端以锯齿缘与脉络膜为界。睫状体矢状面呈三角形，分两部分，前 1/3 为睫状冠（corona ciliary），较肥厚，宽约 2mm，有 70～80 条纵形突起，称睫状突（ciliary process），睫状突上皮分泌房水，营养眼内组织并维持眼内压；后 2/3 为睫状体平坦部（pars plana），宽约 4mm。由于平坦部血管少，是玻璃体切割术的入路。从睫状体发出纤维至晶状体称为晶状体悬韧带。

睫状体由外向内分为五层：①睫状肌：为平滑肌，包括纵行、放射状和环行三种肌纤维。在结构和功能上睫状肌是一个整体；②血管层：睫状冠部血管丰富，平坦部血管较少；③玻璃膜：为脉络膜 Bruch 膜的延续；④上皮细胞层：由两层细胞构成，外层为色素上皮，内层为非色素上皮，可产生房水；⑤内界膜：为视网膜内界膜的延续。

（3）脉络膜（choroid）：由视网膜前端的锯齿缘开始，直到视神经周围。含丰富的血管，营养脉络膜与视网膜外层，并且使脉络膜具有勃起组织的特点，对眼压有一定的调节作用；同时脉络膜色素丰富，对眼球起遮光和暗房的作用。

脉络膜由外向内分为：①脉络膜上组织：构成脉络膜上腔；②大血管层：主要由睫状后动脉分支和相互吻合的静脉构成，黄斑部无大血管层；③中血管层；④毛细血管层：为一层致密的毛细血管网组成，以黄斑部分布最密；⑤Bruch膜：为一透明的无结构均质薄膜。Bruch膜破裂将导致视网膜下新生血管。

脉络膜与巩膜内层贴附，血管、神经穿过巩膜处脉络膜与巩膜黏着紧密，因此，当脉络膜脱离时常以涡静脉为界。睫状后长动脉、睫状后短动脉及睫状神经走行于脉络膜上腔。

3．内层　即视网膜（retina），为一透明薄膜，贴附于葡萄膜内面，起自视盘周围，向前达锯齿缘。眼底图像的重要标志包括视盘（optic disc）、黄斑（macula）、中心凹（fovea）及中心小凹（foveola）。黄斑中心仅有视锥细胞，中心0.3～0.45mm区无血管，称为黄斑中心无血管区，其营养由脉络膜毛细血管提供，视盘又称视乳头，是距黄斑鼻侧约3mm，大小约1.5mm×1.75mm，境界清楚的橙红色略呈竖椭圆形的盘状结构，是视网膜上视觉神经纤维汇集组成视神经，向视觉中枢传递穿出眼球的部位，视盘中央有小凹陷区称为视杯（optic cup）。视盘上有视网膜中央动脉和静脉通过，并分支走行在视网膜上。视盘仅有视神经纤维，没有感光细胞，在视野中形成生理盲点。视网膜是由胚胎时期神经外胚叶形成的视杯发育而来，视杯外层形成单一的视网膜色素上皮层（retinal pigment epithelium，RPE），视杯内层则分化为视网膜神经感觉层（neurosensory retina），二者间有一潜在间隙，临床上视网膜脱离即由此处分离。

组织学上视网膜由外向内分10层：①色素上皮层（retinal pigment epithelium，RPE）：由排列整齐的单层六角形细胞组成，黄斑部较厚，周边部变薄。RPE呈极性排列，基底部与脉络膜的Bruch膜紧密连接，细胞顶部有较多微绒毛，将光感受器的外节包埋于黏多糖间质中。RPE外侧与脉络膜的Bruch膜贴附紧密，但内侧与视细胞层仅为贴附关系，这是视网膜脱离发生于此两层之间的解剖基础；②光感受器（视锥、视杆细胞层）：黄斑区具有大量的视锥细胞，且每个视锥细胞只与一个神经节细胞联系，因此黄斑区视敏度最高。黄斑区尚有颜色视觉。视杆细胞以距中心凹5～6mm的环行区和视盘下方分布最多，具有感受弱光的暗视觉，无色觉；③外界膜：为一有孔的丝网状薄膜；④外核层：由视锥和视杆细胞核组成；⑤外丛状层：为疏松网状结构，含有视锥、视杆细胞的轴突与双级细胞和无长突细胞的突触连接；⑥内核层：含有双级细胞、水平细胞，无长突细胞和Müller细胞的细胞核；⑦内丛状层：由双级细胞与神经节细胞的树突形成突触连接；⑧神经节细胞层：由神经节细胞核组成；⑨神经纤维层：以神经节细胞的轴突构成的视神经纤维为主，在视神经周围最厚。视神经纤维呈束状排列，与视网膜平行走向，集合于视盘。黄斑的纤维直接到达视盘颞侧，称为视盘黄斑束，此处视神经纤维最丰富，鼻侧纤维直行至视盘，颞侧纤维绕过黄斑后到达视盘上下极；⑩内界膜：属于Müller细胞的基底膜，覆盖于除视盘外的整个视网膜表面（图3-4）光感受器细胞的结构包括外节、连接绒毛、内节、体部和突触五部分。每个外节由约700个扁平膜盘堆积组成。视杆细胞外节为圆柱形，视锥细胞外

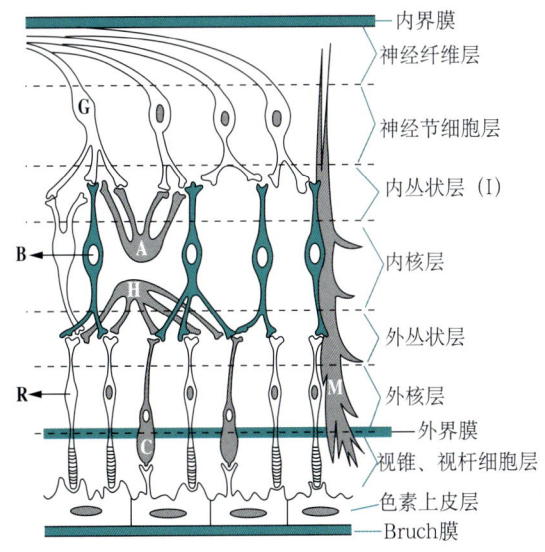

图3-4　视网膜垂直切面示意图

R：视杆细胞　C：视锥细胞　B：双极细胞
H：水平细胞　A：无长突细胞　I：内丛状层
G：神经节细胞　M：Müller细胞

节呈圆锥形,膜盘不断脱落和更新。

(二)眼球内容 包括房水、晶状体和玻璃体

1.房水(aqueous humor) 角膜后面与虹膜、晶状体前面之间的空间称为前房(anterior chamber)。虹膜后面、睫状体前端、晶状体悬韧带和晶状体侧面的环行间隙称为后房(posterior chamber)。前、后房中充满房水。前房角是房水循环路径中重要结构之一,是位于角膜、巩膜、虹膜根部之间的间隙(图3-5)。

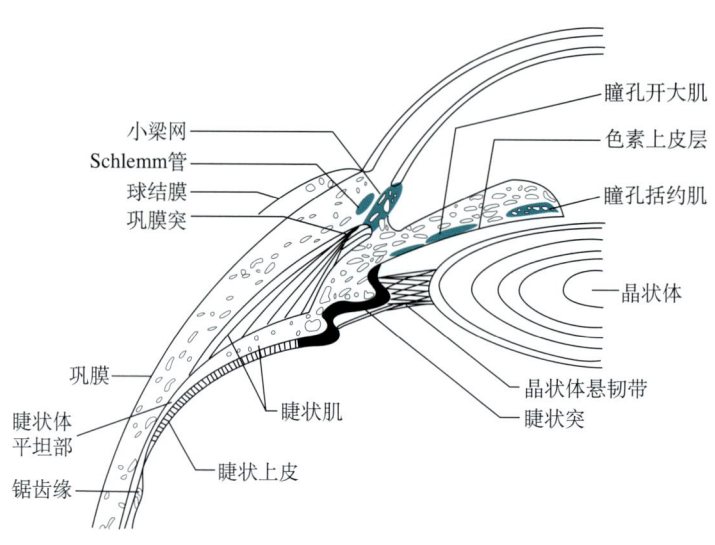

图3-5 前房角及周围结构

2.晶状体(lens) 晶状体为富有弹性、透明的双凸结构,位于虹膜后面和玻璃体前,由晶状体悬韧带将其与睫状体相连,以维持晶状体的位置。晶状体前、后两面的中心分别称前极和后极,前、后面结合部称为赤道部。晶状体前面的曲率半径约10mm,后面约6mm,晶状体直径约9mm,厚度随年龄增长而缓慢增加,中央厚度一般约为4mm。晶状体由晶状体囊和纤维(包括核)构成(图3-6)。前囊厚度是后囊的3～4倍。晶状体囊为一透明薄膜,在前囊下和赤道部囊下有一层上皮细胞,后囊下上皮细胞缺如。胚胎发育时晶状体核出现两个方向相反的Y字缝(图3-7)。晶状体纤维在一生中不断增生,随着年龄的增长,晶状体增大并变致密,弹性下降。

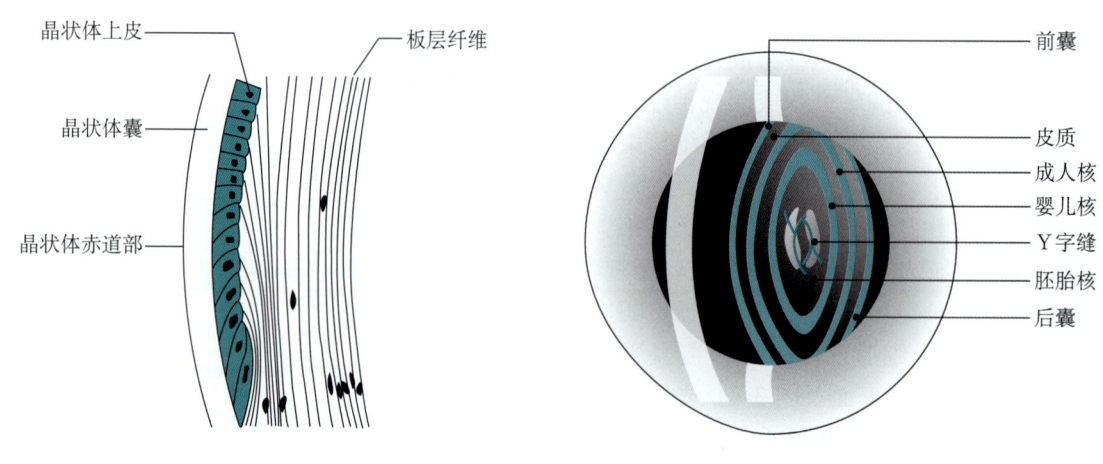

图3-6 晶状体矢状切面　　　　　图3-7 晶状体Y字缝

3．玻璃体（vitreous）为一无色透明的胶体，约占眼球容积的80%，成人玻璃体的体积约为4.5ml。玻璃体前面有一凹面称为玻璃体凹，晶状体后面嵌于此凹内，其他部分附于睫状体和视网膜内面。玻璃体由胶原纤维构成网状支架，大致分为三个区：玻璃体皮质、中央玻璃体和中央管，也称Cloquet管。

二、视路及瞳孔反射路

（一）视路

视路（visual pathway）是视觉兴奋传导的神经通路。视锥细胞和视杆细胞为光感受器细胞，系统解剖学认为双极细胞为第一级神经元，神经节细胞为第二级神经元，其轴突形成视神经、视交叉、视束，在外侧膝状体换神经元后发出新的纤维构成视放射，最终到达枕叶视中枢。

1．视网膜光感受器在光反应下发生超级化，刺激内核层的双极细胞、无长突细胞和水平细胞，将所有的感光信息汇聚于神经节细胞。由神经节细胞发出的神经纤维（视神经）将视觉信息转化成连续变化的动作电位沿视路传递到视中枢。

2．视神经（optic nerve）分四段：眼内段、眶内段、视神经管内段和颅内段。眼内段的前表面位于巩膜筛板处，是整个视路中唯一能通过眼底检查所见的部分。在筛板前的视神经纤维无髓鞘，故最细，筛板后即增粗，因自此处起纤维被髓鞘包裹。眼内段由脉络膜血管供应营养。眶内段呈"S"形，其长度大于眼球至视神经孔的距离，以利眼球转动。视神经为三层鞘膜包裹，是三层脑膜的延续。鞘膜间隙与颅内同名间隙相通。视网膜中央动脉在眼球后7～12mm处进入视神经与同名静脉伴行。此段主要由眼动脉及其分支供养。视神经管内段走行于骨性视神经管内，有眼动脉伴行。本段的营养来自颈内动脉发出的软脑膜动脉。颅内段和视交叉前角相连。由颈内动脉、大脑前动脉及前交通支的分支供给营养。

3．视交叉（optic chiasma）位于蝶鞍上方，其神经纤维分别来自两眼视网膜的鼻侧交叉纤维和来自颞侧的不交叉纤维两部分。视交叉与周围组织的关系较为复杂，前面稍上方为大脑前动脉及前交通动脉，后方主要有脑垂体的漏斗，两侧为颈内动脉，上方为第三脑室，下方为脑垂体。

4．视束（optic tract）自视交叉发出的视神经束绕大脑脚分别终止于外则膝状体、丘脑和四叠体的上丘。

5．外侧膝状体（lateral geniculate body）位于大脑脚的外侧，视束的大部分纤维终止于外侧膝状体的神经节细胞，并由该细胞的另一端发出神经纤维，形成视放射。

6．视放射（optic radiation）为外侧膝状体发出的纤维，通过内囊和豆状核的后下方呈扇形散开，分成背侧、外侧和腹侧三束，经侧脑室颞侧角形成Meyer袢，止于枕叶。

7．视皮质（visual cortex）位于大脑枕叶皮质相当于Brodmann分区的17、18及19区，是人类视觉的最高中枢，是大脑皮质中最薄的区域。每侧与双眼同侧一半的视网膜相关联，如左侧视皮质与左眼颞侧和右眼鼻侧视网膜相关联。视网膜上部的神经纤维止于距状裂上唇，下部纤维止于距状裂下唇，黄斑部纤维终止于枕叶纹状区后极部。交叉纤维位于深内颗粒层，不交叉纤维位于浅内颗粒层。由于视觉纤维在视路各段排列不同，因此，当视路系统发生病变时，可表现为特定的视野异常，对中枢神经系统的定位诊断有重要意义（见第十六章）。

（二）瞳孔反射

见第十六章第一节及图16-2。

三、眼附属器

（一）眼睑（eye lids）

眼睑分上睑和下睑，上睑的上缘以眉为界，下睑的下缘与面颊部皮肤延续，无明显分界。

上、下睑的游离缘称为睑缘（palpebral margin），上、下睑缘间的裂隙称为睑裂（palpebral fissure）。上睑遮盖角膜上部1~2mm。睑裂的鼻侧端称内眦，颞侧端称外眦。内眦与眼球之间隔以泪湖，泪湖鼻侧的肉样隆起称为泪阜。睑缘宽约2mm，分前唇和后唇。前唇钝圆，有2~3排睫毛位于前唇，上睑睫毛较下睑多，毛囊周围有皮脂腺（Zeis腺）及变态汗腺（Moll腺），其开口于毛囊。后唇呈直角，与眼球紧贴，有利于泪液沿眼球表面流入泪道。前、后唇相连的交界处称为灰线（gray line），灰线后方可见一排细孔，为睑板腺的开口（图3-8），睑板腺开口的结膜侧为皮肤黏膜交接处，临床上可用荧光素、虎红或丽丝氨氯染色。上、下睑缘近内眦部各有一乳头状隆起称为泪乳头，中央均有一小孔称为泪小点。

组织学上眼睑分五层（图3-9），由前向后为：①皮肤层：由6~7层复层鳞状上皮构成，是人体皮肤最薄之处，易形成皱褶，角化少，其内侧含有郎罕细胞；②皮下组织层：由疏松结缔组织构成，易形成水肿；③肌层：包括眼轮匝肌、提上睑肌和Müller肌。眼轮匝肌由面神经支配，司眼睑闭合，其肌纤维呈环行，故眼睑手术时切口应与肌纤维平行；眼轮匝肌尚有部分纤维分布泪囊部，收缩时可使泪囊有规律地收缩与扩张，使泪液排出。提上睑肌起自视神经孔处的总腱环，沿眶上壁向前呈扇形展开分别止于上睑板上缘、眼睑皮肤、眼轮匝肌和结膜上穹窿部，由动眼神经支配，司上睑提起的作用。Müller肌分别起自提上睑肌下面和下直肌的筋膜，止于上、下睑板缘。Müller肌受交感神经支配，收缩时使睑裂增大；④纤维层：由睑板和眶隔组成。睑板由致密结缔组织组成，类似软骨，为眼睑的支架组织。上睑板较下睑板宽而厚，呈半月形，两端通过内、外眦韧带固定于相应的眶骨膜上。睑板内有大量与睑缘垂直排列的睑板腺（meibomian）开口于睑缘，是全身最大的皮脂腺，分泌油脂。眶隔（orbital septum）为一弹性结缔组织膜，一面与眶缘骨膜相连，另一面与睑板附着；⑤睑结膜层：紧贴于睑板后面。

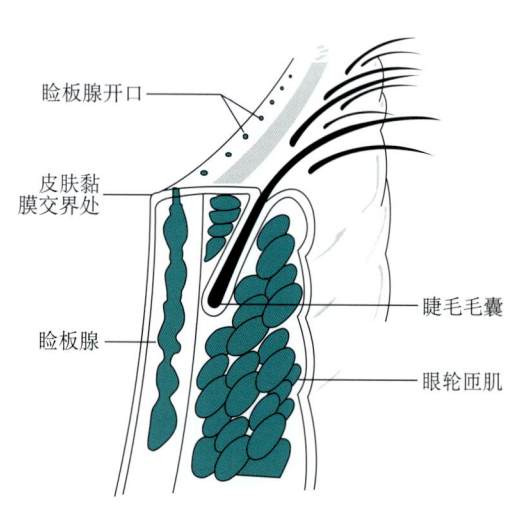

图3-8　睑缘解剖示意图

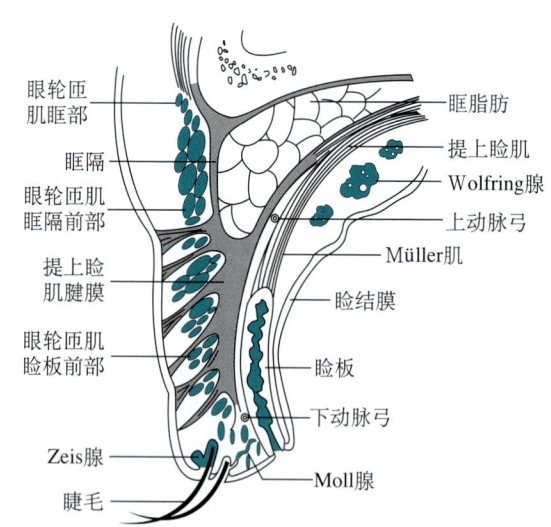

图3-9　上眼睑矢状切面示意图

眼睑的血管　眼睑的血供来自两个系统，浅部来源于颈外动脉系统，包括面动脉、颞浅动脉和眶下动脉；深部来源于颈内动脉的眼动脉分支，包括泪腺动脉、额动脉、眶上动脉及鼻梁动脉。眼睑深部动脉组织有三个动脉弓，一般上睑有睑缘动脉弓和周围动脉弓，下睑只有睑缘动脉弓。从睑缘动脉弓发出分支分布于眼轮匝肌、睑板腺和睑结膜。静脉则汇入眼静脉、颞静脉及面静脉中。由于这些静脉皆无静脉瓣，因此眼睑的化脓性炎症可能蔓延至海绵窦而致严重后果。

眼睑的淋巴　眼睑外侧淋巴回流至耳前淋巴结和腮腺淋巴结，眼睑内侧淋巴回流至颌下淋巴结。

眼睑的感觉神经 来自第Ⅴ脑神经的第Ⅰ、Ⅱ分支。

（二）结膜（conjunctiva）

结膜为一层薄而透明的黏膜，覆盖在眼睑内面和巩膜前面。按其不同的解剖部位分为睑结膜、球结膜和穹窿结膜三部分（图3-10）。由结膜形成的囊状间隙称为结膜囊（conjunctival sac）。①睑结膜（palpebral conjunctiva）与睑板连接紧密，不能推动。睑结膜薄而透明，可见垂直走行的小血管及部分睑板腺；②穹窿结膜（fornical conjunctiva）介于睑结膜与球结膜之间，此部结膜松弛，易于伸展，利于眼球转动；③球结膜（bulbar conjunctiva）覆盖眼球前1/3部分，薄而透明，与巩膜之间有疏松联结，富移动性。距角膜缘3mm以内的球结膜与其下的眼球筋膜、巩膜紧密结合。

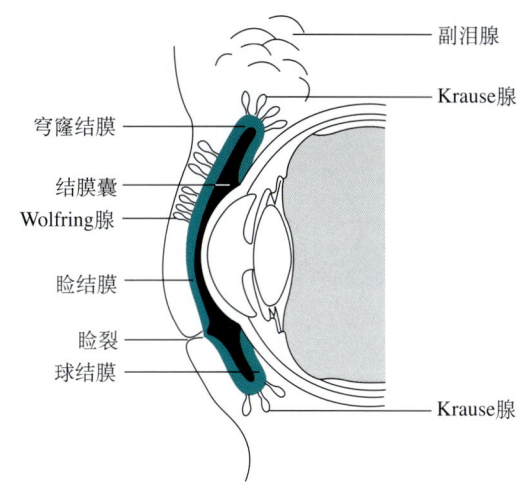

图3-10 结膜及结膜囊示意图

组织学上结膜分为上皮层和固有层。睑缘部为复层鳞状上皮，表层有角化现象；睑缘后唇为非角化的鳞状上皮，睑板至穹窿部结膜由立方上皮过渡到圆柱状上皮，球结膜上皮为扁平形，无角化现象，在角膜缘部上皮变为复层鳞状上皮。结膜的固有层又分为浅层腺样层和深层纤维层。腺样层由纤细的结缔组织组成，结构疏松富含淋巴细胞，易形成淋巴滤泡。纤维层由致密的纤维结缔组织和弹力纤维构成，睑板部结膜无此层。各部结膜均含杯状细胞，以穹窿部和半月皱襞处最多，其功能为分泌黏液以湿润结膜和角膜。此外，穹窿部结膜含有Krause和Wolfring副泪腺，分泌泪液。

结膜的血液供应来源于周围动脉弓、睑缘动脉弓和睫状前动脉。由于供血的不同，临床上充血可表现为结膜充血和睫状充血。结膜的感觉由面神经支配。

（三）泪器（lacrimal apparatus）

泪器包括泪腺和泪道两部分。①泪腺（lacrimal gland）：泪腺位于眶缘外上方的泪腺窝内，正常时不宜触及。泪腺被提上睑肌腱膜分割成较大的眶部泪腺和较小的睑部泪腺。泪腺的排泄管共10～12根，大部分开口于上穹窿结膜的外侧。泪腺的血液供应来自眼动脉的泪腺动脉。泪腺的神经支配较复杂，多种刺激所致反射性流泪经三叉神经眼支传入；而泪腺的传出神经支配包括副交感神经和交感神经，其中由异物刺激或哭泣所产生的大量泪液分泌是副交感神经支配；②泪道（lacrimal passage）是泪液的排出通道，包括上下睑的泪点、泪小管、泪囊和鼻泪管。泪小点为泪道的起始部的小孔，位于泪乳头中央，贴附于眼球表面。泪小管是连接泪小点与泪囊的通道，最开始1～2mm的泪小管与睑缘垂直，然后呈水平走行约8mm后与泪囊相连，到达泪囊前，上、下泪小管多先汇合成泪总管后进入泪囊，也可直接进入泪囊。泪囊（lacrimal sac）位于泪骨的泪囊窝内，泪囊的顶部为盲端，恰在内眦韧带之下，此韧带是泪囊定位的标志。泪囊下方与鼻泪管连接。鼻泪管（nasolacrimal duct）上接泪囊，向下后稍外走行，开口于下鼻道，全长约18mm。鼻泪管下端的Hasner瓣有阀门作用。

（四）眼外肌

眼外肌（extraocular muscles）：每眼有六条，包括四条直肌和两条斜肌。四条直肌是内直肌、外直肌、上直肌和下直肌。四条直肌均起自眶尖部视神经孔的总腱环，向前向外展开，越过赤道部止于巩膜上（图3-11）。直肌止点距角膜缘不同，内直肌最近为5.5mm，下直肌为6.5mm，外直肌为6.9mm，上直肌最远为7.7mm。当内直肌收缩时，眼球向内转动，外直肌收

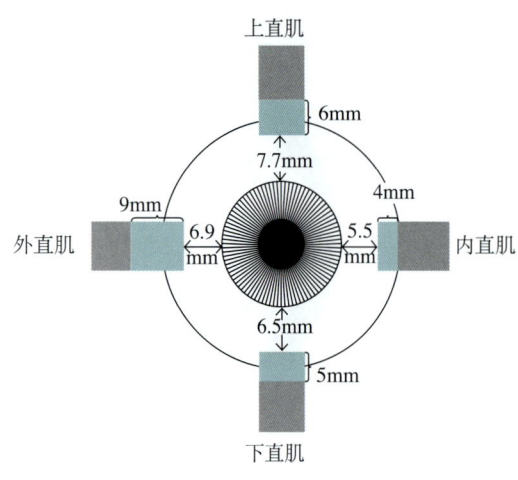

图3-11 直肌距角膜缘的距离及肌腱长度

缩时眼球向外转动。上、下直肌与视轴有23°的交角，收缩时除使眼球上转或下转，上直肌尚有内转与内旋、下直肌尚有内转与外旋的功能。斜肌分为上、下斜肌。上斜肌也起始于总腱环，沿眶内上壁向前至滑车并转向后、外侧，经上直肌下面到达眼球赤道部后方，终止于眼球的外上巩膜处。下斜肌由眶内下方开始，经下直肌之下，向上、外、后方向走行，终止于眼球赤道部后方的外侧巩膜上。上、下斜肌与视轴有51°交角，收缩时上斜肌有下转、外转与内旋，下斜肌有上转、外转与外旋的功能。神经支配：除上斜肌为滑车神经支配，外直肌为展神经支配，其余眼外肌均为动眼神经支配。眼外肌的血液供应来自眼动脉分出的上、下肌支以及泪腺动脉和眶下动脉。除外直肌由泪腺动脉分出的一支血管供给外，其余直肌均有两条睫状前动脉供血，并与睫状体内的动脉大环交通。

（五）眼眶

眼眶（orbit）呈四棱锥体形，底向前，尖向后，与颅内相通。眼眶由额骨、蝶骨、颧骨、上颌骨、腭骨、筛骨与泪骨组成。眼眶分为上、下、内、外四个壁。外侧壁较厚，且稍偏后，使眼球暴露较多，视野得以扩大，也使眼球易受来自外侧的伤害。其他三壁骨质较薄，受外力时易骨折，且与额窦、筛窦及上颌窦毗邻，当这些鼻窦发生炎症、肿瘤时易波及眶内。眼眶骨壁有下列出入通道（图3-12，3-13）：①视神经孔和视神经管（optic foramen and canal）：视神经孔位于眶尖部，成椭圆形，孔径4~6mm。由视神经孔向后为视神经管，通过颅腔，管内有视神经、眼动脉及交感神经纤维通过。②眶上裂（superior orbital fissure）：在眶上壁与眶外壁的连接处，长约22mm，与颅中窝相通，为眼眶与颅内最大的通路。经此裂通过的有第Ⅲ、Ⅳ、Ⅵ脑神经、第Ⅴ脑神经眼支、眼上静脉和部分交感神经纤维。因此，此部受损可出现眶上裂综合征；③眶下裂（inferior orbital fissure）：在眶外壁与眶下壁交界处，有第Ⅴ脑神经的第二支、眶下神经、眶下动脉及眶下静脉通过；④眶上切迹（或孔）与眶下孔：眶上切迹位于眶上缘的内1/3处，有眶上神经、第Ⅴ脑神经第一支（眼支）及血管通过。眶下孔位于眶下缘内1/3、离眶缘约4mm处，有眶下神经、第Ⅴ脑神经第二支通过。此外，眶外上角有泪腺窝、内上角有滑车窝，内侧壁前下方有泪囊窝。泪囊窝前缘为泪前嵴，为泪囊手术的重要解剖标

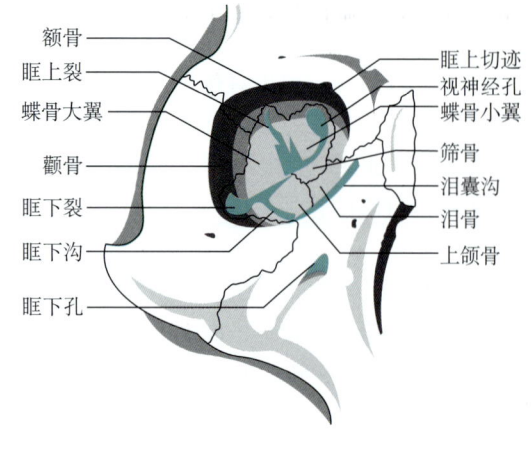

图3-12 右眼眶前面观

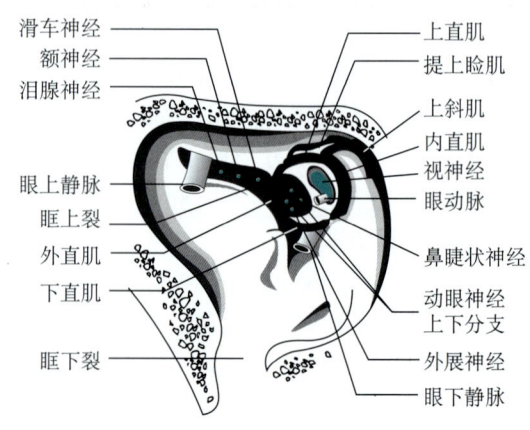

图3-13 右眼眶骨壁出入的血管及神经

志。眶内容包括：眼球、眼外肌、泪腺、血管和神经，各组织间有脂肪填充，并由筋膜联系。

四、眼部血管和神经

（一）眼球的血液循环

1. 动脉　眼球的血液供给来自颈内动脉的眼动脉分支。眼动脉经视神经孔进入眶内，在眶内分为视网膜中央血管系统和睫状血管系统。

（1）视网膜中央动脉（central retinal artery）：为眼动脉的分支，在眼球后 7～12mm 处进入视神经，并和视网膜中央静脉一起穿过筛板进入眼内。视网膜中央动脉在进入眼内后分为颞上、颞下血管弓及鼻上、鼻下血管弓。视网膜中央动脉属于终末血管，供应视网膜内五层及视盘表面的神经纤维层的营养，视网膜外五层的营养由脉络膜毛细血管提供。黄斑区的营养由颞上及颞下动脉弓的分支供应，而黄斑中心凹的营养由其下的脉络膜毛细血管供应。

（2）睫状动脉系统：①睫状前动脉：来自眼动脉的内、外侧肌动脉分支，其分支数量和位置变异较大，通常上、下、内直肌内有两支，仅外直肌有一支。这七支血管伴眼外肌沿巩膜表面前行，沿途发出许多分支，在巩膜表面者为浅层巩膜动脉，营养巩膜；近肌止端穿过巩膜，与睫状后长动脉吻合形成虹膜大环，营养虹膜和睫状体；在角膜缘处分支与结膜后动脉吻合形成角膜缘血管网；②睫状后短动脉：直接发自眼动脉，分 10～20 支，在视神经周围穿过巩膜进入脉络膜，形成脉络膜毛细血管网，呈分区供应，营养脉络膜和视网膜外层及视盘的筛板和筛板前区；③睫状后长动脉：只有两支，在视神经两侧穿过巩膜，沿脉络膜上腔前行，营养睫状体、虹膜和脉络膜前部，并发出分支与睫状前动脉吻合形成虹膜大环，大环再发出小支，在近瞳孔缘处形成虹膜小环。

2. 静脉　①视网膜静脉基本上与动脉伴行，静脉之间也互不吻合，最后回流至眼上静脉或海绵窦；②睫状血管系统的静脉无瓣膜，其中睫状前静脉收集虹膜、睫状体的血液，并有房水静脉加入，上半部静脉血流入眼上静脉，下半部血流入眼下静脉，大部分经眶上裂注入海绵窦，一部分经眶下裂注入面静脉及翼腭静脉丛，进入颈外静脉。与涡静脉共同形成眼上、下静脉，经眶上裂回流入海绵窦；③涡静脉（vortex vein）共 4～7 条，每个象限有 1～2 条，在直肌之间赤道部后距角膜缘 14～25mm 处斜穿出巩膜，收集虹膜、大部分睫状体和脉络膜的血液，在巩膜内潜行穿出眼球，经眼上、下静脉注入海绵窦。

（二）神经支配

1. 鼻睫神经（nasociliary nerve）司眼部感觉，由三叉神经第一分支的神经分出。在眶内发出以下各支：睫状长神经、睫状神经节长根、滑车下神经、筛前和筛后神经。睫状长神经（long ciliary nerve）在视神经周围分为两支，在眼球后穿过巩膜进入眼内，其中含有交感神经纤维，分支在角膜、虹膜、睫状体及瞳孔开大肌，司一般感觉及瞳孔开大。睫状神经节长根的纤维进入睫状神经节。睫状短神经（short ciliary body）即睫状神经节的节后纤维，共 6～10 支，在视神经周围进入眼内，含有感觉、运动和交感神经三种纤维，分布于虹膜及睫状体内，司缩瞳及调节作用。

2. 睫状神经节（ciliary ganglion）位于视神经孔前约 10mm，居外直肌之下、视神经的外下方。其节前纤维包括：①长根，又名感觉根，来自鼻睫神经，支配全眼球的感觉，其中的交感神经纤维支配瞳孔开大肌。②短根为运动根，来自第Ⅲ脑神经的下斜肌支，支配睫状肌和瞳孔括约肌的运动。③交感根，来自颈内动脉丛，支配眼血管的舒缩。节后纤维即睫状短神经。

（晏晓明）

第二节　眼生理生化及代谢概述

一、眼睑

功能为保护眼球。眼睑的主动性和反射性闭合动作，可使眼球避免强光和异物的损害，同时保证泪膜的稳定性，在维持眼表健康中起到非常重要的作用。瞬目运动可及时地去除眼表面的尘埃或微生物，将泪液均匀分布于角膜表面，防止角膜干燥。睫毛可以遮挡灰尘及减弱强光刺激。

二、泪器

分为泪液分泌部和泪液排出部。泪液分泌部主要由泪腺、副泪腺（包括Krause腺、Wolfring腺等）和结膜杯状细胞等外分泌腺组成。泪腺受交感神经和副交感神经的双重支配，当其受到外界刺激（如角膜异物、化学物质刺激等）或情绪激动时分泌量增加，这种分泌称为反射性分泌。而正常结膜囊内存在的泪液主要由副泪腺、结膜杯状细胞等分泌，这种分泌称为基础分泌。反射性分泌的泪液主要起冲洗和稀释刺激物的作用，而基础分泌的泪液用于维持角膜、结膜的湿润。正常情况下小部分泪液是通过蒸发消失的，绝大部分泪液是借助眨眼运动排出的。在眼睑闭合时，眼轮匝肌收缩，泪小点缩窄，泪囊扩大，泪液进入泪囊；开睑时，眼轮匝肌松弛，泪小管扩大，泪湖的泪液进入泪小管，同时泪囊变小，泪囊中的泪液进入鼻泪管。泪膜由外向内分为脂质层、水液层和黏液层。脂质层可阻止泪液蒸发和维持泪膜稳定。水液层为泪膜的主要成分，转送水溶性营养成分。黏液层含多种蛋白，其基底部分嵌入角、结膜上皮细胞的微绒毛之间，可降低表面张力，使疏水的上皮细胞变为亲水状态，润滑眼球表面，提供光滑的光学表面，维持屈光特性。泪膜防止角膜结膜干燥，保护角膜结膜上皮；供给角膜氧气和营养物质；通过机械冲洗及泪膜中所含的抗菌成分抑制微生物生长；是眼球屈光系统的重要组成部分。

三、角膜

角膜是主要的眼屈光间质之一，感觉神经末梢在角膜内脱髓鞘，从前弹力层呈分支进入上皮细胞层，角膜感觉十分敏锐。角膜无血管，其营养代谢主要来自房水、角膜缘血管网和泪膜（见本书第八章）。

四、葡萄膜

阻止光线进入眼内，起到遮光和暗房的作用。前方为瞳孔，常见的瞳孔反应有：

1. 瞳孔对光反射　为光线照射一侧眼球时，引起双侧瞳孔缩小的反应。光照侧瞳孔缩小称为瞳孔直接对光反射，对侧的瞳孔缩小称为间接对光反射。对光反射途径分为传入和传出两部分。传入路对光反射纤维开始与视觉纤维伴行，在外侧膝状体前离开视束，经四叠体上丘臂，至中脑顶盖前核，在核内交换神经元后，一部分纤维绕中脑导水管，到同侧Edinger Westphal核（EW核），另一部分经后联合交叉，到对侧EW核。传出路为两侧EW核发出的纤维，随动眼神经入眶至睫状神经节，交换神经元后，由节后纤维随睫状短神经到眼球内瞳孔括约肌。

2. 瞳孔近反射　为视近物时瞳孔缩小，与调节和集合作用同时发生的现象，系大脑皮质的协调作用的结果。其传入路与视路伴行到达皮质。传出路为视皮质发出的纤维，经枕叶中脑束至中脑的 EW 核和动眼神经的内直肌核，再随动眼神经到达瞳孔括约肌、睫状肌和内直肌，完成瞳孔缩小、调节和集合作用。睫状体上皮细胞间紧密连接结构，是血-房水屏障的重要部分。虹膜和睫状体有三叉神经眼支的分布，当该部位有炎症时会出现疼痛。房水是由睫状体无色素上皮细胞的分泌和睫状突的超滤过产生。睫状肌的舒缩可改变睫状体环的大小，通过悬韧带改变晶状体的凸度，起到调节屈光状态的作用。脉络膜毛细血管有通透性，可使小分子的荧光素易于渗漏，而大分子的吲哚青绿不易渗漏，因此通过吲哚青绿眼底血管造影，可较好地显示脉络膜血管影像。由于脉络膜血供丰富，因此可起到眼部温度调节的作用。

五、房水

房水中无血细胞，仅有微量蛋白（约为 0.2mg/ml），因此房水成为透明的屈光间质的一部分。当血-房水屏障被破坏时，房水中蛋白的含量明显增加。房水中含有乳酸、维生素 C、葡萄糖、肌醇、谷胱甘肽、尿素、钠、钾、氯等。pH 为 7.5～7.6。房水为眼内组织提供营养，维持正常代谢。房水维持和调节眼内压。房水循环途径：由睫状体产生后进入后房，经瞳孔到达前房，再经前房角的小梁网进入 Schlemm 管，然后经外集合管和房水静脉汇入巩膜表面的睫状前静脉和外层巩膜静脉，回流到血循环系统。另有 10%～20% 的房水从前房角睫状体间隙经脉络膜上腔外流。约 5% 的房水经虹膜表面的隐窝吸收。

六、晶状体

晶状体是眼屈光系统的重要组成部分，相当于 19D 的凸透镜，具有屈光折射功能。它可滤去部分紫外线，对视网膜有保护作用。晶状体悬韧带附着在晶状体赤道部周围前后的囊膜上，参与眼的调节功能。晶状体无血管，由房水和玻璃体供给营养物质。晶状体囊膜在代谢物质转运方面起重要作用。

七、玻璃体

玻璃体主要成分是水（占 99%）和胶质。胶质的主要成分是形成细纤维网支架的 II 型胶原和交织于其间的透明质酸黏多糖。玻璃体是屈光间质之一。正常状况下，玻璃体呈凝胶状态，代谢缓慢，不能再生，具有塑形性、黏弹性和抗压缩性。随着年龄增长，玻璃体胶原纤维支架结构塌陷或收缩，玻璃体液化及后脱离。

八、视网膜

视网膜色素上皮层具有复杂而重要的生理生化功能，包括维生素 A 的储存、转运和代谢，药物解毒，合成色素和细胞外基质，在视网膜外层和脉络膜之间选择性转运代谢物质，吞噬和消化光感受器外节脱落的膜盘，起到光感受器活动的色素屏障及环境维持等作用。视网膜色素上皮层可促进视网膜与脉络膜的解剖附着。视网膜中的 Müller 细胞贯穿神经感觉层，其纤维从外界膜纵向伸展到内界膜，对视网膜起到结构支持和营养代谢等作用。视觉信息在视网膜内形成视觉神经冲动，进行传递，即光感受器、双极细胞、神经节细胞。光感受器即视杆细胞和视锥细胞。视锥细胞感受强光（明视觉）和色觉，大约 700 万个，在中心凹处只有视锥细胞，视力非常敏锐。当黄斑区发生病变时，视力会明显减退。中心凹以外，视锥细胞密度显著降低。视杆细胞感弱光（暗视觉）和黑白视觉。在中心凹处视杆细胞缺乏，距中心凹 0.13mm 处开始出现，并逐渐增多，在 5mm 左右视杆细胞最多，再向周边又逐渐减少。当周边部发生视网膜病变时，视杆细胞受损，可发生夜盲。每个光感受器细胞外节内只有一种感光色素。视杆细胞外节中所含感光色素为视紫红质，由顺视黄醛和视蛋白结合而成。在暗处，视紫红质再合成，能提高视网膜对暗光的敏感性。视锥细胞含有 3 种色觉感光素：视紫蓝质、视紫质和视青质，在光的作用下形成色觉。因此，色觉是眼在明亮处视锥细胞的功能。黄斑部色觉敏感度最高，远离黄斑部色觉敏感度降低，周边的视网膜几乎无色觉。对于色觉理论，目前普遍认为，正常色觉者在视锥细胞中有感受三种波长光即长波（570nm）、中波（540nm）和短波（440nm）的感光色素，即对应为红、绿、蓝三原色。每一种感光色素主要对一种原色光发生兴奋，而对其余两种原色仅发生程度不等的较弱反应。例如在红色的作用下，感红光色素发生兴奋，感绿色光色素有弱的兴奋，感蓝色光色素更弱。这样可形成色觉。如果视锥细胞中缺少某一种感光色素，则可发生色觉障碍。

（朱　丹）

第三节　眼的胚胎发育

一、胚眼的发生和形成

胚眼（embryonic eye）是由神经外胚叶、表皮外胚叶及中胚叶三种胚胎组织发育而成。最初的胚眼位于神经沟（neural groove）前端的两侧。在胚胎两周（胚长 2.5mm）时，前脑前端神经褶（neural fold）的两侧出现凹陷即为视窝（optic pit）。神经褶融合，形成神经管（neural tube）。在第三周（胚长 3.2mm）时，视神经管闭合，视窝加深，在前脑两侧形成对称性的囊状突起称视泡（optic vesicle）。视泡向前生长，近脑端较窄，形成视茎（optic stalk），即视神经的原基。在第四周（胚长 4mm）时，原始视泡向外侧生长，突出膨大与表面外胚叶接触，表面外胚叶形成晶状体板（lens plate），晶状体板凹陷再形成晶状体泡（lens vesicle），同时视泡远端逐渐变平，其远端和下方向内凹陷形成第二视泡，即视杯（optic cup）。视杯下方停止生长并内陷，形成胚裂（fetal cleft）或称眼裂（ocular cleft）。视杯逐渐加深，包绕晶状体，视杯前缘最后形成瞳孔。中胚叶组织经过胚裂进入眼内，视神经纤维经胚裂到达视茎，形成视神经。视杯内层较厚形成视网膜神经层，外层较薄形成色素上皮层。胚裂在第 5 周（胚长 12mm）时，开始关闭，于第 7 周（17mm）时完全闭合。此时眼各部组织已具雏形，即形成胚眼。如果闭合不全，可发生脉络膜、虹膜缺损。

二、眼球的发育

（一）神经外胚叶的发育

1. 视网膜　视杯的外层形成视网膜色素上皮层，于胚胎第 4 周时细胞内开始生成黑色素，第 5 周时色素颗粒充满细胞内。视杯的内层高度分化、增厚，形成视网膜的神经感觉层。在胚胎 6 周～3 个月时，视网膜显著分化，当胚胎 2 月末（胚长 26mm）时，神经上皮层发育至赤道附近。胚胎 3 个月的后期（胚长 65mm），视网膜神经上皮层伸展到锯齿缘。当胚胎 8 个月（胚长 170mm）时，视网膜的各层已基本形成。胚胎 3 个月时黄斑出现，其发育较周围视网膜迟缓，到胎儿 7～8 个月时，开始迅速分化，黄斑中心凹形成。出生时黄斑部视锥细胞尚未完全发育，所以婴儿出生时尚不能固视。出生以后黄斑继续发育，直至生后 4 个月黄斑发育完全。

2. 视神经　在胚胎 7 个月时，视网膜神经纤维逐渐汇集于视茎内，视茎内层的细胞亦逐渐汇集于视茎内，形成视神经。视茎内层的细胞逐渐减少，在胚胎 25mm 时，视茎完全被视神经胶质充填，视泡腔不再与前脑相通。某些由原始视茎留下来的细胞，形成视神经胶质，排列成行，位于神经纤维之间。视神经纤维来自视网膜神经节细胞，视神经纤维的髓鞘由视交叉开始，逐渐向前生长，出生时止于筛板后，偶有进入视网膜者，则形成有髓神经纤维。

（二）表皮外胚叶的发育

1. 晶状体　晶状体的发育可分为晶状体泡形成和晶状体纤维产生两个时期。在胚胎第5周时，由视泡基底层形成晶状体囊，晶状体泡与表皮外胚叶完全分开。在晶状体分化过程中，晶状体前壁细胞终生保持其上皮性质，形成前囊下面的上皮细胞。晶状体泡后壁细胞逐渐向前生长到达泡前壁下面，最后形成晶状体原始纤维充满泡腔，构成晶状体胚胎核。胚胎第7周以后，赤道部的晶状体细胞开始分裂，分化为第二晶状体纤维，产生新的晶状体纤维围绕晶状体核，向前后生长，新的纤维以同样方式不断生长，位于已形成的纤维外面，把原始纤维挤向中央，终生不停。各层纤维末端彼此联合成线状，形成晶状体核前后缝，核前缝为"Y"形，核后缝为"人"形。

2. 角膜上皮　胚胎第5周，晶状体泡从表面外胚叶分离后，表面上皮又融合成为一层立方上皮，即角膜上皮。在胚胎第6周时，角膜上皮增生为两层，8周时，上皮已达3层，在出生时上皮有4层，到生后4～5个月，才出现第5层或第6层上皮。

（三）玻璃体

形成玻璃体可分为三个时期：

1. 原始玻璃体（primary vitreous）　由原始视泡和晶状体泡之间的细胞间质形成，玻璃体腔内充满透明的血管系统，于胚胎第6周时发育完成。

2. 次级玻璃体（secondary vitreous）　胚胎第6～12周，玻璃体血管系统逐渐萎缩，无血管的次级玻璃体形成。原始玻璃体被次级玻璃体挤向眼球中央和晶状体后面，形成Cloquet管，其中有玻璃体血管通过。

3. 三级玻璃体（tertiary vitreous）　即晶状体悬韧带。在胚胎4个月时，由睫状体的神经上皮细胞分泌，位于睫状突部，初为膜状，胚胎32周时变为由细小的纤维组成的束状，于出生时发育成晶状体悬韧带。

（四）中胚叶的发育

1. 血管系统　胚胎第3周（胚长4.5mm）时血管出现，是由眼动脉而来。眼动脉为原始颈内动脉的分支。当胚胎10周以后，眼部的血管分为两个系统：眼外系统包括眼眶及原始脉络膜的血管。眼内系统包括玻璃体动脉和晶状体血管膜。前者充满玻璃体腔，后者包围晶状体。当胚胎第3个月（胚长60mm）时，这些血管开始萎缩，出生时完全消失，若萎缩不全则生后形成永存性玻璃体动脉。胚胎第3个月末时，在玻璃体动脉经过视盘的地方开始出现血管芽，逐渐形成视网膜中央血管系统。

2. 葡萄膜　在胚胎第6周末时，表皮外胚叶与晶状体之间形成一裂隙，即前房始基。它的后壁是由富含血管的中胚叶组织所形成，即虹膜瞳孔板。板的周边部厚，以后将形成虹膜的表面中胚叶部分。板的中央部分薄，称为瞳孔膜（pupillary membrane），胚胎第7个月时，瞳孔膜开始萎缩形成瞳孔，如萎缩不全则生后可见先天性瞳孔残膜。睫状体的睫状突和睫状肌在胚胎第3个月时开始由中胚叶分化而来，至出生1年后完成。胚胎2个月时，睫状体部位出现静脉血管网，6个月时，虹膜大动脉环发出分支进入睫状突。脉络膜发生于原始视泡周围的中胚叶组织。胚胎4～5周时，出现毛细血管网，第3个月时出现静脉。胎儿4个月时出现动脉，此动脉来自睫状后短动脉。胎儿5个月时，成人的各层脉络膜都已出现。胎儿5～7个月时，在血管间出现色素细胞。

3. 角膜　胚胎6周末，中胚叶细胞分化成角膜内皮细胞层和角膜基质层。胚胎3个月时角膜内皮细胞分泌一层透明膜，形成后弹力层，角膜基质浅层分泌一层透明膜，即前弹力层。

4. 前房角　胚胎2个月末，巩膜开始增厚。3个月末，角巩膜缘出现，并由视杯缘静脉丛的内皮细胞衍变形成 Schlemm 管，并具有许多分支小管。Schlemm 管出现不久，其内侧中胚叶分化形成小梁网，在 Schlemm 管后面，巩膜向内突起形成巩膜突。前房角是由前房内间质细胞和中胚叶组织逐渐萎缩，房角底部向后变深形成，于出生前完成。

5. 巩膜　胚胎第 2 个月末由视杯周围的中胚叶组织变致密形成巩膜纤维，第 5 个月完整的巩膜形成。

三、眼眶及眼附属器的发育

（一）眼眶

由围绕视杯的中胚叶组织发育而成。其发育比眼球慢，胚胎 6 个月时，眶缘仅在眼球的赤道部，眼眶发育一直持续到青春期，如在儿童时期把眼球摘除，就会影响眼眶的正常发育。随着眼眶的发育，眶轴逐渐前移，视轴也随之变化。胚胎 7~9mm 时，两眼朝向外侧，两眼视轴成 160°角；胚胎 2 个月时，视轴为 120°；胚长 40mm 时为 72°；最后为 45°。视轴的改变对双眼单视的形成有重要意义。

（二）眼外肌

胚胎第 3 周（胚长 7mm）时，视泡周围组织形成未分化的致密组织，有第Ⅲ脑神经分布，形成原始眼外肌组织。当胚胎 9mm 时，第Ⅲ、Ⅳ脑神经进入，此时原始肌组织逐渐分化和分开。胚胎 14mm 时，已能分辨出 4 条直肌和 2 条斜肌。胚胎 20mm 时，6 条眼外肌已能完全分开。胚胎 60mm 时，提上睑肌由上直肌分化出来。

（三）眼睑、结膜、泪腺

胚胎第 5 周开始，眼球周围组织形成褶，褶的外面形成眼睑皮肤，内面形成结膜。中胚叶在褶的中间形成结缔组织和肌纤维。胚胎 3 个月上下睑缘彼此接触相互粘连。胚胎 6 个月上下睑由鼻侧开始完全分开。在胚胎 32mm 时半月皱襞出现，58mm 时形成泪阜。73mm 时睑板腺形成，其周围的中胚叶组织变得更加致密形成睑板。

（四）泪器

由表皮外胚叶内陷而来。泪腺在胚胎第 6 周出现，副泪腺于胚胎 2 个月时出现。在胚胎第 6 周时，表皮外胚叶组织在外侧鼻突和上颌窦之间下陷成沟，以后此处上皮和表面上皮脱离，逐渐形成管道。胎儿 7 个月时，泪点开放，8 个月时鼻泪管下端开放。如泪道内残留隔膜或泪点发育不良，可出现溢泪。

四、眼部组织的发育来源

1. 神经外胚叶　视网膜内九层、视神经、虹膜色素上皮、睫状体上皮、瞳孔括约肌和开大肌、玻璃体。
2. 表皮外胚叶　晶状体、角膜上皮、视网膜色素上皮层、眼睑皮肤、泪器、结膜。
3. 中胚叶　血管、角膜基质、角膜内皮、巩膜、葡萄膜基质、眼外肌、眼眶、眼睑肌肉、睑板、原始玻璃体。

（朱　丹）

第四节　眼科流行病学概述

眼科流行病学研究的内容主要有下述方面：

1. 调查记录眼病的地区分布，人群年龄、性别、职业等的分布，发病时间的分布等。测定疾病的患病率、发病率、致盲率及人群中疾病的消长情况及其性质的变化等。

2．阐明眼病在特定时间、地点、条件下的发病或分布规律，以便有效的控制疾病的发生与流行，为防治某种疾病提供依据。

3．探索疾病的病因与性质，以证实各种疾病的病因，应用流行病学的方法分析探讨其致病因素。

4．研究影响疾病发病或流行的因素。某种疾病的发病或流行，可与不同时期如季节、气候条件，不同地区的地理条件、经济状况及文化水平等有密切关系。沙眼的发病和流行就是明显的例子。以流行病学的方法发现引起疾病发病或流行的因素，才能有效地对疾病加以防治。

5．流行病学研究可查出疾病由轻到重的所有临床类型，从而了解疾病的全部自然过程，有针对性地提出治疗和预防措施。

6．根据流行病学研究的结果，明确了疾病的病因、流行或发病的因素及影响发病或流行的自然因素和社会因素，制定出合理而有效治疗和预防措施，达到控制和防治某种疾病的目的。

流行病学的研究方法分为描述性研究和分析性研究两大类。描述性研究是对已有的资料或通过特殊调查，如问卷调查、面谈、观察等方法收集到的资料进行整理归纳，对疾病或健康状态在人群中的分布情况加以描述。这种研究的目的不是专门检验一项病因假设，而是研究疾病在一定人群中发生数量及其分布特点。它主要回答是哪些人、什么地区和什么时候易患这种疾病。通过分析，可以形成有关致病因素的假设和进一步分析研究的方向。描述性眼病研究包括：①病例报告，研究单个或若干具有同样特点的眼病病例。优点是简便易行，不必设对照组，节省人力、时间和资金。缺点是得出的结论或规律性内容片面性大，论据强度不高，结论的可信度有限；②眼病发生的流行病学描述，主要是收集眼病在某人群中分布与发生的资料，要体现出患某种眼病的区域特点、时间特点及眼病患者的个体情况，其研究的目的是了解哪些人、什么地区和什么时候最容易患病；③对眼病的描述性横断面研究或普查，是运用某种手段收集特定人群在某个时间断面的疾病资料，了解某一时点或时段的疾病患病率及相关情况。

分析性研究是检验特定病因假设时所用的研究方法，通过流行病学方法阐明某种因素在疾病发生中的作用，对疾病预后及其结局的了解，以及对预防和治疗效果的追随观察。这类研究分为观察性研究和实验性研究两大类。实验性研究是重要的研究方法之一，包括动物实验和人体研究，是一种前瞻性研究。动物实验要求严格的实验设计，包括眼病动物模型的选取和制备、对照组的确定、干预手段的可行性等，尽力做到眼病研究的单因素分析。此外，人体研究必须严格遵守相关法律规定及伦理道德规范。观察性研究是通过严密的观察，认真的分析来确定某种眼病与某些因素之间的关系，以探究某种眼病的病因、条件等危险因素。在这类研究中，所研究的某一危险因素的暴露程度不被研究者所控制，只是通过观察和分析来达到研究的目的。常用的观察性研究包括：①眼病分析性横断面研究，某一时间点或限定的时间段内同时对某人群检测眼病及寻找相关的危险因素；②眼病病例对照研究，是一种有效的常用的研究方法。它比较一组患者（研究组）与另一组或几组未患此病者（对照组）的各种相关因素，从中分析危险因素与发病间的联系及联系程度，以便确定病因；③队列研究，是比较一组具有危险因素的暴露组和另一组无这种危险的对照组，经过一定时间后某种特定疾病的发生情况的研究。从危险因素不同的两组对比，判断某些危险因素与某种眼病之间的相关性。根据作为观察终点的事件在研究开始时是否已经发生，可将队列研究分为前瞻性和历史回顾性两类。

眼科流行病学研究的常用指标包括：①患病率，是测量某一时点或某一时期的人群中，已经发生的某种疾病的可能性。计算时分子是指已经发生某种疾病的总数，分母是可能发生该病的调查人群的总数；②发病率，某人群中在某阶段时间内新发生某种眼病与总人数之比，是进行病因研究的基本方法。发病率和患病率有明显的关联。如果患者康复或死亡，则这一患者就不存在了，表明患病率直接随发病率和疾病存在的时间而变化。如果发病率稳定，疾病长期存在，且患病者与人群中其他人的死亡率相同，那么 $P = I \times D$（式中的 P 为患病率，I 为发病率，D 为疾病存在时间）。在这种情况下，只要知道了其中两项，就可以计算第三项。在队列研究中，两组之间发病率之比称为相对危险度（relative risk，RR），表示疾病的发生与暴露因素之间的统计学关系强度。RR = 1，表示暴露组人群的疾病发生率与非暴露组人群相同，暴露因素与发病没有联系。RR 小于 1，则该因素不但不是病因，可能还有保护作用。RR 大于 1，表示暴露组人群疾病的发生率高于非暴露组，该因素可能是病因。在病例对照研究中，由于不能计算疾病的发病率，可用两组之间的患病率之比来表示疾病与暴露因素之间的统计学关系强度，称为疾病优势比（odds ratio，OR）。OR = 1 时，暴露因素与疾病无关；OR 大于 1 时，暴露因素引起疾病的危险增加；OR 小于 1 时，暴露因素对疾病有预防作用。

（苏　颖）

第五节　眼科微生物学概论

一、与眼科有关的细菌

（一）葡萄球菌属

金黄色葡萄球菌是眼及其周围组织化脓性炎症或毒素性眼病的重要致病菌，常致睑缘炎、睑腺炎（麦粒肿）、麦氏腺炎、结膜炎、角膜溃疡、眶蜂窝织炎、泪囊炎、眼外伤或内眼手术后眼内炎、全眼球炎等多种眼病。表皮葡萄球菌为白内障囊外摘出、眼内人工晶体植入后慢性眼内炎、眼外伤、眼内异物或内眼手术后眼内感染的常见致病菌。

（二）链球菌属

1．甲型溶血性链球菌或草绿色链球菌　为正常结膜囊的常在菌，一定条件下致睑缘炎、新生儿结膜炎、幼儿结膜炎、角膜溃疡、眼外伤或抗青光眼滤过手术后眼内炎、转移性眼内炎、泪囊炎等。

2．乙型溶血性链球菌　致病性强，能引起多种眼病。

3．丙型链球菌　为肠道正常寄生菌，一般无致病力，偶致眼内炎。

4．肺炎链球菌　常致匐行性角膜溃疡、急性结膜炎、边缘性角膜浸润，可致眼内炎、转移性眼内炎等。

（三）奈瑟菌属

淋菌：可致淋菌性结膜炎、角膜溃疡、眼内炎、眶蜂窝织炎等。患淋病产妇分娩时新生儿通过产道时被污染致新生儿淋菌性眼炎。

（四）假单胞菌属

铜绿色假单胞菌（也称绿脓杆菌）：所致眼病有角膜脓疡、环形角膜溃疡、角膜巩膜溃疡、眼内炎、全眼球炎、眶蜂窝织炎、泪囊炎、转移性眼内炎、新生儿结膜炎等，常致盲。

（五）莫拉菌属

莫拉双杆菌又名慢性结膜炎莫拉菌，本菌引起的眼部感染为眦部睑缘炎、眦部睑结膜炎、慢性滤泡性结膜炎。

二、与眼科有关的衣原体

衣原体属内有沙眼包涵体结膜炎衣原体、鹦鹉热衣原体、肺炎衣原体三个种。

三、与眼科有关的真菌

（一）丝状真菌

1. **曲霉菌属** 致眼病的常见曲霉菌有以下几种：烟曲霉、黄曲霉、黑曲霉。曲霉菌所致眼病有角膜溃疡、巩膜溃疡、眼外伤或手术后眼内炎、全眼球炎。

2. **镰刀菌属** 镰刀菌产生蛋白酶、胶原酶，常致角膜脓疡及眼内炎。致眼病的常见镰刀菌为：茄病镰刀菌、串珠镰刀菌、禾谷镰刀菌。

3. **青霉菌属、拟青霉菌属** 青霉菌、拟霉真菌广泛存在于自然界，正常结膜囊偶可检出，一般不致病，一定条件下致角膜溃疡、眼内炎。

（二）类酵母型真菌、酵母型真菌

白色念珠菌又称（白假丝酵母菌）：为重要条件致病菌。眼及其附属器皆可感染，表现眼睑假丝酵母菌病、湿疹性睑缘炎、假膜性结膜炎或球结膜鹅口疮、角膜溃疡、术后眼内炎或播散性内因性眼内炎、脉络膜视网膜炎等。

四、与眼科有关的病毒

1. **单纯疱疹病毒（HSV）** 单纯疱疹病毒有Ⅰ、Ⅱ两型（HSV-1、HSV-2），能引起多种眼病如眼睑、睑缘单纯疱疹、急性滤泡性结膜炎、星状角膜炎、树枝状角膜炎、地图状角膜炎、盘状角膜炎、基质角膜炎、角膜葡萄膜炎、虹膜睫状体炎、视网膜脉络膜炎等。其中单纯疱疹性角膜炎多次复发恶化，严重危害视力，是角膜盲的首要眼病。

2. **水痘-带状疱疹病毒** 眼带状疱疹为潜伏在三叉神经半月神经节或眼支的水痘-带状疱疹病毒活化致眼部急性感染，主要沿额神经、泪神经、鼻睫状神经支达该神经支配的皮肤、眼及其附属器引起病变。所致的眼病有单侧额部、眼睑、睑缘带状疱疹、急性卡他性结膜炎、滤泡性结膜炎、上巩膜炎、巩膜炎、树枝状角膜炎、盘状角膜炎、虹膜睫状体炎、继发性青光眼、视神经炎、眼肌麻痹等。近年研究认为水痘-带状疱疹病毒和急性视网膜坏死综合征有关联。

3. **巨细胞病毒** 眼部表现巨细胞病毒性视网膜炎、视网膜脱离、葡萄膜炎、角膜内皮炎。

4. **EB病毒** EB病毒所致的眼病有急性滤泡性结膜炎、钱币状角膜炎、上巩膜炎、虹膜睫状体炎、泪腺炎、原发性眼干燥症、视神经炎、脉络膜视网膜炎等。

5. **腺病毒** 引起的常见眼病为流行性角膜结膜炎、咽结膜热、非特异性滤泡性结膜炎。致眼病的腺病毒主要为B、D、E亚组，引起流行性角膜结膜炎的腺病毒常为8、3、7、4、10、11、15、19、37、42型。引起咽结膜热的腺病毒常为3、4、7型，引起非特异性滤泡性结膜炎的腺病毒常为1-11、14-17、19、20等型。

6. **肠道病毒70型和柯萨奇病毒A24** 可为流行性出血性结膜炎的病原体。

7. **人免疫缺陷病毒（HIV）** 病毒感染眼部表现视网膜棉绒斑、视网膜及球结膜微血管异常、缺血性黄斑病变、注视麻痹、眼内眼外肌麻痹、视盘水肿、视神经炎、视神经萎缩等。AIDS患者眼部恶性肿瘤为卡氏肉瘤、眼窝淋巴瘤。

五、与眼科有关的寄生虫

1. **猪肉绦虫** 囊尾蚴是较常见的眼寄生虫，可寄生在眼的各部位如结膜下、巩膜、眼外肌、眼睑、眼眶等处，但常见的眼囊尾蚴病是囊尾蚴经后睫状动脉到抵睫状体、脉络膜达视网膜下或穿过视网膜侵入玻璃体内。

2. **鼠弓形体** 眼弓形体病为弓形体进入视网膜血流，寄居毛细血管内皮，再侵入视网膜引起视网膜脉络膜炎、视网膜动脉周围炎或致葡萄膜炎、玻璃体炎、渗出性视网膜脱离、继发性青光眼、视神经萎缩等。孕妇妊娠期间感染弓形体，虫血症期虫体经胎盘可感染胎儿。

3．棘阿米巴属　棘阿米巴致上皮性角膜炎、地图状角膜上皮缺损、慢性进行性角膜溃疡并发虹膜睫状体炎、前房积脓、环形角膜炎、盘状角膜溃疡、放射状角膜炎、基质性角膜炎、巩膜角膜炎等。血行播散致葡萄膜炎、视神经炎等。

（苏　颖）

第六节　其他相关基础知识概要

光波在传播过程中遇到小孔或狭缝时，穿过小孔或狭缝的光会以新光源的形式向周围传播，这一现象称为光的衍射。当瞳孔直径小于 2.5mm 时，入射的光线会在视网膜上形成朦胧环，称为 Airy 斑，影响视力。波长越长衍射性越强，Airy 斑直径也大。

光源有强弱之分，每一单位空间角度内光流量放射光源的发光量为发光强度，单位是坎德拉（Candela）。投射到单位面积上的光流量称为照度，单位是勒克斯（Lux）。

光线从真空空间投射到某透明介质后，角度发生改变。称为折射，与法线（即入射点与该介质表面的垂直线）之间的夹角称折射角。入射角与折射角正弦函数的比值称为折射率，用"n"表示。在光束传播路线上的透射镜或反光镜，可将光线汇聚或发散，成像（实像或虚像）。物点与像点称为共轭点。能反射光线的球面称为球面镜，分为凹球面与凸球面。光线能通过并发生折射的球面物质称为球面透镜，并可形成焦点，凸透镜形成实性焦点，凹透镜形成虚性焦点（即折射后光线的反向延长线的交点）。圆柱透镜成像，不能形成焦点，形成两条互相垂直的焦线，两线之间为椭圆形或圆形的不同形状弥散圈，称为 Sturm 光锥。三棱镜是楔形透镜，不仅可将白色光分成橙红黄绿青蓝紫多种颜色成分，而且还可使通过三棱镜的光线折射向其底边方向，因此，通过三棱镜视物时，眼球向三棱镜的尖端（即顶角）方向转动。棱镜两面产生的偏向角之和是该棱镜的总偏向角。光线通过棱镜后产生的偏转量，用距离棱镜 1 米处光线偏折的厘米数来度量，单位为棱镜度。通过棱镜的光线偏向棱镜的底，通过棱镜观察物体时，物像为虚像，并向棱镜的尖移位，称为棱镜的像移。球面透镜的光心处透镜度为零，离开光心就有三棱镜的作用。凸透镜以光心处相当于三棱镜的底。凹透镜以光心处相当于三棱镜的尖。球面透镜的这种作用称透镜的三棱镜效应。这一效应的大小与透镜上某点的屈光力成正比。球镜周边部的折光能力大于轴部，球镜靠近轴部与远轴部屈光力的不同称为球差。物体离轴时产生的球差，由点光源形成的像呈彗星形，称为彗差。一个平面物体经过球面透镜结成的像为弯曲形状，称为场曲。一条直线形的物体经过透镜后成像呈现弧形弯曲形状，称为畸变。不同波长（不同颜色）的光线通过透镜后折射能力不同，结像后焦距也不同，短波光线比长波光线焦距短，称为色像差。

将眼球的屈光间质的平均光学参数用光学模型表达，称为模型眼，常用 Gullstrand 模型眼表示。将眼球复杂的屈光间质系统简化为单一屈光介质，称为简约眼，常用 Emsley 简约眼表示。眼前的镜片远移或近移时，其屈光效果改变，称为距离效应。当眼处于调节静止状态时与视网膜黄斑中心凹上的像成共轭关系的眼前方物点的位置称为远点，眼球行使最大调节功能时所能看清的眼前一点为近点。眼睛分辨开外界两个物点（或光点）间最小距离的能力称为视力。用视角大小来计算，视力 =1/ 视角。空间频率是每单位视角包含有黑白相间的线条数目。对比度是物体亮度与其背景亮度的相对关系。眼能改变与调整屈光状态以求看清眼前不同距离物体的功能称为眼的调节。近点和远点屈光度之差为调节幅度。两眼视轴同时相交于近方光点，称为集合。两眼能保持集合状态（即两眼视轴相交于近方光点）的最近点，称为集合近点。集合程度的量化表示是以视轴和双眼中线交角测量，称为集合角。如果双眼注视 1 米处光点，行使

1.00D 的调节量，视轴和双眼中线的交角为 1 米角（MA），称为米角单位。三棱镜单位与米角单位换算公式：三棱镜度 = MA × 瞳孔距离（mm）。

双眼视觉是将两只眼睛视网膜上形成的两个物像同时感知，融合为一，产生立体视觉的感知功能。形成双眼单视的条件包括：①双眼物像大小之差在 5% 以内；②双眼同时感知外界物像，双眼有足够大的共同视野，并同时结像在双眼视网膜对应点上，且无单眼抑制；③注视功能正常；④双眼球运动功能正常，协调一致；⑤有正常融合能力和融合范围；⑥视路与视中枢功能正常。双眼视觉分为 3 级：同时视、融合、立体视。双眼视野内共同注视方向上的双眼视网膜上对应点具有的功能称为视网膜对应。一眼视网膜上一定区域的任何一点与另一眼视网膜上某区域中某一点同时受到刺激时，形成单一的融合功能，这一区域称为 Panum 融合区。能同时结像在两眼视网膜对应点上的物像所在区域称为双眼单视区。

存在屏障与通道是生命体的基本结构与功能特点。视觉器官——眼也存在着层层屏障和条条通道。眼眶保护着眼内容物，是眼内容物的屏障，同时，眼眶也存在很多孔道。结膜与巩膜之间，巩膜与脉络膜之间，脉络膜与视网膜之间，视网膜与玻璃体之间，角膜与前房之间都存在着既互相阻隔，又相沟通的关系。

由于眼球适应特殊功能要求，存在血-眼屏障。睫状体上皮细胞间的紧密连接是构成虹膜的血-房水屏障的重要部分。视网膜有两种血-视网膜屏障（blood-retinal barrier BRB），称为视网膜内屏障和外屏障。视网膜毛细血管内皮细胞间的闭合小带（zonula occludens）和壁内周细胞构成视网膜内屏障；视网膜色素上皮和其间的闭合小带构成了视网膜外屏障。

思考题

1. 房水生产过多或过少对眼球结构产生怎样的影响？
2. 双眼视觉是如何形成的？
3. 麻醉睫状神经节可以导致怎样的结果？
4. 虹膜缺损和先天性瞳孔残膜形成的原因是什么？

（侯勇生　金　迪　崔　浩）

第四章 检查法

第一节 眼部常见症状和体征

眼部症状和体征包括：眼部疼痛、眼球突出、眼分泌物增多、泪溢或流泪、眼睑肿物、视力障碍或视野缺损、眼球充血、角膜混浊、瞳孔变形、玻璃体积血、视网膜出血、渗出、水肿、脉络膜新生血管。

一、眼部疼痛

1. 眼球疼痛　常见于结膜角膜炎症、干眼症、机械损伤和化学损伤、前段葡萄膜炎、眼内炎、青光眼、球后视神经炎、神经性眼痛。
2. 眼眶疼　常见于眶蜂窝织炎、眼球筋膜炎、三叉神经痛等。

二、眼球突出

高度近视、眶内或球后肿物、突眼性甲状腺肿。

三、眼分泌物

分泌物可分为水样（浆液）、黏液、黏液脓性和脓性。常见于细菌、病毒感染；物理和化学刺激；过敏；寄生虫；炎症。

四、流泪或泪溢

1. 流泪　常见于泪腺疾病，如泪腺炎；因刺激，如三叉神经受刺激，面神经、交感神经、味觉反射受刺激，精神性流泪，药物及化学毒剂刺激。
2. 泪溢　常见于上下泪小点外翻或内翻；泪道功能不全，泪道狭窄或阻塞。

五、眼睑肿物

1. 良性　睑腺炎，睑板腺囊肿，眼睑血管瘤，眼睑色素痣，眼睑黄色瘤，乳头状瘤。
2. 恶性　眼睑基底细胞癌，眼睑皮脂腺癌，眼睑鳞状细胞癌，眼睑恶性黑色素瘤。

六、视力障碍或视野缺失

1. 视力障碍　①一过性视力丧失：视盘水肿、一过性缺血、体位性低血压、视网膜中央动脉痉挛、癔症；②视力突然下降不伴眼痛：视网膜动脉或静脉阻塞、玻璃体积血、视网膜脱离、视神经炎；③视力逐渐下降：白内障、屈光不正、开角型青光眼、老年性黄斑变性；④视力突然下降伴眼痛：闭角型青光眼、葡萄膜炎、角膜炎症水肿；⑤视力下降而眼底正常：球后视神经炎、中毒或肿瘤所致的视神经病变、弱视、癔症。
2. 视野缺损　①中心暗点：常见于视神经炎及球后视神经炎，Leber病；②旁中心暗点：常见于青光眼的早期损害、中心性视网膜脉络膜病变；③弓形暗点：常见于青光眼、前部缺血性视神经病变；④环形暗点；⑤同侧或对称性象限性缺损：视交叉或视交叉以上损害；⑥生理盲点扩大：高度近视视盘旁大的近视弧、视盘缺损、视盘有髓神经纤维、视盘视网膜炎、视盘血管炎；⑦向心性视野缩小：视网膜色素变性、视神经萎缩、晚期青光眼、中毒性视网膜病变、癔症。

3．色觉异常　色盲或色弱：先天性遗传或后天某些眼病引起。

4．夜盲　①先天性：周边视网膜病变、视网膜色素变性、白点状视网膜变性；②后天性：青光眼、屈光间质周边部混浊、虹膜后粘连、瞳孔缩小、维生素 A 缺乏。

5．昼盲　角膜、晶状体中心区混浊、黄斑病变、轴性视神经炎。

6．视物变形　①黄斑病变；②视网膜脱离；③视网膜脉络膜炎；④视网膜寄生虫；⑤屈光不正。

7．闪光视觉　常见于视网膜脱离、视网膜脉络膜炎、玻璃体后脱离、闪辉暗点、颅脑外伤。

8．视疲劳　常见于屈光不正、调节异常、集合异常、精神心理因素。

七、眼球充血

包括结膜充血、睫状充血、混合充血，其鉴别见表4-1。

表4-1　结膜充血与睫状充血的鉴别

	结膜充血	睫状充血
颜色	鲜红	暗红
显著部位	远角膜缘（近穹隆部）	近角膜缘
血管分支	清晰	不清晰
血管来源	结膜后动脉	睫状前动脉
血管层次	位于结膜表面	位于结膜下深层
血管形态	粗大、弯曲	微细、直行
推动球结膜	血管随之移动	血管不移动
睫状体压痛	无	有
分泌物	有	少或无
常见疾病	结膜炎症	角膜炎、虹膜睫状体炎、巩膜炎、青光眼
对肾上腺素的反应	充血消失	充血不消失

八、角膜混浊

常见于角膜水肿和浸润、溃疡、角膜新生血管、角膜表面组织增殖、炎症、外伤、变性及营养不良（角膜变性、角膜软化症、带状角膜变性、Kayser-Fleischer 环、颗粒状、斑状及格子状角膜营养不良）、瘢痕、薄翳、白斑、角膜葡萄肿。其鉴别见表4-2。

表4-2　角膜活动性病变与陈旧性混浊的鉴别

	活动性病变	陈旧性混浊
病变的境界	不清楚	边界清楚
病变的表面	表面粗糙无光泽	表面光滑有光泽
睫状充血	＋	－
刺激症状	＋	－
荧光素角膜染色	着色	不着色

九、瞳孔变形

先天性虹膜缺损、先天性无虹膜、先天性瞳孔残膜、瞳孔异位、多瞳症、虹膜后粘连、虹膜根部离断、虹膜脱出。

十、白瞳征

白内障、视网膜母细胞瘤、Coats 病、永存原始玻璃体增生症、早产儿视网膜病变、转移性眼内炎。

十一、眼底出血

视网膜浅层出血、视网膜深层出血、视网膜前出血、玻璃体积血、视网膜色素上皮下出血。

十二、脉络膜新生血管

老年性黄斑变性、病理性近视、眼底血管样条纹、Best 病、Stargardt 病及其他视网膜变性疾病、炎症、肿瘤、外伤。

（赵秀梅　王丽媛）

第二节　视功能检查

包括视觉心理物理学检查及视觉电生理学检查。

一、视力

视力（visual acuity）即视觉敏锐度（visual acuity），是分辨二维物体形状大小及位置的能力，分为中心视力和周边视力。中心视力反映黄斑区中心凹的视功能，可分为远、近视力，矫正视力即验光试镜的视力。临床上 ≥ 1.0 的视力是为正常视力。周边视力是指黄斑中心凹之外视网膜的功能，又称为视野。

（一）视力表的设计及种类

视力表的设计基于视角原理，国际标准视力表 1.0 的标准为可看见 1 分角（1'角）空间变化的视标的视力。

1. 国际标准视力表　视力计算公式为 $V=d/D$，V 为视力，d 为实际看见某视标的距离，D 为正常眼应当能看见该视标的距离。可采用小数表示法，也可以将视力表置于6m(或 20 英尺)处，记录为 6/6、6/12、6/30、6/60（或 20/20、20/40、20/100、20/200 等）。

2. 对数视力表　有些视力表视标增进率与视角增进率不一致。如视标 0.1 行比 0.2 行大 1 倍，而视标 0.9 行比 1.0 行仅大 1/9。根据视标阶梯按视角递增，两行视标视角差异大小为 1.26，设计为对数视力表，采用 5 分记录法。国外的 LogMAR 视力表（logarithm of minimal angle of resolution）采用对数法进行视标等级的分级。对数视力表是目前临床试验的标准方法，视标增率为 1.26，每隔 3 行视角增加 1 倍，如小数记录行 1.0、0.5、0.25、0.125。该视力表共 14 行，每行 5 个字母，检查距离 4m，识别 1 字为 1 分。全部识别为 100 分，相当视力 2.0。

3. 视标的种类　Snellen "E" 字形、英文字母或阿拉伯数字、Landolt 带缺口的环形视标、儿童用的简单图形视标。

（二）视力检查法

1. 注意事项　两眼分别进行，一般先右后左；标准光线照明；远视力检查距离为5m，近视力检查距离为30cm。检查者指着视标，受试者应在短时间内说出或用手势表示该视标的缺口方向。

2. 检查步骤　①远视力检查：如果在5m处不能识别最大的视标，嘱患者逐步向视力表走近，直至识别视标为止。根据 $V=d/D$ 的公式计算；②小孔视力检查：加小孔镜，视力有改进则提示屈光不正；③数指检查：检查距离从1m开始，逐渐移近，直到能正确辨认指数，记录距离，如"数指/30cm"。在5cm处仍不能识别，则检查手动。记录"手动/距离"如"手动/20cm"；④光感检查：暗室中用手电筒照射受试眼，对侧眼须严格遮盖不透光，记录"光感/距离"，如"光感/60cm"。否则记录"无光感"。有光感者还需检查光源定位能力，光源置于受检者前方1米处上、下、左、右、中、左上、左下、右上、右下九个方位检测，有光感以"+"无光感以"-"描述；⑤近视力检查。Jaeger近视力表分7个等级，徐广第研制了标准近视力表，使远、近视力表标准一致。应用标准近视力表检查，需要充足光线照明，可改变检测距离直至得到最佳检测结果，并记录视力/距离，如1.0/15cm。

3. 婴幼儿视力检查　新生儿追随光源及瞳孔对光反应，浏览周围目标；3个月时双眼注视手指；交替遮眼反应：遮盖患眼时患儿无反应，遮健眼时患儿试图躲避。视动性眼球震颤（optokinetic nystagmus，OKN），将黑白条栅测试鼓置于婴儿眼前，在转动鼓时，双眼先是随着测试鼓顺向转动，随之骤然逆向转动，逐渐将测试鼓条栅变窄，直至被检者不产生视动性眼前震颤为止，可评估视力。视觉诱发电位也可客观地检测儿童视功能。

防止背诵的视力表很有意义。包括转盘式视力表，投影式视力表等。

二、视野

视野（visual field）是指眼向前方固视时所见的空间范围，反映周边视力。距注视点30°以内的范围称为中心视野，30°以外的范围称为周边视野（图4-1）。

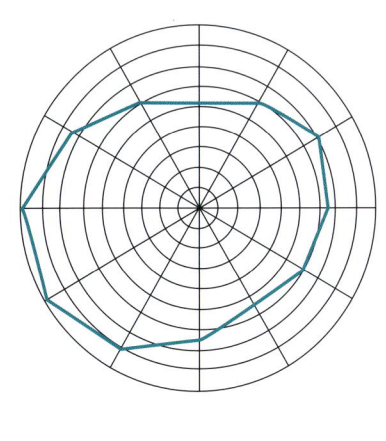
正常视野范围

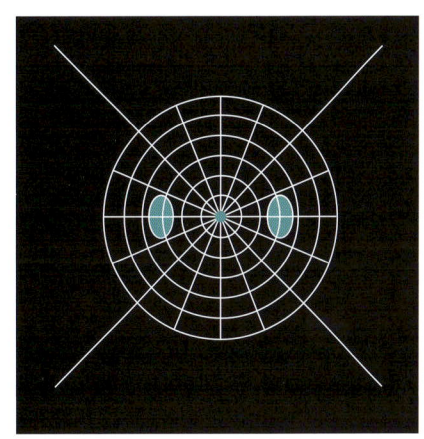
平面视野计

图4-1　视野图

现代的视野检查标准化、自动化，而且与蓝黄色的短波视野、高通视野、运动觉视野、频闪光栅刺激的倍频视野等相结合。

（一）视野计的设计及检查方法

早期视野计为手动的中心平面视野计和周边弓形视野计；Goldmann视野计为投射式半球形视野计，建立了严格的背景光和刺激光的亮度标准，为定量检查提供了标准，属于手工操作的动态视野计；自动视野计是应用计算机控制的静态定量视野检查。

1. 视野检查的种类　分动态及静态视野检查：①动态视野检查（kinetic perimetry）：用不同大小的视标，从不同方位移动，记录下刚能感受到视标出现的点，光敏感度相同的点构成了某一视标检测的等视线，不同视标检测的等视线绘成了类似等高线描绘的视野地形图（图4-2）。速度快，但是对小的、旁中心相对暗点发现率低；②静态视野检查（static perimetry）：在视屏的各个设定点上，由弱至强增加视标亮度，刚能感受到的亮度即为该点的视网膜光敏感度或光阈值。

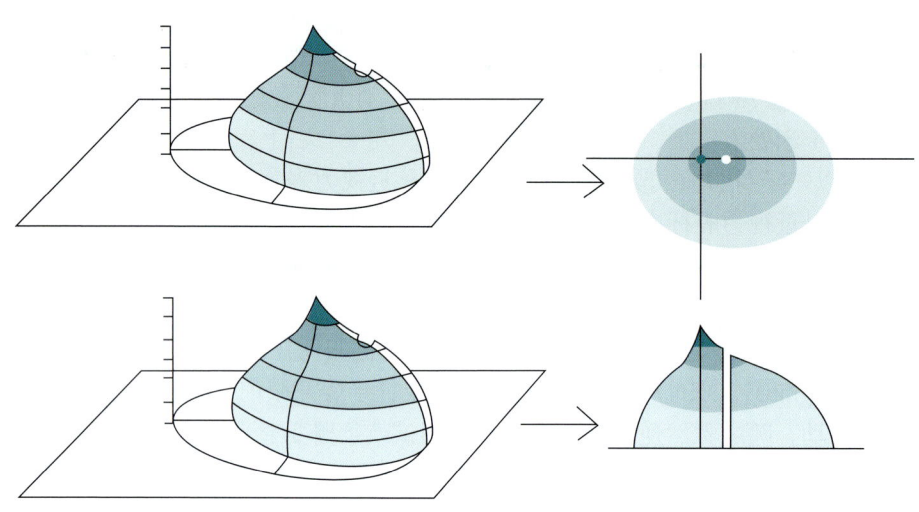

图 4-2　视野检查地形图

2. 常用的视野检查法　①对照法：以检查者的正常视野与受试者的视野作比较，检查者与患者面对面而坐，距离约 1m，受检者右眼注视医生的左眼，医生左眼注视受检者的右眼，医生将手指置于自己与患者的中间，从上、下、左、右各方位向中央移动，患者发现手指时医生以自己的正常视野比较患者视野的大致情况。简便、不需仪器但不够精确。②平面视野计：中心 30°动态视野计，黑色屏布于 1m 或 2m 处，中心为注视点，屏两侧水平径线 15°~20°，用不同大小的视标绘出各自的等视线；③弧形视野计：动态周边视野计，底板为 180°的弧形板，半径为 33cm，移动视标的钮与记录的笔是同步运行的；④ Goldmann 视野计：半球形视屏投光式视野计，半球屏的半径为 33cm，视标的大小及亮度都以对数梯度变化。视标面积是以 0.6 对数单位（4 倍）变换，共 6 种。视标亮度以 0.1 对数单位（1.25 倍）变换，共 20 个光阶；⑤自动视野计：电脑控制静态定量特殊检查程序。⑥ Amsler 方格（Amsler grid）：用于检查中心 10°范围的视野（图 4-3）主要用于检查黄斑、中心凹、旁中心凹病情。Amsler 方格为边长 10cm 正方形的黑底白线方格表，共有 20×20 个方格，中央的小圆点为注视点。检查距离为 33cm，必要时可戴矫正眼镜。被检查者在充足照明下，遮挡一眼，被检眼注视中央白点。询问被检者能否看到中央白点及方格的四角，顶和底线条是否变形或缺失，方格有无变大、变小、缺失或扭曲，方格中是否有些区域变暗、模糊或颜色改变。如果不能看清中央点，说明存在中央暗点；如果边角缺失，提示旁中心暗点。所有变形或缺失线条都要请被检者回答清楚，描述出来。

自动视野计的检查方法有：①阈上值检查：为定性检查，快捷，但可靠性较低。②阈值检查：精确的定量检查，易疲劳。③快速阈值检查：通过智能趋势分析，减少了检查步骤。

自动视野计结果判读的要点：①中央部分正常值变异小，周边部分正常值变异大，中央 20°以内的暗点多为病理性的，视野 25°~30°上、下方的暗点为眼睑遮盖所致，30°~60°视野的正常值变异大；②孤立一点的阈值改变意义不大，相邻几个点的阈值改变才有诊断意义；③应多次复查视野，暗点重复才能确诊缺损；④缺损的概率图可辅助诊断。

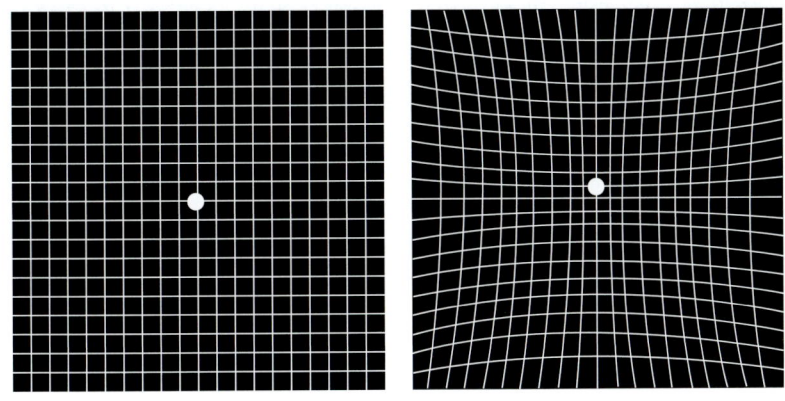

图 4-3　Amsler 方格

（二）正常视野

正常人动态视野的平均值为：上方 56°、下方 74°、鼻侧 65°、颞侧 90°。生理盲点的中心在注视点颞侧 15.5°，水平中线下 1.5°。其垂直径为 7.5°，横径 5.5°。生理盲点的上、下缘均可见到狭窄的弱视区，为视盘附近大血管投影。

（三）病理性视野

1. **向心性视野缩小**　见于视网膜色素变性、青光眼、球后视神经炎、周边部视网膜脉络膜炎等、癔症性视野缩小、螺旋状视野收缩等。

2. **偏盲**　视野的一半缺损。常见：①同侧偏盲；②颞侧偏盲；③扇形缺损；④暗点。

（四）视野检查的影响因素

受试者方面：精神因素、注意力、视疲劳、瞳孔直径、屈光间质；仪器差异、背景光、视标；不同操作者方法和经验不同。

三、色觉

人类的三原色（红、绿、蓝）感觉由视锥细胞的光敏色素决定。红敏色素缺失者为红色盲，绿敏色素缺失者为绿色盲，蓝敏色素缺失者为蓝色盲。单色视又称全色盲，不能辨认颜色，属常染色体隐性遗传。最常见者为红绿色弱（盲），色觉检查是升学、就业、服兵役前体检的常规项目，还可作为青光眼、视神经病变等早期诊断的辅助检测。在白内障术前测定视锥细胞形态功能状态。

（一）假同色图测验（色盲测验）

同一副色彩图中，既有相同亮度不同颜色的斑点组成的图形或数字，也有不同亮度相同颜色的斑点组成的图形或数字。正常人以颜色来辨认，色盲者只能以明暗来判断。色盲本种类繁多。

（二）色相排列检测

要求被试者按色调顺序排列一组颜色样品，常用 Farnsworth-Munsell（FM）100 色调测验法和 panel D 15 色调测验法。

1. **FM 100 色调检测法**　含 85 个色相子，要求在明度和饱和度保持恒定的情况下检测。将排好色相子背面的编号记在记录单上，记分作图。测验判断指标有总错误记分和错误轴的方向。总错误记分反映辨色力好坏，总分越高，辨色力越差。错误轴反映被检查者色混淆的情况，根据错误轴的方向定性诊断色觉缺陷的类型。

2. **Panel D 15 检测法**　包括 15 个色相子，原理同上。简单，便于携带。

（三）色盲镜（anomaloscope）

色盲镜是一种通过特殊的颜色匹配来判断色觉缺陷类型的仪器。使用的是色光，不仅能正确诊断色觉异常的类型，还可进一步较准确地测定辨色能力。Nagel Ⅰ色盲镜基于 Rayleigh 匹配，用红色光和绿色光去匹配黄色光。区别正常人和红绿色觉异常者，判断异常的具体类型及程度。Nanel Ⅱ色盲镜包含了蓝光和绿光匹配蓝绿光，检测蓝色觉异常。

四、暗适应

暗适应（dark adaption）检查反映光觉的敏锐度。从明处进入暗处，正常人最初 5 分钟的光敏感度提高很快，以后渐慢，8～15 分钟时提高又加快，15 分钟后又减慢，到 50 分钟左右达到稳定的高峰。在 5～8 分钟处的暗适应曲线上可见转折点（Kohlrausch 曲），代表视锥细胞暗适应过程的终止，此后是视杆细胞的暗适应过程。

1. 对比法 被检者与暗适应正常的检查者同时进入暗室，分别记录在暗室内停留后辨认周围物体的时间。

2. 暗适应计 常用的有 Goldmann-Weekers 计、Hartinger 计、Friedmann 暗适应计等，可调光强度的照明装置及记录系统。先做 5～10 分钟的明适应，再做 30 分钟的暗适应测定，将各测定点连接画图，为暗适应曲线。

五、立体视觉

立体视觉（stereoscopic vision）也称深度觉，是感知物体立体形状及不同物体相互远近关系的能力。立体视觉的基础为双眼单视。外界物体在双眼视网膜相应部位成像，经过视觉中枢融合成为立体的单一物像。常用检查方法有障碍阅读法、同视机法、随机点立体图、Worth 四点试验、Bagolini 线状镜等。

同视机法使用画片检查三级功能：①同时知觉画检查主观斜视角和客观斜视角，两者相差 5°以上为异常视网膜对应；②融合画片为一对画片，两张图上有差异点称为控制点。将两个镜筒臂等量向内向外移动，至两画片不再重合为一。向内移动范围为集合，向外移动范围为分开，两者相加为融合范围。正常融合范围：集合 25°～30°，分开 4°～6°，垂直分开 2°～4°；③立体视觉画片中双眼画片的相似图形有一定差异，在同视机上观察有深度感，检测视差角。

立体图：有 Titmus 立体视觉图和随机表式立体视觉图（正常立体视锐度≤60 秒弧）用偏振光眼镜或用红绿眼镜检查。

六、对比敏感度

对比敏感度即在明亮对比变化下，人眼对不同空间频率的正弦光栅视标的识别能力。眩光敏感度是检测散射光在眼内引起散射，使对比度下降。空间频率是指每单位视角所含条栅的数目（周数），单位为周/度（c/d）。能识别的最小对比度，称为对比敏感度阈值。阈值越低视觉系统越敏感。以不同视角对应的不同的空间频率作为横坐标，条栅与空白之间亮度的对比度作为纵坐标，可绘制出对比敏感度函数（低频区反映视觉对比情况、中频区反映视觉对比度和中心视力综合情况、高频区反映视敏度）。有助于早期发现及监测某些与视觉有关的眼病。

对比敏感度检查可采用 Arden 光栅图表、对比敏感度测试卡、计算机系统检测、激光对比敏感度测定仪等。激光对比敏感度测定仪利用激光相干性，产生点光源到达视网膜形成红黑相间的干涉条纹，变换干涉条纹的粗细及背景光的亮度，记录。

七、视觉电生理

包括：眼电图（electrooculogram，EOG）、视网膜电图（electroretinogram，ERG）和视觉

诱发电位（visual evoked potential，VEP）。各种视觉电生理检测波形、视网膜各层组织的关系见表4-3。

表4-3 视网膜组织结构与相应的电生理检查

视网膜组织结构	电生理检查
色素上皮	EOG
光感受器	ERG的a波
双极细胞、Müller细胞	ERG的b波
无长突细胞等	ERG的Ops波
神经节细胞	图形ERG
视神经	VEP和图形ERG

（一）眼电图

眼电图记录眼的静息电位（不需额外光刺激），产生于视网膜色素上皮，暗适应后眼的静息电位下降，最低值为暗谷，明适应后，静息电位上升，达到最大值即光峰。产生眼电图的前提是感光细胞与色素上皮的接触及离子交换，眼电图异常见于视网膜色素上皮、光感受器细胞疾病、中毒性视网膜疾病。

（二）视网膜电图

记录闪光或图形刺激视网膜后的综合电位反应。

1．闪光 ERG 由一个负相的 a 波和一个正相的 b 波组成。以及叠加在 b 波上的一组小波为振荡电位（oscillatory potentials，OPs）。①a 波和 b 波均下降：反映视网膜内层和外层均有损害，见于视网膜色素变性、脉络膜视网膜炎、全视网膜光凝后、视网膜脱离、玻璃体积血、铁锈症或铜锈症、药物中毒等；②b 波下降，a 波正常：提示视网膜内层功能障碍，先天性静止性夜盲症Ⅱ型、视网膜劈裂症、小口病、视网膜中央动脉阻塞或静脉阻塞；③ERG 视锥细胞反应异常，视杆细胞反应正常：见于全色盲、进行性视锥细胞营养不良；④OPs 波下降或消失：见于视网膜缺血状态、糖尿病视网膜病变、视网膜中央静脉阻塞的缺血型和视网膜静脉周围炎等。

2．图形 ERG 由 P_1（P_{50}）的正相波和其后 N_1（N_{95}）的负相波组成。与神经节细胞的活动密切相关，见于开角型青光眼（图形 ERG 的改变早于图形 VEP）、黄斑病变。

3．多焦视网膜电图（multifocal ERG，mfERG）。以多个六边形模式来刺激视网膜，刺激单元明暗变化由 m 序列来决定，得到连续 ERG 混合反应信号，计算机分析处理，得出每个刺激单元相应的局部 ERG 信号，通过多位点曲线阵列来表达，以三维地形图显示。反映后极部局部（25°）视网膜功能。

（三）视觉诱发电位

视觉诱发电位（VEP）是视网膜受闪光或图形刺激后在枕叶视皮层诱发出的电活动，也可以判断黄斑功能。从神经节细胞到视皮层任何部位的神经纤维病变均可产生异常的 VEP。图形 VEP 常用棋盘格图形翻转刺激，波形较稳定，可重复性好。闪光 VEP 波形中含有 N_1、P_1、N_2 共 3 波；图形 VEP 波形中含有 N_{75}、P_{100}、N_{145} 共 3 波。其中 P_{100} 波的波峰明显、稳定，为临床常用：①判断视神经、视路疾患。表现为 P_{100} 波潜伏期延长、振幅下降；②脱髓鞘疾患的视神经炎，P_{100} 波的振幅往往正常而潜伏期延长；③检测弱视；④判断无语言能力者的视力；⑤预测屈光间质混浊患者的术后视功能等。

（袁志兰　王晓丹）

第三节 眼部检查

一、眼附属器检查

1．眼睑　观察有无红肿、淤血、气肿、瘢痕或肿物，有无内翻或外翻，两侧睑裂是否对称，上睑提起及睑裂闭合是否正常。睫毛是否整齐，方向是否正常，睫毛有无变色、脱落，根部有无充血、鳞屑、脓痂或溃疡等。

2．泪器　泪小点有无外翻或闭塞，有无红肿、压痛或瘘管，有无分泌物自泪点溢出。

检查泪道的方法①荧光素钠试验：将1%～2%荧光素钠液滴入结膜囊内，2分钟后擤涕，如带绿黄色，即表示泪道可以通过泪液；②泪道冲洗：向下泪小点注入生理盐水，有水流入口、鼻或咽部，亦表示泪道可通过泪液；③X线碘油造影或超声检查：了解泪道阻塞的部位及泪囊大小。

眼干燥症的检查方法可采用Schirmer试验测量泪液分泌量，通过测量泪膜破裂时间判断泪液质量帮助诊断。

3．结膜　将眼睑向上、下翻转，检查睑结膜及穹窿部结膜色泽、有无充血、水肿、乳头肥大、滤泡增生、瘢痕、溃疡、睑球粘连。有无疱疹、出血、色素沉着、异物、分泌物或新生物。

4．眼球位置及运动　注意角膜位置、眼球大小、突出及内陷、眼球运动是否到位。

检测眼球突出方法：患者坐位，双眼向前平视，用Hertel突眼计测量。将突眼计的两端卡在被检查者两侧眶外缘，从反光镜中读出两眼角膜顶点投影在标尺上的毫米数。

二、眼球前段检查

斜照法：用聚光灯从侧方照明检查部位，将+13D的放大镜置于眼前，检查角膜、前房、虹膜及晶状体。

裂隙灯活体显微镜（slit-lamp biomicroscope）检查　裂隙灯活体显微镜放大倍率为10～16倍。通过调节焦点和光源宽窄，形成光学切面，可详细检查眼前段组织；附加前置镜、接触镜、前房角镜、三面镜，可观察房角、玻璃体和眼底。也可配前房深度计、压平眼压计、照相机等。

操作方法　直接焦点照明法：将光投射在结膜、巩膜或虹膜上，将焦点向后可观察晶状体及前1/3玻璃体。直接焦点照明配合前置镜可观察眼后段的病变。根据临床需要还可采用角膜缘散射照明法、后反射照明法等。

1．角膜　注意大小、弯曲度、透明度、表面是否光滑，有无异物、新生血管及混浊、知觉、角膜后有无沉着物（keratic precipitate，KP）。

荧光素染色：为查明角膜、结膜上皮有无缺损、角膜溃疡，用1%～2%荧光素钠液涂于结膜囊观察，染色显示上皮缺损及溃疡。

角膜弯曲度检查：观察Placido板在角膜上的映像有无扭曲。正常者为规则而清晰的同心圆，椭圆形提示规则散光，扭曲提示不规则散光。也可用角膜曲率计（keratometer）或角膜地形图（corneal topography）检查。

角膜感觉的检查：用消毒棉签纤维尖端从侧面触及角膜，观察瞬目反应。

2．巩膜　注意有无黄染、充血、结节、压痛。

3．前房检查　注意前房深度，有无混浊、积血、积脓等。

4．虹膜　观察颜色、纹理，有无新生血管、色素脱落、萎缩、结节、粘连、缺损、震颤。

5．瞳孔　瞳孔大小、形状、位置、边缘。正常瞳孔在自然光线下直径为2.5～4mm。

①直接对光反射：在暗室用光照射受检眼，瞳孔迅速缩小；②间接对光反射：在暗室用光照射对侧眼，受检眼瞳孔缩小；③相对性传入性瞳孔障碍（relative afferent papillary defect，RAPD）：称 Marcus-Gunn 瞳孔，照射健眼时，双眼瞳孔缩小，照射患眼时，双眼瞳孔均不缩小；④集合反射：先注视远方目标，然后注视 15cm 处目标，两眼瞳孔缩小，伴有双眼集合，调节力加大；⑤ Argll-Robertson 瞳孔：直接光反射消失而集合反射存在。

6．晶状体　观察晶状体的形状，有无混浊及混浊部位，有无脱位及位置异常等。

三、前房角镜检查

1．前房角镜（gonioscope）检查　通过光纤的折射或反射观察前房角的形态、有无关闭、发现前房角的细小异物、新生物及新生血管等异常，是诊断青光眼的基本检查。

2．小梁网色素分级 0 级　小梁网缺乏色素颗粒；Ⅰ级：细小色素颗粒分布在后部小梁网上；Ⅱ级：前后部小梁网均有细小颗粒色素沉着；Ⅲ级：密集粗糙颗粒状或均质性黑色或棕褐色色素附着在小梁网后部，小梁网前部及 Schwalbe 线上亦可见色素颗粒沉着；Ⅳ级：整个小梁网呈均质性黑色或棕褐色色素覆盖，在 Schwalbe 线、巩膜嵴及角膜内表面、睫状体带与巩膜表面上均可见色素颗粒。

四、眼压测量

1．指测法　检查者两手示指尖放在上眼睑皮肤面，两指交替轻压眼球，感觉眼球的张力，估计硬度。记录时以 Tn 表示眼压正常，用 T+1—T+3 表示眼压增高的程度，用 T-1—T-3 表示眼压降低的程度。

2．眼压计测量法　眼压计分为压陷式、压平式。①压陷式：如 Schiötz 眼压计，用一定重量的眼压测杆使角膜压成凹陷，压陷越深其眼压越低，测量值受到眼球壁硬度的影响；②压平式：使用足够力量将角膜压平，根据角膜压平的面积与压力大小的关系分为两种。一种为固定压平面积，看所需力的大小，所需力小者眼压亦低。不受眼球壁硬度的影响，如 Goldmann 压平眼压计。另一种为固定压力看压平面积，面积越大眼压越低，如 Maklakow 眼压计，受眼球壁硬度的影响；③ Perkin 眼压计为手持式压平眼压计；④非接触眼压计：利用可控的空气脉冲，使角膜压平到一定的面积，通过监测系统感受角膜表面反射的光线，换算为眼压值。避免交叉感染但数值不够准确。

五、检眼镜检查

1．直接检眼镜检查　眼底为正像，放大 16 倍。①彻照法：观察屈光间质。将镜片转盘拨到 +8 ～ +10D，正常时瞳孔区成橘红色反光。如屈光间质有混浊，出现黑影，黑影移动方向与眼动方向一致者混浊位于晶状体前方，反之则位于晶状体后方；②眼底检查：拨动转盘看清眼底观察视网膜周边部，嘱患者注视检眼镜灯光，以检查黄斑部。

2．双目间接检眼镜　放大倍数小，为倒像，有立体感，可见眼底范围比直接检眼镜大，辅以巩膜压迫器，可见到锯齿缘。

六、眼底血管造影

将造影剂从肘静脉注入人体，利用具有特定滤光片的眼底照相机拍摄眼底血管及其灌注的过程。包括眼底荧光素血管造影（fundus fluorescence angiography，FFA）及吲哚青绿血管造影（indocyanine green angiography，ICGA）两种。

1．FFA 正常值　臂视网膜循环时间（RCT）7～15 秒。

2．FFA 血管充盈的分期　视网膜动脉前期、动脉期、动静脉期、静脉期、静脉晚期。

3．黄斑暗区　无血管，故背景荧光淡弱。

4．视盘荧光　先后表现为深层朦胧荧光、浅层葡萄状荧光、表层放射状荧光、边缘环形晕状着色。

5．脉络膜背景荧光　毛细血管充盈形成弥漫性荧光。

6．FFA 异常眼底荧光形态

强荧光①透见荧光：视网膜色素上皮萎缩和先天性色素上皮减少；②异常血管及其吻合：血管迂曲扩张、微动脉瘤、视网膜静脉阻塞、糖尿病视网膜病变、视网膜前膜、先天性血管扩张、视盘水肿、视盘炎等；③新生血管：见于糖尿病视网膜病变、视网膜静脉阻塞、视网膜静脉周围炎等；④视网膜渗漏：视网膜血管内皮和色素上皮屏障受到破坏、染料渗入到组织间隙；⑤脉络膜渗漏：分为池样充盈和组织染色。池样充盈（pooling）又称为积存，荧光形态和亮度随时间的进展愈来愈大、愈来愈强，荧光维持时间达数小时之久。荧光素积聚在视网膜感觉层下（边境不清）与色素上皮层下（边境清）。组织染色（staining），指视网膜下异常结构或物质可因脉络膜渗漏而染色，晚期强荧光，如玻璃膜疣染色，黄斑瘢痕染色。弱荧光主要表现①荧光遮蔽：正常情况下显示荧光的部位，由于其上存在混浊物质，如血液、色素，使荧光明显减弱或消失。②血管充盈缺损：血管阻塞，血管内无荧光充盈导致弱荧光，常见于无脉病、颈动脉狭窄、眼动脉或视网膜中央动脉阻塞，视网膜静脉病可致静脉充盈不良。毛细血管闭塞形成大片无荧光的暗区，成为无灌注区，常见于糖尿病视网膜病变、视网膜静脉阻塞。

七、眼科影像学检查

（一）眼超声检查分为 A 型和 B 型

1．A 型超声　显示组织每个声学界面的回声，一维图像。测距精确，回声可量化。

2．B 型超声扫描　扇形或线阵扫描，二维声学切面。动态扫描可提供病灶的位置、大小、形态及与周围组织的关系，可获得直观、实际的印象。

3．超声活体显微镜（ultrasound biomicroscopy，UBM）　是 B 型超声的一种，UBM 换能器的频谱高，更清晰。其局限性在于穿透力弱，只能对眼球的前段组织进行检查。适应证：了解房角、眼前段、角膜和结膜，如异物、肿瘤、周边玻璃体和睫状体。对虹膜后结构的检查是 UBM 的特点，是唯一能够在活体状态下了解后房和睫状体的检查方法。性能佳良者可同时显示双侧睫状体。

4．彩色超声多普勒成像（color doppler imaging，CDI）　超声探头与被检测界面间有相对运动时产生频移，称为多普勒效应。利用多普勒原理，将血流特征以彩色的形式叠加在 B 型灰阶图上，红色表示血流流向探头（常为动脉），背向探头的血流为蓝色（常为静脉）。以血流的色彩作为指示、定位、取样及定量分析。检测眼动脉、视网膜中央动脉、睫状后动脉血流以及眼内、眶内肿瘤等。

（二）电子计算机断层扫描（computed tomography，CT）

适应证：眼内肿瘤、眶骨骨折、异物，探查视神经和颅内占位性病变。横断层扫描范围包括眶顶至眶底，冠状面扫描从眼睑至蝶鞍区，对眶壁骨折观察选用骨算法重建骨窗，对视神经管采用骨窗扫描。

（三）磁共振成像（magnetic resonance image，MRI）

眼球的病变可使用眼球表面线圈，眼眶及球后病变使用头颅线圈。需借助不同方向的扫描断面，如横断面、冠状面及矢状面的影像显示各种眼球、眼眶病变（金属异物除外）。MRI 的适应证：①眼内肿瘤；②眶内肿瘤；③眶内炎症；④眶内血管畸形；⑤眶外伤。

（四）眼科计算机图像分析

1. 相干光断层成像（optical coherence tomography，OCT）　利用眼内不同组织对光（用 830mm 近红外光）的反射性不同，通过低相干性光干涉测量仪，比较反射光波和参照光波来测定反射光波延迟时间和反射强度，分析不同组织的结构及其距离，计算机处理成像，以伪彩形式显示组织的断面结构。轴向分辨率可达 10μm。对黄斑部疾病的诊断有重要应用价值。视网膜断层中明确区分的有神经上皮光带、色素上皮光带和脉络膜光带。扫描方式有水平、垂直、环行、放射状以及不同角度的线性扫描，扫描线越长，分辨率越低。对黄斑的扫描，可选择扫描线长度为 4mm 或 4.5mm，间隔 45° 的线性扫描作为基本扫描。

2. 角膜地形图（corneal topography）　也称为计算机辅助的角膜地形分析系统，通过计算机图像处理系统将角膜形态进行数字化分析，以不同特征的彩色形态图来表现，称为角膜地形图。可以对角膜中央到周边部绝大部分的角膜屈光力进行检测，正常角膜的角膜中央一般均较陡峭，向周边则逐渐变扁平。不同个体角膜地形图常彼此互不相同，可将正常角膜的角膜地形图分为以下几种：圆形、椭圆形、对称或不对称的领结形（或 8 字形）和不规则形。

3. 角膜内皮镜　光线照在角膜、晶状体等透明屈光构件的界面上发生反射，角膜内皮与房水界面之间，细胞间隙会发生反射而形成暗线，显示角膜内皮细胞的镶嵌式六边形外观。分接触型和非接触型。

4. 角膜共焦显微镜　利用共焦激光对活体角膜进行不同层面的扫描，显示角膜的超微结构。

5. 扫描激光偏振仪（scanning laser polarimetry）　采用相互垂直的两束偏振激光扫描视盘周围的视网膜神经纤维层（retinal nerve fiber layer，RNFL）平行于 RNFL 排列的光反射比垂直于 RNFL 的光反射快，两者时间差称为偏振延迟值，反映 RNFL 的厚度。

6. 激光扫描拓扑仪（scanning laser topography）　利用共焦激光进行视盘 32 个层面的扫描，对视盘表面地形给予三维描绘，自动检测视盘、视杯、盘沿多个有关参数。

思考题

1. 目前应用的检查方法与仪器各有哪些优缺点？
2. 裂隙灯显微镜可检查哪些眼组织？
3. 眼底检查的仪器有哪些？
4. 对目前应用的检查方法与仪器怎样改进更合理？

（袁志兰　唐先玲）

第五章 眼睑病

> **病例** 王某，女，61岁，发热、全身疼痛3天，第4天起右侧头部皮肤及眼部疼痛，来眼科就诊，未见明显异常。于1周后前额皮肤和眼睑出现透明小疱，疱疹之间皮肤正常，但疱疹的分布未越过鼻和眼睑的中心界限。眼科检查：右眼结膜充血，其余未见异常。
>
> **讨论题** 1. 诊断是什么？
> 2. 如何鉴别诊断？

第一节 眼睑炎症

一、睑腺炎

睑腺炎（hordeolum）是眼睑腺体的炎症。睫毛毛囊或其附属的皮脂腺或变态汗腺感染为外睑腺炎，俗称"麦粒肿"。睑板腺感染为内睑腺炎。

【病因】 多为葡萄球菌感染，其中金黄色葡萄球菌感染最为常见。

【临床表现】 患处红、肿、热、痛。外睑腺炎多位于睫毛根部的睑缘处，开始时红肿范围较弥散，疼痛剧烈，可触及硬结。可伴有耳前淋巴结肿大和压痛。如果外睑腺炎临近外眦角时，还可引起反应性球结膜水肿。数日后局部出现脓点，可自行破溃，破溃方向朝向皮肤面。内睑腺炎位于睑板腺内，局部疼痛明显，也可触及硬结。形成脓点后，多向结膜面自行破溃。如果致病菌毒性剧烈，或机体抵抗力低下者，炎症可扩散为眼睑蜂窝织炎。此时还会伴有全身症状，如发热、寒战、头痛等。还可能引起败血症或海绵窦脓毒血栓，甚至危及生命。

【诊断】 根据临床症状和体征即可确诊，必要时进行细菌培养。

【治疗】 ①局部初期冷敷，24小时后热敷；②理疗：可以促进炎症吸收；③滴用抗生素滴眼液；④脓肿形成后应切开排脓。外睑腺炎在皮肤面切口，切口与睑缘平行，使其与皮肤纹理一致。内睑腺炎在结膜面切口，切口与睑缘垂直，以免损伤睑板腺管。当脓肿尚未形成时不宜切开，更不能挤压排脓，否则会使感染扩散；⑤对于机体抵抗力较差或局部炎症较重的患者，为预防炎症进一步扩散，可以全身使用抗生素治疗。

二、睑板腺囊肿

睑板腺囊肿（chalazion）又称"霰粒肿"，是由于睑板腺管排出不畅和分泌物滞留而形成的慢性炎症性肉芽肿。通常有纤维结缔组织包囊，囊内含有睑板腺分泌物及包括巨细胞在内的慢性炎症细胞浸润。在病理形态上类似结核结节，但不形成干酪样坏死。

【临床表现】 早期患者多无自觉症状，病程进展缓慢。检查可触及睑板内无痛性局限性圆形硬结，大小不一，与皮肤不粘连。结膜面相应部位紫色或暗红色，有时囊肿自行破溃，排出脂样物质，可在结膜面形成暗红色结膜肉芽肿。一般无疼痛，也无压痛。如合并感染，形成急性化脓性炎症时，则表现为内睑腺炎。

【诊断】 根据临床表现，即可做出诊断。对于复发性或老年人的睑板腺囊肿，应将切除物进行病理检查，以除外睑板腺癌。

【治疗】 ①热敷；②囊肿内局部注射糖皮质激素促进吸收；③较大的囊肿，可在局麻下，在结膜面垂直切开睑结膜，刮除囊肿内容物，分离外壁，然后用剪刀将纤维性肉芽组织彻底剪除。术后压迫止血，局部涂抗生素眼药膏，放置无菌敷料，加压包扎。

三、睑缘炎

睑缘炎（blepharitis）是睑缘表面、睫毛毛囊及其腺组织的亚急性或慢性炎症。临床上分为鳞屑性睑缘炎、溃疡性睑缘炎和眦部睑缘炎。

1．鳞屑性睑缘炎（squamous blepharitis）是与睑缘部位皮脂溢出相关的慢性炎症。患部常可查出卵圆皮屑芽胞菌，它能把脂类物质分解为有刺激性的脂肪酸。屈光不正、视疲劳、劣质化妆品以及文眼线，也与本病有关。

【临床表现】 局部烧灼感和痒感。睫毛及睑缘表面附着鳞屑，睫毛根部有皮脂堆积，形成蜡样分泌物或痂皮。将其除掉，露出充血的睑缘，但无溃疡或脓点。睫毛容易脱落，但可再生。长期不愈可导致睑缘肥厚，后唇钝圆，泪点肿胀外翻，发生泪溢。

【诊断】 根据症状和体征很容易做出诊断。

【治疗】 ①去除诱因，讲究用眼卫生；②用生理盐水擦睑缘和鳞屑，局部应用抗生素眼药。

2．溃疡性睑缘炎（ulcerative blepharitis）为睫毛毛囊及其附属腺体的慢性或亚急性化脓性炎症。主要为金黄色葡萄球菌感染。

【临床表现】 症状较鳞屑性睑缘炎重，分泌物多，干痂将睫毛粘成束状。去除痂皮后，可见睫毛根部有出血性溃疡以及小脓包。毛囊破坏，睫毛易随痂皮脱落，不能再生。形成的瘢痕组织收缩，改变睫毛生长方向，形成倒睫，由此可以引起角膜损伤、睑缘肥厚变形、泪溢等。

【诊断】 根据症状以及睑缘有溃疡的特点即可诊断。

【治疗】 ①清洁局部，清除脂性分泌物；②拔除不正常的睫毛；③排除脓液；④涂抗生素眼药。

3．眦部睑缘炎（angular blepharitis）为内外眦部睑缘的局限性炎症。主要由莫阿（Morax-Axenfeld）双杆菌引起，常与机体抵抗力低下以及缺乏 B 族维生素有关。

【临床表现】 眦部痒感、烧灼感、畏光、流泪。常为双侧，多发生在外眦。患处睑缘充血、肿胀、糜烂，伴有结膜炎时结膜充血、肥厚，有黏液性分泌物。严重者内眦部也可受累。

【诊断】 根据症状、发病部位及体征可以做出诊断。

【治疗】 ①0.5% 硫酸锌眼药水点眼；②改善全身健康状况，口服 B 族维生素。

四、病毒性睑皮炎

1．单纯疱疹病毒性睑皮炎（herpes simplex palpebral dermatitis）

【病因】 由单纯疱疹病毒Ⅰ型感染引起。多发生在感冒、上呼吸道感染等疾病后。

【临床表现】 局部皮肤刺痒和烧灼感。常发生于下睑，特别是三叉神经分布区域。发病早期眼睑、鼻翼皮肤以及嘴唇轻微红肿。此后形成簇状半透明小疱，破溃的小疱内含有黄色黏稠液体。一周后，局部红肿减轻，水疱干涸，结痂脱落，轻度色素沉着。可复发。可累及角膜及结膜。

【诊断】 根据病史及眼部体征即可做出诊断。

【治疗】 抗病毒治疗：如碘苷（疱疹净）、阿昔洛韦（无环鸟苷）等，轻者口服，重者可静脉给药。防止局部感染。皮肤处涂 3% 阿昔洛韦眼膏或 0.5% 碘苷眼膏。结膜囊内滴 0.1% 阿昔洛韦眼药水。

2. 带状疱疹病毒性睑皮炎（herpes zoster palpebral dermatitis）

【病因】 由带状疱疹病毒感染三叉神经节或三叉神经第一支所致。

【临床表现】 早期全身不适、发热、乏力等。然后局部皮肤剧烈疼痛。数日后，受累皮肤潮红、肿胀、出现成簇的透明小疱，小疱基底发红，小疱之间皮肤正常。疱疹的分布不超过鼻中线。早期水疱内液体透明，数日后混浊，形成溃疡；2周后结痂脱落，留下皮肤瘢痕及色素沉着。炎症消退数月后皮肤知觉恢复。可引起角膜炎、虹膜睫状体炎等。

【诊断】 根据病史及眼部体征即可做出诊断。

【治疗】 ①卧床休息，提高机体抵抗力，必要时给予镇痛剂和镇静剂；②局部涂甲紫溶液或碘苷湿敷；③全身应用抗病毒药物；④应用干扰素、维生素 B_1 和 B_{12}；⑤非甾体类抗炎药。

五、接触性睑皮炎

接触性睑皮炎（contact dermatitis）是接触致敏物质引起的急性或慢性眼睑皮肤炎症。

【病因】 致敏药物有抗生素、表面麻醉剂、阿托品、毛果芸香碱、磺胺类药物、碘制剂以及汞制剂等；化学物质如塑料制品、化妆品、染发剂、气雾剂等。

【临床表现】 眼部痒感和烧灼感。急性期眼睑皮肤红肿，出现丘疹、水疱或脓疱，有微黄黏稠渗液。数日后，皮肤表面粗糙，逐渐形成痂皮及脱屑。有时伴有睑结膜充血肥厚。亚急性或慢性者，迁延不愈，眼睑皮肤表面呈苔藓状并有鳞屑脱落。

【诊断】 主要根据接触致敏原病史以及眼部临床表现及实验室辅助检查。但若要区别是过敏性还是刺激性皮炎，唯一准确的方法是进行斑贴试验。

【治疗】 ①确定并停止接触致敏原；②全身应用抗组胺药物，反应严重者可应用糖皮质激素；③急性期冷敷；④皮肤渗液停止后，可涂糖皮质激素眼膏。

第二节 眼睑位置与功能异常

> **病 例** 龚某，女，53岁。左眼疼痛、流泪，伴视物模糊1周。在当地医院诊断为"左眼结膜角膜炎"，滴用氧氟沙星滴眼液治疗无效。该患者1个月前曾患左侧面神经炎，经药物治疗和面部针灸略有好转。眼科检查VD：0.8，VS：0.5，左眼结膜充血，轻度干燥，角膜下方可见带状角膜上皮剥脱，荧光素染色阳性。其他未见明显异常。
>
> **讨论题** 这个诊断正确吗？下一步你该做什么检查？如何治疗？

正常眼睑位置应是：①眼睑与眼球表面紧密相贴，中间有一潜在间隙；②上下睑睫毛应充分伸展指向前方，排列整齐，不与角膜相接触，能阻挡灰尘、汗水等侵入眼内；③上下睑能紧密闭合；④上睑能上举至瞳孔上缘；⑤上下泪点贴靠在泪阜基部，使泪液顺利进入泪道。获得性或先天性眼睑位置异常可引起眼睑功能的异常，造成眼球的伤害。

一、倒睫

倒睫（trichiasis）为部分睫毛尖梢部倒向眼球，接触摩擦眼表。睫毛乱生（aberrant lashes）为睫毛不规则生长。

【病因】 ①沙眼；②睑缘炎、睑腺炎等；③睑外伤：睑缘部或眼睑瘢痕形成，收缩牵拉；④先天畸形。

【临床表现】 睫毛摩擦眼表，异物感、流泪、疼痛、结膜充血；角膜上皮剥脱、混浊、溃疡、血管新生、上皮化生等。

【治疗】 单纯拔除睫毛往往复发。为防止复发可行睫毛电解法或激光光凝术破坏倒睫毛囊。

二、睑内翻

睑内翻（entropion）是由于睑缘位置异常，向眼球方向卷曲，成排的睫毛朝眼球方向倾斜，刺激角膜。

【分类与病因】 睑内翻可分为三类：①瘢痕性睑内翻（cicatricial entropion）：由于睑结膜和睑板病变后瘢痕性收缩，常见于重沙眼、天疱疮以及结膜烧伤等；②痉挛性睑内翻（spastic entropion）：常见于老年人，多发于下睑。由于眶隔和皮肤松弛，下睑肌肉收缩力减弱，以及眶脂肪减少，眼睑后面缺少足够的支撑所致；③先天性睑内翻（congenital entropion）：多见于婴幼儿，由于睑缘部轮匝肌或皮下脂肪过度发育或睑板发育不全所致。

【临床表现】 因睫毛摩擦角膜，患者有畏光、流泪、刺痛、异物感和眼睑痉挛等症状。可见角膜上皮脱落，如继发感染，可发展成角膜溃疡。角膜失去透明性，从而引起视力下降。

【治疗】 瘢痕性睑内翻需行手术治疗，采用睑板楔形切除或睑板切断术。痉挛性睑内翻可行肉毒杆菌毒素局部注射或手术切除多余的松弛皮肤并增强下睑肌力。先天性睑内翻如果睫毛刺激角膜可手法矫正或行睑内翻矫正术。

三、睑外翻

睑外翻（ectropion）是睑缘向外翻转，眼睑闭合时不能充分遮盖与保护眼球。

【分类与病因】 根据不同病因，可分为五类：①瘢痕性睑外翻（cicatricial ectropion）：由于眼睑皮肤在炎症、创伤或手术之后遗留的瘢痕收缩使眼睑向外翻转；②麻痹性睑外翻（paralytic ectropion）：仅限于下睑。由于面神经麻痹，眼轮匝肌收缩功能丧失，下睑因重量下坠而外翻；③老年性睑外翻（senile ectropion）：眼轮匝肌功能减弱，眼睑皮肤及外眦韧带松弛，加之重力作用使下睑下坠，下睑不能紧贴眼球；④机械性睑外翻：由眼睑、颊部巨大肿瘤或是由于不适合眼镜的重力影响造成；⑤先天性睑外翻较少见，可单独发生或伴随其他异常，如睑裂狭小、眼球异常及系统性病变。

【临床表现】 轻者仅有睑缘离开眼球，但由于破坏了眼睑与眼球之间的毛细管作用而导致泪溢。重度的睑缘外翻，部分或全部睑结膜暴露在外，使睑结膜失去泪液的湿润，最初局部充血，分泌物增加，久之干燥粗糙，高度肥厚，呈现角化。下睑外翻可使泪点离开泪湖，加重了泪溢。更严重时，睑外翻常有眼睑闭合不全，使角膜失去保护，角膜上皮干燥脱落，易引起暴露性角膜炎或溃疡。

【治疗】 瘢痕性睑外翻，需手术去除瘢痕和松懈其牵引作用。老年性睑外翻亦可手术整形。麻痹性睑外翻应去除病因，注意保护角膜，必要时行上下睑缘缝合术。机械性睑外翻主要为病因治疗。

四、眼睑闭合不全

眼睑闭合不全，指上、下眼睑不能完全闭合，导致部分眼球暴露的情况。

【病因】 ①面神经麻痹；②瘢痕性睑外翻；③甲状腺性突眼、眼眶肿瘤、先天性青光眼、角膜葡萄肿等；④昏迷或深度麻醉患者。

【临床表现】 轻度眼睑闭合不全时，由于闭眼时眼球会反射性上转（称为 Bell 现象），只有下部结膜暴露，引起结膜干燥、充血、肥厚以及过度角化。重度眼睑闭合不全时，角膜失去保护，角膜上皮干燥，上皮脱落，角膜溃疡，甚至穿孔。

【治疗】 首先去除病因。应及早采取有效措施保护角膜。可涂抗生素眼药膏，配戴角膜接触镜或行睑裂缝合术。

五、上睑下垂

上睑下垂（ptosis）为提上睑肌和 Müller 平滑肌的功能不全或丧失，导致上睑低于正常位置和开睑障碍，不仅影响外观，遮盖瞳孔者还会影响视功能。

【病因】 可为先天性或获得性。①先天性：主要由于动眼神经核或提上睑肌发育不良，可有遗传性，为常染色体显性遗传或隐性遗传。②获得性：因动眼神经麻痹、提上睑肌损伤、交感神经疾病、重症肌无力及机械性开睑运动障碍，如上睑的炎性肿胀或新生物。

【临床表现】 根据上睑下垂程度，一般将上睑下垂分为轻度上睑下垂（1～2mm）、中度上睑下垂（3mm）和重度上睑下垂（≥4mm）。①先天性：常为双侧，上睑皮肤光滑，无皱纹。轻者遮盖角膜上缘超过 3mm，中等程度遮盖角膜 1/2，重者超过角膜 1/2 或遮盖全角膜。如瞳孔被眼睑遮盖，患者常将头后仰，收缩额肌代偿，促使额部皮肤形成皱纹；②获得性：动眼神经麻痹可能伴有其他眼外肌麻痹或神经系统疾病；提上睑肌损伤可有外伤体征；交感神经损害可能伴有 Horner 综合征；重症肌无力所致的上睑下垂晨轻暮重，注射新斯的明后明显减轻。此外还可发生 Cogan's 眼睑抽动现象，表现为当患者眼位从水平快速向下转动时，上睑向上颤动。

【治疗】 ①先天性：以手术治疗为主。如果遮盖瞳孔，为避免弱视应尽早手术，尤其是单眼患儿；②获得性：因神经系统疾病或其他眼部或全身性疾病所致的上睑下垂，应先进行病因治疗或药物治疗，如大量 B 族维生素药物、能量合剂、活血化瘀和理疗等，系统治疗半年以上无效再考虑手术；③较为合乎生理和美容要求的手术方式为提上睑肌缩短术。

第三节 眼睑先天异常

一、内眦赘皮和下睑赘皮

内眦赘皮（epicanthus）和下睑赘皮（epiblepharon of lower lid）是比较常见的先天异常，亚洲人多见。内眦赘皮是上睑皮肤向下延伸到内眦部的垂直性皮肤皱褶，覆盖内眦及泪阜。必要时可行美容手术。下睑赘皮是下睑皮肤向上延伸，形成逆向性赘皮。将下睑睫毛向内推挤，引起下睑内翻，可手术。

二、先天性睑裂狭小综合征

先天性睑裂狭小综合征（congenital blepharophimosis syndrome）又称先天性小睑裂，属于常染色体显性遗传。睑裂缩小，上睑下垂，伴发内眦赘皮或下睑赘皮，两眼内眦距离过宽，鼻梁低平，上眶缘发育不良等。可手术治疗。

三、双行睫

双行睫（distichiasis）是在正常睫毛根部后方生长另一排多余的睫毛。如果睫毛对眼表刺激明显，可引起结膜及角膜损伤。轻者可涂眼药膏或戴软性角膜接触镜。重者可用冷冻法或电解法破坏多余的毛囊，必要时手术。

四、先天性眼睑缺损

先天性眼睑缺损（congenital blepharocoloboma）是一种少见的先天异常。轻者仅为上睑的三角形缺损，基底位于睑缘。重者缺损大可为矩形，对角膜不能起到保护作用，发生暴露性角膜炎，可手术修补。

第四节 眼睑肿瘤

一、良性肿瘤

（一）眼睑血管瘤（hemangioma of eyelid）

包括由血管内皮细胞和毛细血管构成的毛细血管瘤和由内皮细胞衬里、管壁有平滑肌的大血管腔组成的海绵状血管瘤。毛细血管瘤多发于出生后3个月，经过快速增长期后可能静止，甚至自行消退。表层毛细血管瘤仅限于真皮内，肿瘤形状不规则，边界清楚，颜色鲜红，表面有许多小凹陷，为"草莓痣"。如果肿瘤部位较深，则呈蓝色或紫色。累及眼眶导致眼眶扩大。肿瘤侵犯全眼睑时，肥厚肿大的上睑遮盖瞳孔，影响视觉发育。毛细血管瘤应当与炎性色素痣相区别。后者由扩张的窦状血管组成，它在出生时就已存在，不像毛细血管瘤那样明显生长和退缩，常伴有Sturge-Weber综合征。海绵状血管瘤多见于较大年龄的儿童，病变位置较深，呈淡紫色软性结节状肿块，富有弹性和压缩性，可深达眶内并有增大趋势。较小者可采用糖皮质激素肿瘤局部注射、硬化剂肿瘤内注射、冷冻、激光和放射治疗。较大者可手术切除。最新研究表明β肾上腺素受体阻断剂也可有效治疗眼睑的血管瘤。

（二）眼睑色素痣（pigmentary nevus of eyelid）

眼睑色素痣是眼睑先天性色素异常，病变表现扁平状隆起，境界清楚，由痣细胞构成。色素痣有三个来源：痣细胞、表皮黑色素细胞及真皮黑色素细胞。组织学上可分为：①交界痣：一般是平的，呈一致性棕色，痣细胞位于表皮和真皮交界处。临床表现为扁平、色素斑疹、圆形或椭圆形，生长缓慢，有低度恶变趋势；②皮内痣：最常见，一般是隆起的，有时为乳头瘤状。色素很少，如有则为棕色至黑色。痣细胞完全在真皮内；③复合痣：常为棕色，由前两型成分结合在一起。有恶性趋势；④蓝痣：一般为扁平，几乎出生时就有色素，呈蓝色或石板灰色；⑤先天性眼皮肤黑色素细胞增多症，又称太田痣，是围绕眼眶、眼睑和眉部皮肤的一种蓝痣。好发于东方人和黑人。脉络膜黑色素瘤发病率增多与之有关。

（三）眼睑黄色瘤（xanthelasma of eyelid）

病变常位于上睑近内眦部皮肤，偶见于下睑，常为双侧，局部皮肤脂肪变性和色素沉着，呈扁平状的黄色隆起，境界清楚，慢性进行性增大。可行激光光凝或手术治疗。

二、恶性肿瘤

（一）眼睑基底细胞癌（basal cell carcinoma of eyelid）

为我国最常见的眼睑恶性肿瘤，多发于中老年人。病变初发时，常为较小的半透明结节，微隆起，可似丘疹，结节逐渐增大，可透见色素。毛细血管扩张，质硬。中央出现潜行的小溃疡后，周边有硬化的边缘，形似火山口。可反复出血，表面覆盖血痂或鳞屑。溃疡向深部和周围扩大，破坏眼睑及结膜，并可侵犯眼眶和鼻窦。手术切除范围要足够大。本病对放射治疗敏感。

（二）眼睑皮脂腺癌（sebaceous cell carcinoma of eyelid）

眼睑皮脂腺癌占我国眼睑恶性肿瘤的第二位。多起源于睑板腺、Zeis腺和汗腺。多见于中老年女性，上睑比下睑发生率高。早期为无痛性硬结或位于睑缘部的黄色小结节，与睑板腺囊肿相似。结节逐渐增大，睑结膜面隆起，溃疡形成，逐渐呈菜花状。可转移到耳前或颌下淋巴结及远隔部位。本病对放射治疗不敏感。一经发现，尽早手术。

（三）眼睑鳞状细胞癌（squamous cell carcinoma of eyelid）

眼睑鳞状细胞癌是起源于皮肤上皮层的恶性侵袭性肿瘤，具有角化特征，恶性程度高，好发于睑缘。早期局部皮肤可见硬结或呈乳头状增长，生长缓慢，无痛。发生溃疡后边缘不整齐，肿瘤向周围和深部侵蚀，损害眼球，深达眶组织。可经淋巴系统向远处淋巴结转移。需手术切除，辅以放射治疗。

（齐艳华）

第五节　睑板腺功能障碍

睑板腺功能障碍（Meibomian gland dysfunction，MGD）是一种慢性、弥漫性睑板腺异常，以睑板腺终末导管的阻塞和（或）睑板腺分泌物的质或量发生改变为特征，常引起眼部刺激症状、泪膜异常以及眼表炎症和损伤。

【病因】①先天性睑板数目减少或开口移位；②睑板腺分泌不足；③睑板腺脂质构成异常；④睑板腺阻塞。常与痤疮及脂溢性皮炎等皮肤异常相关或由药物反应、毒物反应等全身异常以及睑板腺囊肿及结膜结石有关，也可能与性激素异常有关。亚洲人多于白种人，老年人多于青年人，寒冷气候发病率多于温暖气候。

【分类】①低排放型：又分为低分泌型和阻塞型；②高排放型：指压睑板时有大量脂质排出。

【临床表现】自觉症状：眼红，眼部烧灼感、异物感、干燥感、刺激感、痒、视疲劳和流泪。睑缘改变：睑缘常充血，增厚，腺体开口周围毛细血管扩张，睑板腺开口突出位移，数量减少或缺失，边界不清。脂质分泌异常：常有黄色固态分泌物阻塞，分泌过盛者可溢出大量混浊、泡沫状、颗粒状或牙膏状的睑板腺分泌物。也可见睑板腺囊肿，结膜结石，结膜充血，乳头增生，角膜点状着色，更严重者则出现角膜血管翳及角膜溃疡与睑外翻。

【诊断】诊断要点：①自觉症状；②睑缘改变；③眼睑脂质分泌异常；④睑板腺缺失；自觉症状结合任何一种体征即可诊断为睑板腺功能障碍。

【治疗】①眼睑的清洁卫生，热敷，睑板腺按摩；②口服抗生素；③局部短期可使用糖皮质激素、抗生素或人工泪液。

思考题

1. 眼睑皮肤切口和睑板切口有什么不同，为什么？
2. 诊治老年人睑板腺囊肿时，应该注意什么？
3. 为什么眼睑外伤缝合处理很重要？
4. MGD诊断要点是什么？
5. 常见眼睑恶性肿瘤有哪几种？术后需要放射治疗的是哪几种？
6. 睑内翻分类及病因？
7. 上睑下垂的病因？
8. MGD的治疗原则？
9. 单纯疱疹病毒性睑皮炎和带状疱疹性睑皮炎的鉴别诊断？
10. 鳞屑性睑缘炎和溃疡性睑缘炎的鉴别诊断？

（齐艳华　林　辉）

第六章 泪器病

第一节 泪器的组织结构

泪器包括泪液的分泌部和排出部（图6-1）。

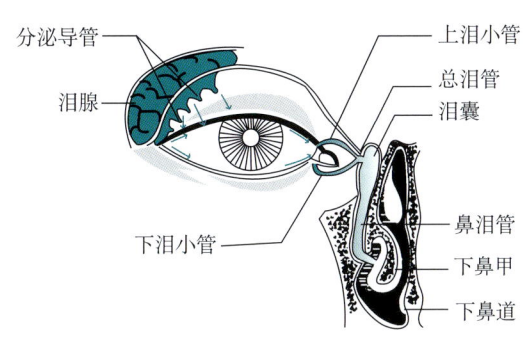

图6-1 泪道引流系统

第二节 泪器病概述

泪器（lacrimal apparatus）由泪液分泌系统和泪液排出系统组成。分泌系统包括泪腺、副泪腺、杯状细胞。排出系统包括泪小点、泪小管、泪总管、泪囊和鼻泪管。正常情况下，泪液的分泌和排出保持平衡，泪液排到结膜囊后，经眼睑的瞬目运动均匀涂布于眼表，大部分向内眦汇集于泪湖后进入泪点，经排出系统引流到鼻腔，而少量泪液被蒸发。分泌系统或排出系统的病变，包括先天异常、炎症、变性和肿瘤，统称为泪器病。泪腺受情感或外界刺激后大量分泌，起到冲洗、稀释刺激物的作用。产生泪液过多而流出睑裂称为流泪（lacrimation）。炎症性肿胀、组织增生、肿瘤压迫或阻塞、瘢痕粘连等均可引起泪道阻塞而导致泪液排出障碍，泪液无法流入鼻腔称为泪溢（epiphora）。

第三节 泪液分泌系统疾病

泪液分泌系统疾病主要包括泪腺炎症和泪腺肿瘤。

一、泪腺炎

泪腺炎（dacryoadenitis）是各种原因引起的泪腺组织炎症性疾病的总称，临床上按起病的急缓程度分为急性泪腺炎和慢性泪腺炎。

（一）急性泪腺炎（acute dacryoadenitis）

最常见的病原体为金黄色葡萄球菌或肺炎球菌，也可见于某些病毒，但真菌罕见。感染途径：外伤创口或邻近组织炎症蔓延；远处化脓性病灶血行转移；结膜的上行性感染。儿童急性泪腺炎可伴有感染性单核细胞增多症、麻疹、流行性腮腺炎及流行性感冒等传染性疾病。一些原因不明者，称为原发性泪腺炎。

【临床表现】 多单侧急性起病，泪腺部疼痛、流泪或有脓性分泌物。眶外上方局部肿胀、触痛，上眼睑呈典型的横"S"形弯曲，皮肤红肿，伴炎性上睑下垂。泪腺开口处的颞上方穹窿结膜充血，可伴有分泌物。眼球向下方及内方移位，运动受限，耳前淋巴结肿大，可有发热、头痛不适等全身表现。CT 显示泪腺扩大、边缘不规则，但不累及鼻窦、眶组织及周围骨壁。

急性泪腺炎早期应与眶蜂窝织炎相鉴别。

【治疗】 根据病因和症状给予不同治疗。细菌、病毒感染，应全身使用抗生素或抗病毒药物，可对症使用止痛药。脓肿形成时，宜早切开引流，睑部泪腺炎采用上睑外侧皮肤切口，眶部泪腺炎从上穹窿外侧结膜切开排脓。低剂量放射治疗，口服抗炎药物对累及泪腺的非特异性眼眶炎症有一定疗效。

（二）慢性泪腺炎（chronic dacryoadenitis）

为病程缓慢的增殖性炎症，多为双侧发病。

【病因】 可由急性泪腺炎迁延而来，但多为原发性，常见于良性淋巴细胞浸润、淋巴瘤、白血病或结核等，偶尔有硬化病患者发生双侧泪腺炎症。若伴有腮腺肿大，称为 Mikulicz 综合征。

【临床表现】 多双侧发病，进展缓慢。眼睑外上方分叶状无痛性包块，质软，该处轻度上睑下垂，肿胀的腺组织可限制眼球向外上方转动而产生复视，眼球突出少见。组织病理检查有助于诊断。必要时进行周围血象检查、眼球突出度测定、X 线检查等。

【治疗】 针对病因或原发病治疗。根据病情应用抗生素或糖皮质激素，也可考虑手术切除。

二、泪腺肿瘤

泪腺肿瘤（lacrimal tumors）中，50% 为炎性假瘤或淋巴样瘤，50% 为上皮源性肿瘤。原发性上皮瘤中，良性混合瘤（多形性腺瘤）约占 50%，腺样囊性癌占 25%，其他原发癌占 25%。正确的诊断关系到肿瘤的处理和疾病的预后。

（一）多形性腺瘤（pleomorphic adenomas）

多形性腺瘤又称泪腺混合瘤（mixed tumor of lacrimal gland），瘤组织主要由上皮细胞和间质成分组成。

【临床表现】 多见于中年男性，单侧受累，发病缓慢，患侧上睑肿胀，眼眶外上缘常可触及肿物，可成结节状。肿瘤压迫眼球，向前下方突出，外上转受限，可伴有屈光不正。多形性腺瘤多来源于泪腺的眶叶。CT 扫描可显示肿瘤的大小及骨质侵蚀的情况。B 超及 X 线亦有助于诊断。

【治疗】 手术治疗，如能完整切除肿瘤，将减少肿瘤复发和恶变的机会。

（二）泪腺囊样腺癌（adenoid cystic carcinoma of the lacrimal gland）

泪腺囊样腺癌是最常见的泪腺恶性肿瘤，容易向周围骨质、神经及软组织浸润生长，也可向远处组织转移。死亡率高，预后不良。

【临床表现】 多见于女性。病程短，有明显疼痛，眼球向前下方突出，眼球运动障碍，复视。X 线平片或 CT 扫描可显示骨质破坏。

【治疗】 手术切除，不易彻底清除肿瘤，复发率较高，侵犯范围广者，需行眶内容物剜除或次全剜除术。术后应辅助放射治疗。

第四节 泪液排出疾病

一、泪道功能不全

泪道功能不全（insufficiency of lacrimal passage）是指没有器质性阻塞的泪液引流不畅，表现为溢泪。

【临床表现】 有单侧或双侧泪溢史。部分患者泪点外翻，脱离泪湖，泪液不能通过泪小管虹吸作用吸入泪道。泪点外翻原因包括：结膜、泪阜肥厚及痉挛性、瘢痕性睑外翻、老年性下睑松弛、面神经麻痹等。下睑皮炎可引起睑外翻，不断擦拭及泪液的刺激加重皮炎和泪点外翻，形成恶性循环。眼轮匝肌的收缩推动着排泪，眼轮匝肌松弛可使泪液泵作用减弱或消失，泪液排出障碍。鼻泪管瓣膜功能不全可引起泪囊气肿，触之有捻发音，引起泪液引流不畅。

【治疗】 去除病因。泪点位置异常者，应矫正相关解剖异常，如行睑外翻矫正术，也可切除泪小点下方水平椭圆结膜及结膜下组织，或试行泪小点下结膜电烙术，使泪点复位。眼睑的水平松弛可行水平的眼睑或外眦韧带缩短手术。

二、泪道狭窄或阻塞

泪道阻塞（stenosis of lacrimal passage）常发生在泪点、泪小管、泪囊与鼻泪管交界处以及鼻泪管下口，主要症状为溢泪。

【病因】 泪点异常包括泪点狭窄、闭塞或缺如导致泪液不能进入泪道。各种原因引起的泪小管、鼻泪管的阻塞或狭窄，如先天性闭锁、炎症、肿瘤、外伤、异物、药物毒性等引起的泪道结构和功能不全，则导致泪液不能排出。泪管阻塞常见于 Stevens-Johnson 综合征、类天疱疮和其他结膜皱缩性疾病。鼻泪管下段是解剖学的狭窄段，易受鼻腔疾病的影响而阻塞。

【临床表现】 泪道先天性阻塞通常是鼻泪管鼻侧末端的 Hasner 瓣发生膜性阻塞所致，多数患儿出生时或出生后不久被发现有溢泪症状，可单眼或双眼发病，若泪囊继发感染，可出现黏脓性分泌物而形成新生儿泪囊炎（neonatal dacryocystitis）。先天性泪囊膨出的患儿出生时可见扩张的泪囊，缺乏炎症表现，检查鼻腔可见泪囊向下膨出到鼻腔的外侧壁。先天性皮肤泪道瘘管可在皮肤面发现瘘管形成和黏性分泌物。

成人多因泪道狭窄或阻塞引起器质性泪溢，多见于中年人，最常见原因为肿瘤或泪道中存在泪石，女性较男性更易受累，多发生于 30～35 岁。泪石阻塞泪道导致泪液滞留于泪囊形成泪囊扩张，患者可出现局部分泌物及泪囊隆起，最终形成泪囊炎。

泪道狭窄或阻塞可发生在泪道的任何部位，因此确定阻塞部位对于选择治疗方案十分重要。常用的检查方法有泪道冲洗、X 线碘油造影、泪道探通等。泪道冲洗能帮助判断阻塞部位：如冲洗液完全从原路反流为泪小管阻塞；冲洗液从上或下泪点进入后由另一泪点反流者为泪总管或鼻泪管阻塞；冲洗时有阻力且冲洗液部分进入鼻腔、部分自泪点反流者为鼻泪管狭窄；冲洗液自另一泪点反流伴有黏性或黏脓性分泌物者为鼻泪管阻塞合并慢性泪囊炎。X 线碘油造影可显示泪囊大小及阻塞部位。诊断性泪道探通有助于证实泪道阻塞的部位，治疗性泪道探通主要用于婴幼儿泪道膜性阻塞。

【治疗】 大部分先天性 Hasner 瓣阻塞在出生后 4～6 周自行开放，阻塞不开放者可先行局部按摩和抗生素眼药水点眼，鼻腔应用可缓解充血的婴儿滴鼻剂等治疗。不能自行痊愈或治疗无效者，半岁左右可考虑行泪道探通术。多数患儿可一次探通，少部分患儿需行二次探通并留置硅胶管引流一段时间。保守治疗期间若出现新生儿泪囊炎者按急性泪囊炎处理，等炎症消退后再行泪道探通术。先天性泪囊膨出采用按摩和局部抗生素滴眼液治疗 1～2 周无效或合并感染时再行泪道探通。先天性皮肤泪道瘘管可手术治疗。

泪点狭窄者可通过扩张或植入硅胶管进行治疗；泪点膜闭者可用探针或泪点扩张器直接探通，然后行泪道冲洗；泪点缺如者可在泪管相应部位做睑缘切开，同时行泪囊逆行硅胶插管；若泪点和泪管完全缺如，可行结膜-泪囊-鼻腔吻合术。泪管阻塞可通过留置泪道硅胶管（即人工泪管）治疗，激光泪道成形术也有一定的效果，泪道内镜的引入使得泪道激光更直观，可直视下行泪道镊及微型环钻或激光疏通泪道阻塞部位，提高了其准确性和成功率。近年来，有更多医生主张泪道激光合并泪道支架治疗。

三、急性泪囊炎（acute dacryocystitis）

急性泪囊炎由毒力强的致病菌如金黄色葡萄球菌或 β 溶血链球菌，或少见的白假丝酵母菌感染引起，多为慢性泪囊炎的急性发作，也可突然发生。新生儿泪囊炎的致病菌多为流感嗜血杆菌，如不采取快速、有效的治疗，易演变为眶蜂窝织炎。

【临床表现】 起病急，患眼充血、流泪伴有脓性分泌物。泪囊部红、肿、热、痛明显，常波及颜面部。眼睑肿胀，结膜充血、水肿，颌下及耳前淋巴结肿大。全身可有发热不适。数日后局部形成脓肿，破溃排脓后炎症减轻。可形成瘘管，反复发作或长期不愈。机体免疫力低下或感染未控制者，可演变为眼睑眶隔前蜂窝织炎、眶蜂窝织炎或脓肿，甚至引起全身脓毒血症而导致死亡。感染也可沿泪道逆行，导致角、结膜感染或超敏性周边角膜溃疡。

【治疗】 治疗原则：控制感染，缓解疼痛，使堵塞的泪道重新通畅。早期局部热敷，超短波理疗，滴抗生素眼药水，全身应用抗生素或磺胺类药物。新生儿和婴幼儿的急性泪囊炎很难与眶蜂窝织炎相鉴别，故应用静脉抗生素治疗以降低眼眶脓肿或脓毒血症发生的可能性。脓肿出现波动感则可切开排脓、引流，对其内容物进行细菌培养，局部涂布广谱抗生素药膏。一旦缓解，大部分患者应行鼻腔泪囊吻合术。炎症期忌行泪道冲洗或泪道探通，以免感染扩散。

四、慢性泪囊炎（chronic dacryocystitis）

慢性泪囊炎是一种常见的眼病，在鼻泪管下端阻塞，泪囊内分泌物滞留的基础上发生，常见致病菌为肺炎球菌、链球菌、葡萄球菌等。女性较男性多见。堵塞原因可能与泪道外伤、沙眼、鼻炎、鼻中隔偏曲、下鼻甲肥大等因素有关。

【临床表现】 主要症状为溢泪，泪囊部皮肤可出现潮红、糜烂。挤压泪囊区有黏液或脓性分泌物自泪点溢出。鼻侧球结膜可充血。如泪囊内分泌物长期引流不畅，泪囊可逐渐增大形成泪囊黏液囊肿。

慢性泪囊炎是眼部的感染病灶，泪囊中的致病菌及脓性分泌物反流到结膜囊，可引起结膜炎，角膜存在损伤的情况下可导致角膜溃疡。因此要重视慢性泪囊炎对眼球构成的潜在威胁，特别是在施行内眼手术前必须进行治疗，以避免引起眼内化脓性感染。

【治疗】 治疗原则：药物控制炎症后，行手术使堵塞的泪道重新通畅。局部使用抗生素滴眼液或泪道冲洗后注入抗生素药液，但手术是主要的治疗手段。术前应例行鼻腔检查，明确鼻中隔和鼻甲之间是否有足够的引流空间，对估计手术效果有重要意义。经皮肤的鼻腔泪囊吻合术是治疗慢性泪囊炎的经典术式，目的是在泪囊和鼻腔之间建立永久性的泪液引流通道。20 世纪 90 年代中期以后鼻内镜下行泪囊造口术治疗慢性泪囊炎逐渐得以在国内推广应用并取得了较好的疗效，其优点在于可以避免皮肤瘢痕的形成。也可用激光将泪囊和鼻腔之间的堵塞疏通，建泪液引流通路，但较容易复发。高龄患者或体质弱者可行泪囊摘除术去除病灶，但术后溢泪症状仍存在。

五、泪小管炎（canaliculitis）

泪小管炎为泪小管的慢性炎症，多由沙眼衣原体、放线菌、白假丝酵母菌或曲霉菌感染引起。发病率不高，儿童易患，多为下泪小管感染，常继发于眼部化脓性结膜炎，因此常难以正确诊断。如不治疗，将引起泪管狭窄。

【临床表现】 患眼轻度红肿、刺激，伴少量分泌物。内眦部睑缘、结膜轻度充血，泪点水肿、压迫泪小管有分泌物自泪点溢出。泪囊摘除后仍能从泪点挤压出黏脓性分泌物是泪小管炎的间接证据，部分患者可在扩张的泪小管中发现结石的存在。分泌物涂片检查有助于致病微生物的确诊。

【治疗】 用抗生素溶液冲洗。严重者行泪小管切开，将坏死组织刮除，必要时可行泪小管切除术。全泪管阻塞后需建立人工引流通道，施行结膜—泪囊—鼻腔吻合术或人工泪道义管植入术。

思考题

1．如何判断泪道阻塞的部位？
2．慢性泪囊炎的临床表现、诊断及治疗？
3．新生儿泪囊炎的治疗？

（邢怡桥　贺　涛）

第七章 结膜病

第一节 结膜炎

一、细菌性结膜炎（bacterial conjunctivitis）

【概述】 细菌性结膜炎是细菌在结膜组织中繁殖并引起的炎症反应。细菌病原体可来自于眼睑、泪道及角膜（内途径），也可通过手-眼接触、性传播及接触镜等感染（外途径）。

（一）急性细菌性结膜炎（acute bacterial conjunctivitis）

【概述】 最常见的细菌性结膜炎，常见于春秋季，多数为散发性病例，但在特殊人群中，如幼儿园、寄宿学校、大学校园内也可有流行。成人常见致病菌为金黄色葡萄球菌、肺炎球菌、草绿色链球菌及Koch-Weeks杆菌。儿童最常见致病菌为流感嗜血杆菌、金黄色葡萄球菌及肺炎球菌。

【临床表现】 炎症潜伏期一般为1～3天，急性起病，症状重。结膜充血明显。结膜囊常有大量脓性和黏脓性分泌物，重症患者结膜有假膜形成或伴有全身症状如发热、不适等（多见于肺炎球菌和Koch-Weeks杆菌）。耳前淋巴结肿大者较少见。学龄前儿童，流感嗜血杆菌性急性结膜炎的发生率较高，尤其在冬春季，病程较长，并可出现结膜下斑状出血及角膜缘浸润。

【诊断要点】 ①诊断主要依据急性起病、结膜明显充血、结膜囊大量黏脓或脓性分泌物，可以临床诊断；②结膜囊分泌物的细菌培养有利于明确病因诊断和指导选择敏感性药物；③对于儿童及免疫功能障碍的患者应进行细菌培养。

【治疗方案及原则】 ①以眼局部用药为主：一般首选广谱强效抗生素，如氟喹诺酮类或氨基苷类抗生素。急性期采用频繁点药的方法：每1～2小时1次，连续点用24～48小时，之后根据病情减少次数；②全身用药：对儿童的急性细菌性结膜炎、或伴有免疫功能障碍患者需要根据炎症程度给予口服抗生素治疗。

（二）超急性细菌性结膜炎（superacute bacterial conjunctivitis）

【概述】 一种发病极为迅速、传染性极强、对组织破坏性很大的化脓性结膜炎，是需作为眼科急症处理的眼病。淋病奈瑟菌是最常见的致病菌，脑膜炎奈瑟菌较为少见，葡萄球菌或链球菌偶见。新生儿主要经产道感染，成年人主要通过性传播而感染。

【临床表现】 新生儿超急性结膜炎：①发病极为迅速，新生儿常在出生后2～3天发病；②结膜重度充血，水肿明显，结膜囊大量黄色脓性分泌物（脓漏眼）；③常伴眼睑水肿，耳前淋巴结肿大；④角膜缘区的浸润。如治疗不及时，可迅速发生角膜环行脓疡，甚至角膜穿孔，导致眼内炎；⑤部分重症患儿可伴有全身其他部位的感染或败血症。

成人超急性结膜炎：①潜伏期一般为2～3天；②单眼或双眼发病，病情发展极为迅速；③表现为眼睑的充血水肿，球睑结膜高度充血水肿及假膜形成，结膜下可见点状出血；④结膜囊大量脓性分泌物（成人脓漏眼）；⑤多数患者伴有同侧耳前淋巴结肿大，甚至淋巴结脓肿；⑥严重者可累及角膜。

【诊断要点】 ①有不洁接触病史；②急性起病，眼睑及结膜明显充血水肿；③大量脓性分泌物或伴伪膜形成；④耳前淋巴结肿大；⑤需做结膜囊分泌物细菌培养明确病因诊断。

【治疗方案与原则】 ①局部治疗：首先用生理盐水或 1/10000 高锰酸钾溶液彻底冲洗结膜囊，尽量冲净分泌物；②眼局部频繁滴用抗生素眼液，常用抗生素有 5000～10000U/ml 青霉素或 0.1% 利福平、0.25% 氯霉素及红霉素或四环素眼膏；③全身治疗：新生儿给予青霉素或头孢曲松（菌必治）治疗，一般连续 7 天。成人患者给予大剂量青霉素 G 肌注或头孢噻肟钠或头孢曲松，疗程一般在 5～7 天；④怀疑伴有沙眼衣原体的感染者，可给予口服四环素（儿童避免使用）、红霉素、多西环素及阿奇霉素治疗；⑤患儿的父母有淋病奈瑟菌感染时，应及时给予相应的局部和全身治疗。

（三）慢性结膜炎（chronic conjunctivitis）

【概述】 眼科常见病，是多种原因引起的结膜组织的慢性炎性病变，多为双眼患病。可分为感染性与非感染性两种，后者更为多见。常见的病原微生物有细菌（如葡萄球菌、摩－阿（Morax-Axenfeld）杆菌等）和病毒（如腺病毒等）。环境中的各种理化因素刺激、卫生条件不良、烟酒失度、睡眠不足、伴有慢性睑缘炎、屈光不正未得到矫正、泪道阻塞及长期局部滴用不当眼药等均可引起结膜的慢性炎症。

【临床表现】 ①多数患者主观症状超过临床体征的程度；②主要症状有眼痒、干涩、异物感、眼睑沉重及视力易疲劳等；③睑结膜慢性充血，乳头增生，病程较长者则结膜肥厚，结膜光泽差，血管纹理模糊及少量黏性分泌物等。

【诊断要点】 根据临床表现诊断不难，但确定致病因素往往不易，需要辅以实验室检查，如微生物学检查及泪液检查等。

【治疗方案及原则】 ①确定并去除致病因素；②感染性炎症：选用有效抗生素眼液；③非感染性炎症：去除致病因素，对症治疗；④应避免长期不当使用抗生素及抗病毒眼液，防止进一步引发药物性结膜炎。

二、衣原体性结膜炎（chlamydial conjunctivitis）

【概述】 沙眼衣原体感染所致，目前仍是众多发展中国家的致盲性眼病之一。沙眼衣原体是一种介于细菌和病毒之间的原核微生物，兼有 DNA 和 RNA 两种核酸，与眼部沙眼相关的衣原体为沙眼包涵体结膜炎衣原体。

【临床表现】 ①初发多为儿童、青少年，常双眼受累；②主要症状急性期：异物感、痒、流泪、黏性分泌物，重症者有畏光。慢性期：表现为慢性结膜炎。反复感染患者：结膜瘢痕形成，角膜受累，视力下降，甚至失明；③主要体征急性期：眼睑充血、水肿，睑结膜大量滤泡形成；乳头增生，绒布样外观；部分患者伴角膜上皮性病变及耳前淋巴结肿大。慢性期：结膜不同程度充血，肥厚，血管纹理模糊不清，乳头增生和滤泡形成，结膜瘢痕形成，重者睑板肥厚变形，出现内翻倒睫，角膜血管翳形成。

【临床分期】 1979 年全国第二届眼科学术会制定，共分 3 期。

进行期（Ⅰ期）：活动期，结膜乳头增生和滤泡同时存在，上穹隆结膜血管纹理模糊不清，有角膜血管翳。

退行期（Ⅱ期）：自结膜瘢痕出现到结膜大部分瘢痕化，仅存在少许活动性病变。

完全结瘢期（Ⅲ期）：活动性病变完全消失，代之以瘢痕，无传染性。

【诊断要点】 1979 年中华医学会眼科分会制定了沙眼的诊断依据。

1. 上穹隆部和上睑结膜血管模糊充血，乳头增生或滤泡形成，或两者兼有。
2. 用放大镜或裂隙灯检查可见角膜血管翳。
3. 上穹隆部或上睑结膜出现瘢痕。
4. 结膜刮片查见沙眼包涵体。

在第一项的基础上，兼有其他三项中之一者可诊断沙眼。

上穹窿及眦角部结膜充血，少量滤泡形成，乳头增生，能排除其他结膜炎者，可诊断为疑似沙眼。

【并发症】 ①睑内翻及倒睫；②实质性角结膜干燥症；③上睑下垂；④角膜混浊；⑤睑球粘连；⑥慢性泪囊炎。

【预防】 ①控制传染源：沙眼患者使用的物品应与正常人群分开；②控制传染途径：养成良好的卫生习惯，加强公共洗浴用品的消毒；③积极治疗沙眼患者：早期治疗，务求临床治愈。

【治疗】 ①局部治疗：局部应用0.1%利福平、0.5%金霉素滴眼液、10%~15%磺胺醋酰钠滴眼液或四环素眼膏治疗，疗程1~3个月。有干眼症的患者需加用人工泪液等眼表面润滑剂。②全身治疗：急性或严重患者需全身治疗。成人每次口服四环素250mg，每日4次，或多西环素100mg，每日2次，疗程3~4周。一次性服用阿奇霉素1g，作用可维持4周。孕妇、哺乳期妇女及7岁以下儿童可服用红霉素或螺旋霉素。③手术治疗：结膜乳头增生明显时可采用药物摩擦术。结膜滤泡较多时可应用滤泡挤压术。睑内翻倒睫时可采用内翻倒睫矫正术和电解倒睫。

三、包涵体性结膜炎（inclusion conjunctivitis）

【概述】 包涵体结膜炎衣原体D-K型感染所致，主要以性接触及产道途径传播，潜伏期1~3周，多双眼受累，一般无全身症状，临床上主要表现为急性或亚急性滤泡性结膜炎，根据患者年龄分为成人包涵体性结膜炎和新生儿包涵体性结膜炎。

【临床表现】 ①成人包涵体性结膜炎：多为青年人，主要由生殖泌尿系统感染物、被污染的水源感染眼部。潜伏期3~4天，双眼同时感染或先后发病。感染初期：眼睑水肿，结膜充血水肿，黏脓性分泌物，分泌物内大量中性粒细胞，结膜上皮细胞内可见包涵体。患侧耳前淋巴结肿大。一周后结膜出现滤泡，下睑穹窿部为主，病情迁延时有乳头增生；3个月~1年内炎症消退，结膜不留瘢痕，无角膜血管翳；②新生儿包涵体性结膜炎，又称新生儿包涵体性脓漏眼：多在新生儿经母亲产道时感染。潜伏期为5~14天，多双眼受累。眼睑轻度肿胀，睑结膜充血水肿明显，多量黏脓性分泌物。睑结膜浸润增厚，乳头增生，严重者可出现假膜。周边角膜可受侵及，出现上皮下浸润，耳前淋巴结肿大，可伴有呼吸道和肺部感染、中耳炎等全身症状，重者危及生命。结膜刮片可查见包涵体。炎症转为慢性时，有滤泡形成，一般3个月~1年内消失，除有假膜形成者外，不留瘢痕，无角膜血管翳。

【诊断】 根据病史及临床表现，结膜刮片有助于诊断及鉴别淋病奈瑟菌或其他病原体感染。

【治疗】 ①局部药物治疗：0.1%利福平或15%磺胺醋酰钠滴眼液点眼，晚上涂四环素眼膏或红霉素眼膏。②全身治疗：成人每次口服四环素250mg，每日4次；或多西环素100mg，每日2次，疗程3周。孕妇、哺乳期妇女可服用红霉素250mg，每日4次，共2周，小儿口服红霉素12.5mg/kg。③成人包涵体性结膜炎应该注意其性伙伴的检查与治疗；新生儿包涵体性结膜炎应对其母亲进行检查与治疗。

【预防】 ①加强性病知识的宣传教育；②积极治疗孕妇衣原体性宫颈炎；③新生儿出生后即用0.5%红霉素眼膏涂眼。

四、病毒性结膜炎（viral conjunctivitis）

（一）急性出血性结膜炎（acute hemorrhagic conjunctivitis）

【概述】 也称为流行性出血性结膜炎（epidemic hemorrhagic conjunctivits）是世界范围内的流行性传染性眼病。特点为接触传染，人群普遍易感，常造成大范围爆发流行。主要通过眼-手-眼或眼-污染物品-眼传播。多发于夏秋季，成人多见，自然病程短，无特殊治疗药物。预后较好。极个别伴有神经系统症状。感染产生的免疫力时间很短，容易再次感染。

【病原】 微小核糖核酸病毒中的新型肠道病毒70（EV70）、柯萨奇病毒A24变种（CA24V）。

【临床表现】 ①起病急，一般在数小时至24小时内发病；②双眼同时起病或先后起病，水样分泌物增多；③少数患者有全身发热，乏力，咽痛及肌肉酸痛等症状；④主要体征：眼睑充血水肿，睑球结膜重度充血，常伴有结膜下出血，睑结膜滤泡形成，重者可有假膜形成。轻度病变角膜可不受累，但中重度患者可出现角膜上皮及上皮下病变，甚至累及前房导致前葡萄膜炎。有些患者角膜上皮病变反复发作引起视力下降。多数患者耳前淋巴结或颌下淋巴结肿大、触痛。极个别患者可伴发脊神经麻痹的表现，如下肢运动麻痹或瘫痪。

【诊断要点】 ①夏秋季，有直接或间接接触史；②急剧发病或爆发流行性；③结膜高度充血、水样分泌物增多、耳前淋巴结肿大，角膜上皮性病变；④结膜囊分泌物病毒分离鉴定有助于对肠道病毒70型、柯萨奇病毒A24变种的确定。

【治疗】 ①抗病毒滴眼液如干扰素滴眼液或0.2%阿糖胞苷眼液，开始时每小时1次，3天后逐渐减少次数，晚间涂环胞苷眼膏或抗生素眼膏；②有角膜上皮病变的患者加用表皮生长因子滴眼液或眼表面润滑剂或人工泪液保护上皮及促进修复；③前房有炎症时加用散瞳剂或非甾体抗炎药。

【预防】 ①患者应进行隔离；②患者的洗漱用品应消毒；③发现该病及时向主管卫生、防疫部门作传染病报告。

（二）流行性角膜结膜炎（epidemic kerato-conjunctivits）

【概述】 一种传染性较强的眼病，可以流行也可散发，起病较迅速，双眼发病，常侵犯角膜上皮及上皮下组织。临床目前无明确有效的治疗药物。

【病因】 腺病毒是一组分布广泛的双链DNA病毒，引起流行性角结膜炎的有10个血清型（8，3，7，4，12，11，15，19，37及42型），以8型为主。该病毒易通过眼-眼及手-眼途径传播。

【临床表现】 ①急性发病，潜伏期为5～12天；②多双眼同时发病或先后发病；③主要症状：明显刺激征，异物感、眼刺痛、畏光及水样分泌物增多等；④主要体征：结膜中重度充血，多量滤泡形成，严重时眼睑水肿、结膜水肿、假膜形成。耳前淋巴结多肿大压痛。特征性改变：结膜炎的同时角膜明显受累，表现为角膜上皮及上皮下的点状炎症，或上皮下及浅基质层点状、小圆形浸润，数量不等，散在分布，也可成簇，浸润区上皮水肿隆起或坏死脱落，荧光素染色阳性；角膜知觉下降；偶有角膜水肿及后弹力层皱褶。患者视力不同程度下降。浸润吸收后留下的上皮下或浅基质的混浊可持续数月，甚至数年。儿童患者常伴全身症状，如发热，乏力，腹泻，咽痛等。

【诊断要点】 ①急性起病；②结膜明显充血、水肿，角膜上皮及上皮下浸润；③耳前淋巴结肿大。

【治疗】 ①目前尚无明确有效的治疗腺病毒感染药物；②可试用干扰素滴眼液治疗。③可应用眼表面润滑剂或人工泪液治疗角膜病变，缓解症状。上皮愈合不良者，可选用表皮生长因子滴眼液促进上皮修复。

【预防】 同急性出血性结膜炎。

五、变态反应性结膜炎

变态反应性结膜炎是常见非感染性结膜炎之一，患者多为儿童和青少年，双眼常同时发病。导致变态反应的抗原分为外界抗原和自身抗原两种，与眼表变态反应相关的抗原以外界抗原为主，如花粉等。机体对抗原的易感性有一定的遗传倾向。

（一）春季卡他性角结膜炎（vernal keratoconjunctivitis）

【概述】 春季卡他性角结膜炎是世界范围内的疾病，60%患者年龄在11～20岁，一般病程2～10年；有明显的季节性，主要与周围环境外界抗原的出现规律性相关，但并非均在春季，少数患者可常年患病。男性多于女性，一般潮热地区高发，重症患者占3%，可导致盲目。

【病理机制】 春季卡他性角结膜炎以Ⅰ型变态反应为主，同时有Ⅳ型变态反应，部分患者发病还与泪液中组胺酶缺乏及/或功能不良有关。致敏抗原与泪液中的IgE结合后，数分钟内即可激活眼表面肥大细胞，释放组胺，组胺与受体结合后导致一系列的病理反应，如眼痒、结膜充血、水肿及分泌物增多。随着病程发展，Ⅳ型变态反应的参与和炎症刺激使组织细胞增生，产生结膜乳头等改变。

【临床表现】 ①主要症状：持续眼痒，角膜受侵犯时畏光，流泪，异物感；②主要体征：睑结膜充血，乳头增生，早期乳头较小，反复发作后，乳头增生明显呈卵石样，结膜囊及睑结膜表面有黏液性丝状分泌物。50%的患者有角膜病变，以浅层点状角膜炎为主；少数患者可发生盾形角膜溃疡，或大片角膜上皮缺损。由于眼痒而揉搓眼睑，患者常伴有睑皮肤湿疹；③临床分三型。睑结膜型：病变主要发生在睑结膜，此型最为常见；球结膜型：病变主要发生在球结膜；混合型：病变同时累及睑结膜和球结膜。

【诊断】 主要根据症状和体征。结膜刮片细胞学检查到嗜酸性粒细胞可以帮助确诊。泪液检查中类胰蛋白酶升高，乳铁蛋白酶降低，溶菌酶正常。

【治疗】 ①尽可能避免接触致敏原和产生致敏原的环境；②局部治疗：清除眼表面残余抗原及分泌物，如冷生理盐水滴眼液点眼。局部滴用：a. 抗组胺滴眼液，如0.05%左卡巴斯（Levocabastine）；b. 肥大细胞稳定剂，如2%～4%色甘酸钠（Cromolyn），0.1%洛庆沙胺（Lodoxamide）及0.05%酮替芬（Ketotifen）；c. 非甾体激素抗炎药如0.1%双氯芬酸钠（diclofenac）。重度患者，或上述药物难以控制病情的患者，可选用糖皮质激素滴眼液配合治疗，如1%泼尼松龙和0.1%地塞米松龙，但角膜上皮缺损者慎用，角膜溃疡患者禁用。伴有角膜病变的患者应加用抗生素滴眼液或眼膏。

（二）泡性角结膜炎（phlyctenular kerato-conjunctivitis）

【概述】 一种以结膜及角膜缘结节样细胞浸润为特征的眼病，目前认为是微生物，尤其是葡萄球菌和结核分枝杆菌蛋白抗原引发的Ⅳ型变态反应。儿童及青少年多见，常单眼发病，少数患者也可双眼受累。反复发作的患者，往往与全身和眼局部的诱发因素有关。

【临床表现】 临床分为泡性结膜炎和泡性角结膜炎。

①泡性结膜炎：眼异物感。球结膜单个或多个结节形成，红色或灰红色，大小为1～4mm，顶端可破溃形成溃疡；结节可累及浅层巩膜，伴眼痛和巩膜局部压痛。结节愈合后一般不留瘢痕。

②泡性角结膜炎：除结膜结节外，角膜缘出现灰白色小圆形浸润，累及角膜基质层，可形成溃疡，有时角膜缘病变可出现粟粒结节样改变，随之形成溃疡，或不发生溃疡而吸收。

【诊断】 根据临床表现即可诊断。

【治疗】 糖皮质激素滴眼液局部治疗为主。有结节溃疡的患者同时给予利福平滴眼液等抗生素滴眼液、促进上皮修复的滴眼液（如表皮生长因子）、眼表面润滑剂治疗。全身给予A、B族维生素及钙剂治疗。

（三）过敏性结膜炎（allergic conjunctivitis）

【概述】 发病率尚未确定，大多始于儿童期，男性居多。部分患儿青春期后病症消失，但近50%会再次患病，这类患者在18～35岁发病，男女比例相近。其中部分患者伴有过敏性鼻炎。调查表明如父母有一方为特异性体质，其下一代发生过敏性结膜炎的概率比正常人高4倍，如父母双方为特异性体质，下一代发生概率比正常人高10倍。过敏性结膜炎的易感性遗传倾向主要涉及两个环节：①IgE生成调控；②IgE特异性抗原结合力高低。诱导过敏性结膜炎的抗原分类：①季节性抗原——室外为主：花粉、草叶及真菌孢子等。②常年性抗原——

室内为主：尘螨、真菌（黄曲霉，烟曲霉及青霉等）及动物的毛皮屑。

【发病机制】 过敏性结膜炎的病理改变属Ⅰ型变态反应，主要与IgE有关，补体C5a、C3a也有参与。Ⅰ型变态反应中受激活的细胞主要是肥大细胞，它产生的主要介质是组胺，嗜酸性粒细胞释放的白三烯在炎症反应中也起一定作用。眼及附属腺体内有5千万个肥大细胞，主要分布在结膜下组织内。人体内共有3种组胺受体，眼组织中只有组胺受体1（H1r）和组胺受体2（H2r）。当组胺受体1被激活时产生的主要症状是痒，组胺受体2被激活时组织充血、水肿及分泌增多。

【临床表现】 部分患者有家族过敏性疾病史，或有过敏性鼻炎史。主要症状：反复眼痒，发病可有季节性，但部分患者季节性不明显。主要体征：眼睑及球结膜轻度水肿，上睑结膜有细小乳头增生。除急性重症患者，一般角膜不受影响。

局部药物或接触挥发性化学物质引起的过敏性结膜炎，起病迅速，用药史或化学物质接触史明确，此类过敏性结膜炎被称为药物过敏性结膜炎或接触性结膜炎。

【诊断】 主要根据病史、症状与体征即可诊断。实验室结膜刮片细胞学检查嗜酸性粒细胞，及泪液IgE含量测定可帮助确定诊断。

【治疗】 局部点药为主。①抗组胺药：常用的有0.05%左卡巴斯汀（Levocabastine），作用是拮抗组胺受体Ⅰ，止痒为主；②肥大细胞稳定剂：常用的有2%~4%色甘酸钠（Cromolyn），0.1%洛庆沙胺（Lodoxamide）及0.05%酮替芬（Ketotifen）。作用是稳定肥大细胞膜，阻止组胺颗粒的释放，对已经释放的组胺无抑制作用；③非甾体激素抗炎药（Nonsteroid Antiinflammation Drugs，NSAIDs）最常用的有0.1%双氯芬酸钠（diclofenac）。它通过抑制环氧脂酶活性，从而抑制前列腺素合成，达到减轻炎症的作用；④糖皮质激素：如1%泼尼松龙和0.1%地塞米松龙。糖皮质激素主要通过抑制花生四烯酸合成，减少前列腺素分泌而抑制炎症。使用糖皮质激素眼液的患者应注意眼压升高、激素性白内障及继发微生物感染的情况；⑤免疫抑制剂：如环孢霉素A，通过抑制细胞免疫过程减轻炎症；⑥眼表面润滑剂：长期滴用抗过敏药物及糖皮质激素药物，易产生角结膜上皮的干燥及损伤，因此应同时配合人工泪液、透明质酸钠及眼膏，以保护上皮，防止药物毒性。

（四）特异性角结膜炎（Atopic Keratoconjunctivitis AKC）

【概述】 30~50岁男性患者为多，病症迁延，多数患者有特异性皮炎家族史，常伴有湿疹样皮肤改变。眼局部组织病理学特点：结膜杯状细胞增殖，随病变持续杯状细胞减少，结膜上皮假性结节形成。结膜上皮层嗜酸性粒细胞及肥大细胞浸润，基质层单核细胞、嗜酸性粒细胞及肥大细胞浸润。

【临床表现】 主要症状：眼痒、眼涩、眼睑沉重感。主要体征：眼睑慢性湿疹，睑结膜充血，或水肿苍白，结膜囊常有黏性分泌物。常有角膜上皮性病变或角膜溃疡形成。少数患者有并发性白内障或葡萄膜炎。

【诊断】 根据临床症状和体征即可诊断。

【治疗】 ①生理眼水洗眼，冷敷；②局部用药：抗组胺药、肥大细胞稳定剂、非甾体激素抗炎药、糖皮质激素、免疫抑制剂。有睑缘炎的患者应给予抗生素眼液和眼膏治疗；③全身治疗：重症患者可口服阿司咪唑（Astemizole）或氯雷他定减缓临床症状，个别严重患者需口服糖皮质激素治疗。

（五）巨乳头性结膜炎（Giant Papillary Conjunctivitis GPC）

【概述】 巨乳头性结膜炎为Ⅰ型变态反应导致的炎症，研究表明Ⅳ型变态反应、黏附因子、免疫球蛋白水平、结膜免疫状态、机械刺激（如角膜接触镜、义眼及缝线等）及睑板腺功能不良等均与其病理机制有关。

【临床表现】 主要症状：不同程度的眼痒。主要体征：睑结膜巨乳头增生（乳头在1.0mm

或以上），伴有丝状黏液性分泌物为特征。

分期：Ⅰ期：眼痒，轻度睑结膜充血，细小乳头增生；Ⅱ期：眼痒，黏性分泌物较多，上睑结膜充血，不规则的乳头增生；Ⅲ期：中-重度眼痒，黏液性分泌物多，上睑结膜乳头增生，有些大于1mm，上睑充血水肿。Ⅳ期：重度眼痒，大量黏液性分泌物，上睑结膜乳头增生大于1mm，有些呈蘑菇状，顶端有坏死，荧光染色阳性。

【诊断】 根据临床症状及典型的结膜巨乳头增生即可诊断。早期应注意结合病史及实验室检查（见过敏性结膜炎）帮助确诊。

【治疗】 同春季卡他性角结膜炎。有角膜接触镜配戴、义眼、角结膜缝线或角结膜长期异物存留者应停戴接触镜及作相应眼外科处理。

六、自身免疫反应性结膜炎

自身免疫性结膜炎往往与全身超敏反应有关，诊治此类结膜炎时应同时注意全身的病变。

（一）Sjögren 综合征

【概述】 累及多系统的疾病，患者以中年女性为多，病变呈慢性进行性过程。除全身结缔组织病外，主要表现为角结膜干燥和口腔黏膜干燥。临床上分原发性和继发性两种类型，前者仅有角结膜口腔干燥；后者除角结膜和口腔干燥外，同时伴有全身结缔组织病，最常见的为类风湿。

【临床表现】 基本同干眼症，主要为眼干涩。体征：泪膜破裂时间及泪纸试验异常；角结膜上皮荧光素和孟加拉红染色阳性；部分患者可出现边缘性角膜病变，甚至角膜穿孔，后者容易发生于局部长期应用糖皮质激素的患者。

【诊断】 主要依据角结膜干燥、口腔干燥及全身结缔组织病等临床表现，结合实验室检查可以诊断。组织活检可观察到泪腺及唾液腺的腺体细胞变性，淋巴细胞等免疫细胞及炎性细胞浸润，后期组织纤维化。血清学检查：类风湿因子、狼疮细胞因子、相应抗体多数阳性。结膜细胞印片检查：有助于诊断和病变程度分级。

【治疗】 ①尽量排除可能的致病因素；②局部治疗：以人工泪液治疗为主，有角膜上皮性病变时，可加用促进上皮恢复的药物如表皮生长因子滴眼液等；③重症患者可全身给予糖皮质激素或免疫抑制剂治疗。

（二）结膜类天疱疮

【概述】 为一类慢性特发性皮下及黏膜病变，多见于60岁以上的老年人，女性多于男性，临床特征为反复发作的表皮下水疱，并有瘢痕形成。80%患者眼部会受累，三分之一的患者有结膜病变，呈缓慢渐进过程，逐渐形成瘢痕，并导致一系列并发症。目前认为该病是机体免疫系统对基底膜抗原发生的超敏反应，属Ⅱ型变态反应。特异性抗体与基底膜抗原结合，通过激活补体系统，导致自身免疫反应性病变，多数患者血清中抗基底膜抗体阳性。

【临床表现】 ①皮肤病变：发生在肢体皮肤的病变为散在性，复发性水疱，一般不形成瘢痕；发生在头面部及皮肤黏膜结合区的病变，多为局限性红斑，伴复发性水疱形成，往往在病变区会留下瘢痕及色素沉着；②黏膜病变：在口腔、上呼吸道、上消化道、肛门、阴道及尿道黏膜出现多发性水疱，溃疡形成，愈合后瘢痕形成导致腔道狭窄，并产生相应的临床症状；③眼部病变：常双眼受累，初期为伴有乳头增生的结膜炎，逐渐结膜下水疱形成，水疱破溃可导致结膜溃疡；随后假膜覆盖溃疡表面，愈合后形成瘢痕，晚期结膜囊狭窄、睑球粘连，甚至眼睑闭锁；④结膜类天疱疮的眼部并发症有：眼干燥症、睑内翻倒睫、睑球粘连、眼睑闭锁、角膜感染及角膜新生血管形成、部分患者可并发青光眼。

【诊断】 根据全身皮肤黏膜和眼结膜的水疱、溃疡及瘢痕等典型临床表现可诊断此病，组织病理学检查有助于明确诊断。

【治疗原则】 ①局部皮肤黏膜及结膜病变以糖皮质激素治疗为主，同时注意治疗角膜和眼睑部位的并发症。②全身病变广泛者应给予糖皮质激素全身治疗。

（三）Stevens-Johnson 综合征

【概述】 又称为黏膜-皮肤-眼综合征，临床表现类似结膜天疱疮，以皮肤黏膜的红斑、水疱、溃疡与糜烂及瘢痕形成特点，常伴有全身中毒症状。患者多为青年人，女性多于男性，大部分有药物或感染等诱发因素。发病机制与自身免疫反应有关。

【临床表现】 起病迅速，常有服用抗生素或抗炎药物或肺炎支原体及单纯疱疹病毒感染的病史，多伴有全身症状。①皮肤病变：肢体甚至躯干皮肤对称性红斑、水疱甚至大疱形成，部分以瘢痕愈合；②黏膜病变：黏膜水肿，糜烂出血，水疱及浅层溃疡形成，可导致继发性感染；③眼部病变：主要为结膜乳头增生，假膜及结膜瘢痕形成。急性期后可出现其他眼部并发症，如结膜角化、睫毛乱生、眼干燥症及角膜溃疡等。

【诊断】 根据病史、皮肤黏膜及眼部的典型表现诊断不困难，组织病理学检查有助于诊断。

【治疗】 参见结膜类天疱疮。患者应避免与诱发因素的再次接触。

第二节 变性性结膜病

一、翼状胬肉（pterygium）

【概述】 眼科常见及多发病，为外界刺激作用下，球结膜及其结膜下组织发生纤维血管增生导致的慢性炎症性病变。患者多为成年人，可单眼或双眼发病，增生组织可向角膜透明区发展，影响视力。

【病因】 病因尚未明确。一般认为与外界环境刺激因素（紫外线、风沙、烟尘、花粉等）、眼局部免疫状态（细胞和体液免疫成分如 T 淋巴细胞、IgE 及 IgG 等）及结膜微环境因素（如慢性炎症、泪液分泌不足或成分改变、过敏反应及角膜缘细胞功能的失常等）有关。

【临床表现】 ①症状：初期翼状胬肉或静止期时可无明显症状，活动期或较肥厚的翼状胬肉的患者有眼异物感，当侵及角膜透明区时视力下降，严重时可影响眼球的转动；②体征：翼状胬肉多发生在鼻侧球结膜，极少数发生在颞侧。肉眼可见胬肉自体部向角膜呈三角形增生的血管纤维膜。活动期局部球结膜隆起，肥厚，充血明显，角膜缘区灰白，头部呈结节或泡状改变，头部周围角膜发生变性混浊；静止期体部充血较轻，头部扁平，手术宜选择在此期进行以减少术后复发。胬肉头部侵及角膜中央区，会造成角膜不规则散光。长期反复活动的胬肉，体部球结膜会发生变性。

【诊断】 根据临床表现易诊断，但应注意与假性翼状胬肉鉴别，后者多有外伤或结膜手术史，球结膜常留有瘢痕或睑结膜与球结膜或角膜粘连的组织条带。

【治疗】 ①药物治疗：局部滴用硫酸锌、抗生素加低浓度糖皮质激素滴眼液、糖皮质激素或博来霉素胬肉下注射或滴用噻替哌滴眼液；②手术治疗：对于较小或体部增生不明显的胬肉可用 −40℃冷冻头冷冻治疗，使胬肉自行萎缩。对于体部增生明显及头部侵及透明角膜的胬肉应该切除。可采用单纯胬肉切除术、胬肉头部转移术、胬肉切除加结膜、羊膜移植术；采用自体角膜缘细胞移植术可以明显减少胬肉的复发。术后为防止复发可采用切除局部 β 射线照射或局部短期滴用丝裂霉素 C。

二、睑裂斑（pinguecula）

【概述】 位于睑裂区角膜缘两侧斑状球结膜变性，多见于中老年人，露天工作者易发，与长期日照、环境中理化刺激因素及结膜慢性炎症有关。

【病因】 主要与日光和其他光线中紫外线长期照射，环境中烟尘、化学物质刺激，慢性结膜和睑缘炎症刺激，以及泪液量和功能异常有关。

【临床表现】 睑裂斑很小时一般无明显症状。睑裂区角膜缘外球结膜可见灰白色变性斑，隆起，多为底朝向角膜缘的三角形。由于球结膜与其下组织粘连，睑裂斑不能推动。结膜变性斑周围和下面可有血管增生，炎症时有可充血，长期病变者睑裂斑呈黄白色，极少向角膜缘发展。

【诊断】 根据临床表现。

【治疗原则】 无症状者无需治疗，但应提醒患者避免紫外线及环境中理化刺激因素的接触。影响外观和症状明显者可考虑切除。

三、结膜结石（conjunctival concretion）

【概述】 结膜上黄白色点状病变，上睑结膜多见，常发生于中年人或有慢性结膜炎的青年人。

【病因】 与结膜慢性炎症及结膜腺体代谢功能异常有关。病理上，结石为结膜腺管内或结膜上皮凹陷处脱落的变性上皮细胞及坏死的炎性细胞聚集而形成，一般呈黄白色，质韧，但非钙质沉着。

【临床表现】 ①症状：结石未突出于结膜表面时，可无症状，当结石突出于结膜面以上时，可出现异物感，继发角膜上皮改变时，有畏光，流泪；②体征：睑结膜常伴充血，乳头增生或滤泡形成，结膜面可见境界清楚的黄白色点，可位于结膜内或部分突出于结膜表面。

【诊断】 根据临床表现诊断。

【治疗】 首先治疗结膜炎。当结石突出于结膜表面产生刺激症状时，将结石挑除。

第三节　结膜下出血

【概述】 结膜下小血管的破裂或者血管通透性明显增强时，血液进入结膜下组织间隙中称为结膜下出血（subconjunctival hemorrhage）。

【病因】 可以是不伴明显原因的原发性结膜下出血，也可以是伴发于炎症、外伤、剧烈咳嗽、胸腹压升高的情况，以及影响凝血系统功能的全身疾病的继发性出血。

【临床表现】 多发生于球结膜，继发性结膜下出血也可见于睑结膜。出血呈点状或片状，早期为鲜红色，1周左右颜色变为暗红。出血量多时呈暗红色，局部结膜隆起，接近角膜缘区的小血管出血可形成结膜下局限性小血肿。出血多在1～2周后逐渐吸收。

【诊断】 根据临床表现容易诊断，但对于有外伤史的患者应注意鉴别结膜下出血抑或眶内出血蔓延至结膜下。反复出血的患者应排除全身性疾病。

【治疗】 有继发性因素的患者应针对病因治疗。小片结膜下出血无需特殊处理，嘱患者避免用手刺激眼部。出血较多或有小血肿时，可局部冷敷止血，滴用抗生素滴眼液或眼膏，避免剧烈活动。

第四节　结膜肿瘤

一、结膜色素痣（conjunctival nevus）

【概述】 一种先天性良性错构瘤，来源于胚胎神经外胚叶，是最常见的结膜瘤。病理学上表现为结膜上皮下痣细胞增生,成巢排列或成行排列,发生在泪阜或半月皱襞处可见囊样变性。结膜色素痣一般不含血管。

【临床表现】 好发于睑裂部球结膜和角膜缘。一般出生时即存在,常不明显;随年龄缓慢增长,青春期增殖明显,呈不规则的圆形,棕色、黑色或棕红色,常微隆起于结膜表面,边界多清晰,表面光滑,无血管长入。成年后一般不再继续增大。该瘤很少恶变,但是临床上如果发现痣表面变得粗糙,有溃疡形成或血管明显长入,应警惕恶变的可能。

【诊断】 根据临床表现即可诊断。如怀疑有恶变倾向,应切除肿瘤后送病理检查确诊。

【治疗】 一般不需要治疗。痣较大影响美观可手术切除。临床发现痣突然增长加速,或有明显的血管长入,或痣表面变粗糙时,应全部切除并须送病理学检查。

二、结膜皮样脂肪瘤(dermolipoma)

【概述】 为结膜先天性良性肿瘤。常双眼发病,组织病理学上为脂肪小叶组织增生,上皮细胞成分较少,小叶间有结缔组织隔相连,包膜往往不明显。

【临床表现】 幼年时不明显,多在成年后发现。好发于颞上象限或外眦部球结膜下,黄白色、质软的扁形肿块,表面光滑,前端可推动,向后延入眼眶内。一般为双侧,大小可以对称性,也可以不对称。

【诊断】 根据临床表现即可诊断。

【治疗】 肿瘤不影响美观和视力时,无需治疗。需手术治疗时,应注意勿伤及外直肌和睑部泪腺组织,不宜过于向后切除,防止扰乱眶内组织及导致眶内出血。

三、结膜血管瘤(conjunctival angioma)

【概述】 先天性病变,出生时或出生不久即出现。几乎各种类型的血管瘤均可在结膜发生,最多见的为毛细血管瘤和海绵状血管瘤。

【临床表现】 毛细血管瘤表现为结膜下团状或片状毛细血管扩张,暗红色或紫红色,无明显边界。海绵状血管瘤为结膜下紫红色隆起的肿物,分叶状,有包膜,血管瘤内腔隙相互交通,可随结膜移动,有一定的压缩性。结膜血管瘤,尤其是邻近两眦和穹窿部的血管瘤往往与眼睑、巩膜、眼肌或眼眶的血管瘤相连。

【治疗】 细小,固定不发展的血管瘤无需处理。需要治疗的血管瘤可采用手术切除、局部烧灼、电凝或冷冻法治疗,也有采用局部锶^{90}放射治疗。

四、结膜乳头状瘤(conjunctival papilloma)

【概述】 结膜良性肿瘤,好发于角膜缘、泪阜、半月皱襞和睑缘等处。任何年龄均可发生,儿童和青少年发生的结膜乳头状瘤与人类乳头状瘤病毒感染有关。

【临床表现】 临床上根据肿瘤生长部位分为结膜乳头状瘤和角膜缘部乳头状瘤。前者多见于泪阜、半月皱襞及近睑缘部结膜,肿瘤呈乳头状或桑葚状,质软呈红色,常带有蒂,可多发,表面不规则,较少恶变。后者肿瘤位于角膜缘,可向角膜区生长,基底较宽,肿瘤呈扁平的蘑菇状,质软,灰红色,肿瘤蒂与其下组织粘连紧密。

【诊断】 根据临床表现诊断。

【治疗】 手术切除。角膜缘的乳头状瘤切除后易复发,有恶变倾向,应切除彻底。

五、结膜鳞状细胞癌

【概述】 结膜较常见的上皮恶性肿瘤。患者多为男性,好发于50~70岁,紫外线照射被认为是其诱因之一。人类乳头状瘤病毒感染与肿瘤的发生有关。

【临床表现】 多发生于睑裂区角膜缘、睑缘结膜与皮肤交界区及泪阜。初期呈胶样外观，扁平状隆起，可向角膜和结膜方向蔓延；随之表现为乳头状或草莓状，质脆，新生血管丰富，容易出血。肿瘤生长缓慢，一般不侵犯巩膜，但少数病例可经巩膜小梁网进入眼内，极少数可穿破眼球向眶内或向身体其他部位转移。

【诊断】 根据临床表现应考虑结膜鳞状细胞癌的可能性，注意与乳头状瘤相鉴别。组织病理学检查是确诊的有效方法。

【治疗】 早期手术切除，术中注意应彻底切除肿瘤，并须送病理检查。术后可局部冷冻治疗或局部β射线放疗，也可局部注射抗肿瘤药物。

第五节　睑缘炎及其相关角结膜病变

一、睑缘炎

（参见本书第五章）

二、睑缘炎相关的角结膜病变

睑缘炎，尤其是后部睑缘炎，容易导致角结膜病变。角膜病变主要表现为：①浅层点状上皮糜烂，丝状角膜炎；②角膜周边区浸润，溃疡；③角膜新生血管增生，或血管翳形成；④角膜云翳或瘢痕形成，角膜局部变薄，凹面。结膜病变主要表现为：①结膜充血，水肿；②结膜囊分泌物增多，晨起时明显；③结膜乳头增生，浅层瘢痕形成。

三、治疗

1．物理治疗与清洁　①热敷与按摩：热敷数分钟以软化脂栓促进脂质排出是睑缘炎或MGD的基础治疗。常用方法就是使用热毛巾进行热敷；②眼睑清洁：包括使用棉球，棉签，蘸上1∶1的水和婴儿洗发香波混合液，轻擦拭睫毛基底部以拭除结痂，一般清洗每日1次到2次。

2．药物治疗　①睑缘涂擦抗菌药：应用在睑缘停留时间较长的眼用制剂，如眼膏或眼凝胶，其疗效要优于滴眼液。常应用红霉素眼膏、夫西地酸眼用凝胶、妥布霉素-地塞米松和四环素可的松眼膏。一般用药物涂擦睑缘治疗，每日1~4次，持续2周，炎症控制后酌情减量，再治疗数周（如每日1次共8周）。一般轻度睑缘炎治疗疗程不少于2个月，中度以上的睑缘炎，尤其是伴发角结膜病变者，疗程不少于6个月；②口服抗菌药：对于MGD患者、酒糟鼻眼部受累或伴发角结膜病变者的患者，应该给予口服四环素，多西环素或米诺环素等治疗；③糖皮质激素：对于湿疹样睑皮炎或严重睑缘炎伴发角膜炎的患者应使用糖皮质激素治疗。一般使用低浓度制剂为主，如0.02%氟米龙或0.1%氟米龙等，晚间多采用抗生素糖皮质激素复方眼药，如妥布霉素-地塞米松和四环素可的松眼膏等。④其他药物：治疗中使用少含或不含防腐剂的人工泪液、眼用凝胶或眼膏、补充营养物质（如鱼油，含omega-3脂肪酸），治疗泪液的异常。

思考题

1．新生儿结膜炎常见的病因是什么？
2．急性流行性角膜炎与急性出血性结膜炎的临床鉴别点？

3．如何鉴别过敏性结膜炎与细菌性结膜炎？
4．结膜常见肿瘤有哪些？
5．引起眼干燥症的结膜病变有哪些？
6．病人自觉眼部不适就自己到药店购买"眼药"点眼有哪些利与弊？

（孙旭光）

第八章 角膜病

角膜病是我国的主要致盲性眼病，患病率仅次于白内障居第二位。其中感染性角膜病患病率又占角膜病的首位，感染性角膜病主要风险因素是外伤。

第一节 角膜的组织结构与病理生理

【角膜的组织学特性】 角膜是眼球的前壁，呈微椭圆形的透明组织，在组织学上分为五层，上皮层、前弹力层、基质层、后弹力层及内皮层。角膜上皮层有 5～6 层上皮细胞，表面为扁平上皮细胞，中间有少量的翼状细胞，基底层为规则多边形的柱状上皮细胞。角膜上皮细胞是角膜缘干细胞的终末分化细胞，上皮层损伤后可以再生，不留瘢痕。前弹力层位于基底层的后面，受损伤后不能再生。角膜基质层由 200～250 层胶原纤维板构成，每层纤维板又由许多平行排列、直径相同的胶原纤维组成。在人角膜中的胶原主要是Ⅰ型胶原（64%）和Ⅵ型胶原（25%），其他还有Ⅲ、Ⅴ、Ⅶ、Ⅷ型胶原。角膜基质层主要有基质细胞，能合成和分泌胶原纤维，并对纤维的排列和平衡起作用。角膜基质细胞的密度从前到后在基质纤维板层中递减。基质损伤后由瘢痕组织修复。角膜后弹力层为无细胞结构的膜，受损伤后由内皮细胞分泌再生。后弹力层不仅较前弹力层厚，有弹性，而且对病原微生物侵害和眼内压等有很强抵抗力。内皮细胞层为单层细胞，呈六边形，出生后角膜内皮细胞在生理情况下不能再生，出生后内皮细胞密度约 4000 个 $/mm^2$，成人约 2500 个 $/mm^2$，内皮细胞数量随年龄增加而逐渐减少，生理性下降率约为 0.6%。病理损伤后再生能力很低，损伤或死亡的细胞主要依靠邻近细胞的扩大和延伸来修复，当损伤的内皮细胞数量超过其修复储备时，即发生角膜内皮细胞功能失代偿，出现角膜持续性水肿、上皮大泡等。

角膜代谢缓慢，一旦发生病变则病程较长，修复也慢，而角膜出现新生血管是角膜修复的另一表现，但新生血管降低了角膜组织的透明性。角膜透明性依赖于三大因素：①角膜基质内的胶原纤维排列整齐；②角膜上皮完整和内皮细胞功能完善，保持角膜基质内适度的脱水状态；③角膜没有血管。由于角膜没有血管、淋巴管，角膜中央上皮没有 Langerhans 细胞，免疫学上处于相对"赦免区域"，所以角膜移植是器官和组织移植中成功率最高的手术。角膜缘富有 Langerhans 细胞、淋巴细胞及免疫活性因子，因此，临床上角膜周边部或角膜缘易发生免疫性角膜病变，而一些感染性角膜病则易发生于角膜中央区。角膜有丰富的三叉神经末梢，知觉敏锐，这也是角膜免受外来伤害的机制之一。

【角膜炎的病理过程】 ①炎症浸润期：表现为红、肿、热、痛。角膜缘血管充血、怒张，表现为睫状充血或混合性充血，随之炎症细胞侵入，渗出和水肿引起角膜局限性浸润、混浊，视力下降。神经末梢受到炎症和毒素的刺激，有明显的疼痛、流泪、畏光、眼睑痉挛等一系列炎症刺激症状，如经治疗后病情得到控制，角膜基质和内皮细胞未遭到破坏，则角膜可以完全恢复透明，视力恢复。②角膜溃疡期：病情进一步发展，浸润区角膜组织因炎症的损害或营养障碍，发生坏死、脱落，形成角膜溃疡（corneal ulcer）。此时裂隙灯的光学切面下，角膜表面失去原有的光滑完整曲面，荧光素染色时溃疡面着色。溃疡面可继续扩大，内毒素等渗入前房而引起虹膜炎症反应。当房水中的大量脓细胞沉积时，形成前房积脓（hypopyon）。溃疡继续发展，溃疡处角膜基质完全坏死、脱落，暴露出有韧性的后弹力层，在眼内压的作用下形成后弹力层膨出。若病变破坏了后弹力层，即发生角膜穿孔（corneal perforation），此时房水涌出，虹膜被冲至穿孔口，如穿孔口大或在角膜中央部，虹膜不能完全阻塞穿孔口，房水不断流出，致穿孔口不能愈合，形成角膜瘘。角膜穿孔和角膜瘘的患者，因眼内外直接交通，眼球又处于低眼压状态，极易导致眼内感染，最终致眼球萎缩；③角膜瘢痕期：若角膜炎症得到控制，浸润逐渐减轻吸收，溃疡基底部逐渐清洁，周围上皮逐渐将溃疡覆盖，溃疡凹面为瘢痕结缔组织修复。根据溃疡深浅程度的不同，而留下不同程度的角膜瘢痕（corneal scarring）。根据角膜瘢痕的严重程度，临床可以分别称为云翳、斑翳和白斑。瘢痕组织与虹膜粘连者，称为粘连性角膜白斑。如粘连致大部分前房角关闭，可造成继发性青光眼。在高眼压的情况下，角膜瘢痕与粘连的虹膜一起向外膨出，形成紫黑色隆起，状如葡萄，为角膜葡萄肿（corneal staphyloma）。

第二节　感染性角膜病

> **病　例**　患者男性，40 岁，因右眼反复发红伴畏光 12 年，视力下降 15 天来就诊。此次发作前曾有感冒史。否认与季节相关。
>
> 初诊情况：右眼球结膜混合充血，鼻侧可见偏中心角膜溃疡约 5 mm×9 mm，炎症累及 2/3 角膜基质深度，周围基质水肿，炎性浸润明显。溃疡周围基质有新生血管长入。房水中蛋白及细胞（+ ~ ++）。余眼内结构未见明显异常。（图 8-1　病例 1）
>
> 既往史：眼部反复发作病史，每次复发与感冒或过度疲劳有关。在来我院之前曾于当地医院就诊，给予糖皮质激素滴眼液局部治疗，但病情不断加重。
>
> **讨论题**　1. 首先应考虑患者是何疾病？如何处理？
> 2. 患者为什么应用糖皮质激素后病情加重？

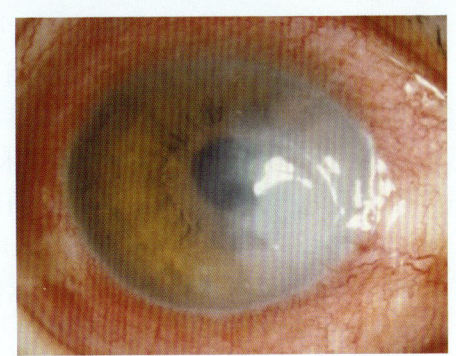

图 8-1　病例 1

一、细菌性角膜炎

【病因及发病机制】　细菌性角膜炎（bacterial keratitis，BK）是由细菌感染造成的一种急性化脓性角膜炎。

1. 致病细菌　最常见的有铜绿假单胞菌、表皮葡萄球菌、金黄色葡萄球菌及链球菌等。常发生在轻微的角膜擦伤或角膜异物剔除术后，角膜上皮缺损或结膜囊内的细菌黏附到角膜基质，形成局部炎症。

2. 全身因素　如营养不良、长期应用免疫抑制剂、糖尿病等使机体抵抗力下降。

3. 局部因素　如慢性泪囊炎、长期配戴角膜接触镜、倒睫等，结膜囊内有致病菌存留，破坏角膜的防御屏障或降低角膜的抵抗力。

【临床表现】

1. 症状　发病急，常在角膜感染后 24 ~ 48 小时发病，表现为眼痛、畏光、流泪、视力骤降、患侧头痛等，多伴有脓性分泌物。

2. 体征　眼睑水肿及痉挛、混合性充血；角膜上有黄白色浸润灶，边界模糊，周围角膜组织水肿。病灶很快形成溃疡，底部污浊，表面常有坏死组织覆盖；由于毒素渗入前房，常伴

第八章 角膜病

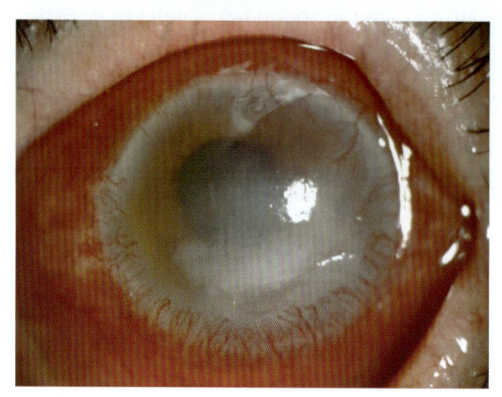

图 8-2 细菌性角膜炎

发虹膜睫状体炎，前房纤维素样渗出或伴前房积脓（图 8-2）。不同的致病菌感染角膜会造成不同的角膜病变特征：如表皮葡萄球菌性角膜炎常表现为圆形或椭圆形局灶性脓肿，伴有边界明显的灰白色角膜基质浸润和小范围的周边上皮水肿；肺炎球菌、溶血性链球菌感染造成的匐行性角膜溃疡，溃疡基底常有坏死组织覆盖，溃疡边缘向周围呈潜行性扩展，后弹力层有放射状皱褶，重者有前房积脓及角膜后纤维素沉着，可发生角膜穿孔；金黄色葡萄球菌性角膜炎的发病特征与链球菌较相似，但炎症反应往往较链球菌重。随着角膜溃疡的发展，前房常伴有积脓，故又称前房积脓性角膜溃疡；铜绿假单胞菌引发的急性化脓性角膜炎，也称为铜绿假单胞菌性角膜炎，可以迅速使角膜组织溶解和坏死，早期即可造成角膜穿孔。发病后 1～2 天，浸润处很快形成溃疡，溃疡迅速向中央扩大，并向深部发展，溃疡呈灰白色黏稠的坏死状，有脓性分泌物，脓性分泌物呈淡绿色；疼痛症状明显，前房有大量黄白色脓液。随着溃疡的继续发展和坏死组织的不断脱落，角膜变薄、向前膨出，虹膜脱出或前房消失，严重者可以发生眼内炎。

【诊断与鉴别诊断】

1. 根据病史，注意是否有外伤、泪道阻塞或泪囊炎、戴角膜接触镜史。
2. 临床症状：注意病情发展速度和症状严重程度。
3. 实验室诊断：病史结合典型的临床表现诊断并不困难，但无论是什么样细菌感染，实验室诊断一定要进行。最常用有效的是角膜刮片检查，进行革兰阳性或阴性菌的涂片染色检查，同时进行细菌培养加药敏试验，不仅能明确诊断，还可对临床的药物治疗起到指导作用。此外，临床共聚焦显微镜在细菌性角膜炎的诊断中起重要作用，可帮助排除真菌、阿米巴感染。早期通过印迹行免疫组织化学检查，可以与单纯疱疹病毒性角膜炎进行鉴别。

【治疗】

1. 去除诱发原因，如治疗慢性泪囊炎、处理内翻倒睫、剔除角膜异物等。
2. 药物治疗

（1）治疗的原则：在细菌培养和药物敏感试验的结果未报告前，根据详细的病史和裂隙灯检查，结合医师的临床经验，选择高效、广谱的抗生素。对起病急、病情进展较快者，首选氨基糖苷类或氟喹诺酮类滴眼液；如 0.3% 妥布霉素滴眼液滴眼或者 0.5% 左氧氟沙星滴眼液，30 分钟一次；对疑诊为葡萄球菌感染或者临床不能判断的，可选用氟喹诺酮类滴眼液，如左氧氟沙星、加替沙星或莫西沙星等；对疗效差的，可以加用 5% 头孢他啶滴眼液交替滴眼。一般来说，如果初始治疗后 48 小时没有好转或仅仅稳定，需要调整初始治疗方案。

（2）对已有细菌培养结果的，按药敏结果执行。但我们也应注意到，实验室的结果不是绝对的，仍然需要观察临床效果以便及时调整用药。

（3）对于严重角膜炎（深层基质受累或累及面积 > 2mm、周围广泛浸润的患者），及时应用广谱抗生素，先用冲击剂量（第 1～3 小时内加大用药量，每 5～15 分钟滴药 1 次，以后每 30 分钟～1 小时滴药 1 次），病情好转后，应该适当地减少用药频率。

3. 手术治疗原则　如药物不能控制感染，病情加重者应果断采取手术干预治疗。主要有板层角膜移植术和穿透角膜移植术。特别对于铜绿假单胞菌感染者，早期行板层角膜移植术，可迅速控制炎症的发展；如角膜穿孔或炎症已波及全层角膜应施行穿透角膜移植术。无眼库设施的情况下，可以考虑行清创联合结膜瓣遮盖术，同时辅助抗菌药物治疗。

二、单纯疱疹病毒性角膜炎

【病因与发病机制】 单纯疱疹病毒性角膜炎（herpes simplex keratitis，HSK）是由Ⅰ型单纯疱疹病毒（herpes simplex virustype 1，HSV-1）感染所致的具有极高致盲性的感染性角膜炎。人类是HSV-1的唯一天然宿主，主要通过密切接触传染。人群中的发病率为150/10万。正常成人HSV-1血清阳性率为90%，由于HSV-1具有嗜神经性，几乎成人三叉神经节内均有HSV-1潜伏，由于角膜组织的潜在神经嵴源性，角膜组织可能是HSV-1另一潜伏和复发源地。另外，由于角膜上皮基底膜和浅基质层内分布着丰富的神经纤维，嗜神经性HSV-1感染角膜后会通常出现典型的角膜病损形态，并导致角膜知觉减退。

【临床表现】 HSK包括原发感染和复发感染。原发感染，常见于幼儿，眼部表现主要为滤泡性结膜炎、膜性结膜炎等，可同时存在唇部和头面部的皮肤感染。复发感染者，在病变的早期可有轻度异物感、畏光、流泪等眼部刺激症状或无明显症状，不定时的反复发作，通常有"上感"、经期或过度疲劳等诱因。利用荧光素钠染色可以更加清楚地辨别上皮型角膜病变的典型形态。角膜知觉检查是诊断病毒性角膜炎的另一项有力依据，推测是由于HSV-1感染角膜后沿着角膜神经纤维分布，从而导致角膜知觉减退。

根据HSK病变累及的深度将其分为三种临床类型，上皮型（点状、树枝状、地图状）、基质型（浅中基质型、深基质型）和内皮型（图8-3；图8-4；图8-5）。根据病程变化可分为活动期、稳定期、晚变期。

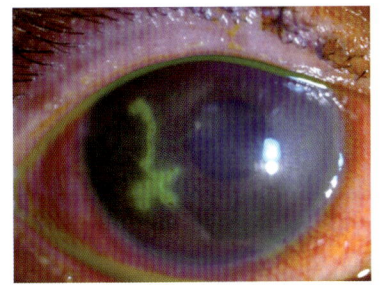 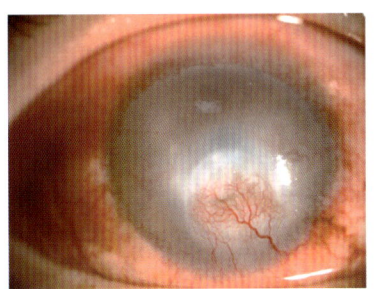 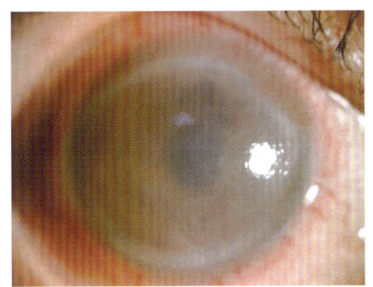

图 8-3　HSK 上皮型　　　　图 8-4　HSK 基质型　　　　图 8-5　HSK 内皮型

【诊断和鉴别诊断】
1. 反复发作的病史和典型的临床表现。
2. 对于临床表现不十分典型的病例，可借助一定的辅助检查：如印迹细胞学检查、棉拭子病毒分离培养等。印迹细胞学检查是利用细胞免疫组织化学的方法，对病毒抗原进行检测。对病变角膜没有任何损伤作用。该种方法对上皮型HSK诊断阳性率较高，但对于基质型和内皮型的HSK诊断阳性率较低。病毒抗原的检测可作为HSK的诊断参考。
3. 鉴别诊断　HSK临床刺激症状较细菌或真菌性角膜炎轻，常规病原学检查结果为阴性。与细菌性角膜炎相比，后者发病常在24～48小时内，视力下降，具有明显的眼红、畏光等严重的眼部刺激症状，同时角膜浸润水肿明显，通常伴有脓性分泌物，随着病情进展而加重。结合实验室检查能够准确地做出诊断。与真菌性角膜炎相比，后者通常有角膜植物外伤史，以及典型的角膜病变如菌丝苔被、伪足、卫星灶或内皮斑等。结合实验室检查，如10%氢氧化钾湿片法可以查到真菌菌丝或孢子，角膜刮片或病变角膜组织培养可进一步确定真菌的菌属、菌种。有条件的医院利用共焦显微镜能够更为迅速地做出鉴别诊断，并能动态观察不同感染时相、角膜组织中菌丝及孢子的情况。

【治疗】 由于HSV-1在角膜内潜伏感染的机制不明，临床上尚没有任何药物能够彻底根治HSK。其最根本的治疗原则是在抗病毒药物治疗的基础上，联合其他药物或手术进行

第八章　角　膜　病

对症治疗。

1. 上皮型 HSK，主要依靠局部频繁滴抗病毒药物如 0.1% 阿昔洛韦滴眼液，通常每半小时～1 小时 1 次，至少连用 3 天，然后根据角膜病变情况逐渐减量。禁止局部应用糖皮质激素。

2. 基质型 HSK，是由于角膜基质中的病毒抗原长期存在，诱发机体的免疫炎症反应。在应用抗病毒药物治疗的同时，联合应用糖皮质激素以抑制病毒抗原诱发的宿主免疫炎症反应，但是角膜溃疡的存在又进一步限制了糖皮质激素的应用，因为有潜在的诱发角膜溃疡穿孔的危险。因此该如何将两种治疗有机地联合是治疗基质型 HSK 的关键。可用羊膜移植术联合糖皮质激素、抗病毒药物的"三联"疗法共同治疗难治性深基质型 HSK。为了预防复发，全身应用抗病毒药物，阿昔洛韦咀嚼片需持续应用 2～3 个月以上，对部分患者有预防作用。

3. 内皮型 HSK，局部抗病毒药物和糖皮质激素联合应用。阿昔洛韦滴眼液每半小时～1 小时 1 次，至少连用 3 天，然后根据角膜病变情况逐渐减量；0.1% 糖皮质激素滴眼液每 2 小时 1 次，治疗 3 天，改为 4 次 / 天持续 3 天，换为低浓度激素如 0.02% 糖皮质激素滴眼液治疗约 10～15 天。治疗期间需密切监测眼压变化。根据眼部病变程度决定是否需全身使用抗病毒药物。各型治疗后期可加用人工泪液以缓解眼部症状。

4. 对于角膜病变反复发作并已形成不同程度角膜瘢痕者，角膜移植是恢复患者视力的唯一有效方法，以前常规选择穿透角膜移植手术（PKP）。但由于 PKP 术后存在免疫排斥反应，深板层角膜移植术越来越显示出良好的治疗前景。

三、真菌性角膜炎

【病因与发病机制】 真菌性角膜炎（fungal keratitis，FK）是真菌直接感染角膜引起的一种严重的致盲性角膜炎。近年来，随着广谱抗生素和糖皮质激素的广泛应用，其发病率不断增高。引起角膜感染的主要真菌菌属在不同地区差别较大，在发达国家及气候较寒冷地区最常见致病菌为念珠菌属，在中国和印度等发展中国家主要以镰刀菌属（占 70%～80%）和曲霉菌属（占 10%）为主，其次为链格孢真菌属。本病有明显的致病危险因素，发病前多有植物性眼外伤史、配戴角膜接触镜史或既往眼部手术史、机体免疫功能失调如全身长期应用免疫抑制剂史、患有单纯疱疹病毒性角膜炎、干燥性角结膜炎、暴露性角膜炎等慢性眼表疾病及长期局部应用糖皮质激素或抗生素等病史。

真菌感染的发生取决于真菌毒力和宿主防御因素之间的相互作用，真菌毒力因素包括黏附力、侵袭力、形态改变、毒素和水解酶等，宿主防御因素包括解剖屏障和免疫防御机制。角膜上皮损伤后，真菌的孢子通过黏附进入到角膜基质，在毒素和水解酶的作用下向角膜基质内侵袭。不同真菌菌种感染角膜的临床表现差异很大，这可能与不同菌种在角膜内有不同的生长方式及机体免疫状况有关。不同真菌菌种的菌丝在角膜内呈不同的生长方式，镰刀菌属呈水平生长，曲霉菌属和念珠菌属呈垂直生长，菌丝可以穿透后弹力层进入眼内，并发真菌性眼内炎。

【临床表现】 感染早期，眼部刺激症状一般较轻，病程发展相对细菌性角膜炎缓慢，但合并有细菌感染或滥用糖皮质激素会使病情迅速加重。症状常表现为异物感或刺痛、视物模糊，有少量分泌物。

真菌性角膜炎典型的角膜病变有：

1. 菌丝苔被　表现为角膜感染灶灰白色轻度隆起，外观干燥，无光泽，有的为羊脂状，与下方炎症组织粘连紧密（图 8-6）。

2. 伪足　在角膜感染病灶周围似树枝状浸润，称为伪足（图 8-7）。

3. 卫星灶　位于角膜主要感染灶周围，与病灶之间看似没有直接联系的、小的圆形感染灶（图 8-8）。

4. 免疫环 在角膜感染灶周围，有一混浊环形浸润，此环与感染灶之间有一模糊的透明带，被认为是真菌抗原与宿主之间的免疫反应（图 8-9）。

5. 内皮斑 角膜内皮面有圆形块状斑，比角膜后沉着物（KP）大，常见于病灶下方或周围（图 8-10）。

6. 前房积脓 是判断角膜感染程度的一个重要指标，有前房积脓时说明感染已达角膜深基质层，甚至是部分菌丝已穿透后弹力层进入前房。

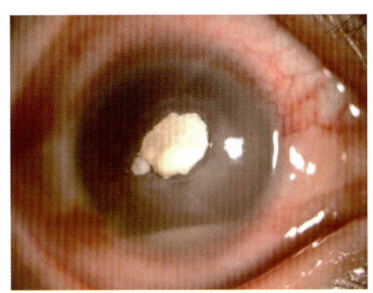
图 8-6 真菌性角膜炎 菌丝苔被

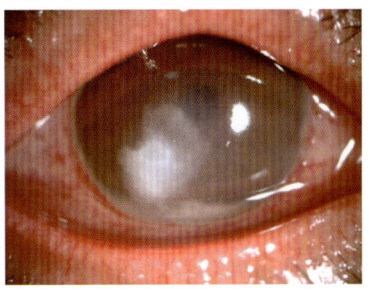
图 8-7 真菌性角膜炎 伪足

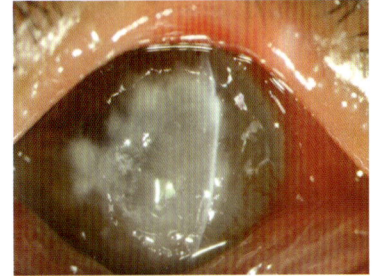
图 8-8 真菌性角膜炎 卫星灶

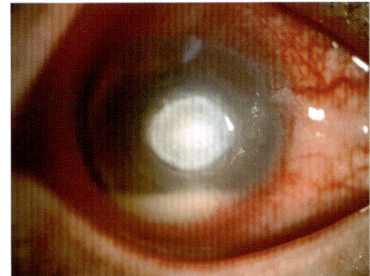
图 8-9 真菌性角膜炎 免疫环

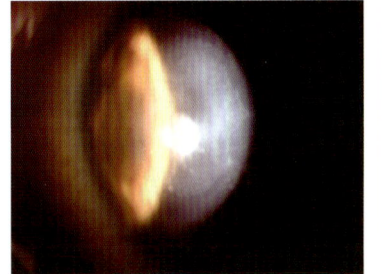
图 8-10 真菌性角膜炎 内皮斑

【诊断与鉴别诊断】

1. 病史 角膜是否有植物性、泥土等外伤史、异物史、眼部手术史或长期局部全身应用糖皮质激素及抗生素病史等。

2. 体征 角膜病灶表面较干燥，常合并菌丝苔被、伪足、卫星灶、内皮斑、黏稠的前房积脓等典型的真菌性角膜炎的特征。

3. 实验室检查 角膜病灶刮片检查，包括涂片镜检和微生物培养加药敏试验，是早期快速诊断真菌感染的有效方法。①角膜病灶刮片，患者行表面麻醉后，在手术显微镜下，刮去角膜表面坏死组织，用眼科显微手术刀刮取病变明显处角膜组织，放在清洁的载玻片上，滴 10% 氢氧化钾 1 滴于标本上，覆以盖玻片，在显微镜下观察，找到真菌菌丝或真菌孢子，即可诊断，阳性率高达 95%；②病灶刮片标本培养阳性结果不仅是诊断真菌感染的最可靠证据，而且可进行真菌菌种鉴定，但需要 3~7 天时间；③角膜组织病理检查：角膜移植术中获取的病变角膜片或角膜溃疡清创术中剥下的病变角膜，行组织病理检查可用于该疾病的确诊。

4. 临床共聚焦显微镜检查是一种快速、有效、无创伤、可重复进行的活体检查方法，能动态观察真菌感染在不同时相角膜组织中的菌丝和孢子的情况，并用于动态观察治疗效果，目前临床共聚焦显微镜检查尚不能用于真菌菌属、菌种的鉴别。

【治疗】

1. 药物治疗 ①在真菌菌种鉴定结果前，采取经验治疗，首选 5% 那他霉素（natamycin）滴眼液，或 0.1%~0.2% 两性霉素 B 溶液频繁滴眼，可联合 0.5% 氟康唑滴眼液，好转后适当减少用药频率；②获得药敏结果后，选择其敏感药物治疗，一般选择两种或两种以上药物联合应用；③临床治愈后，应维持用药 2~4 周，以预防复发；④严重真菌感染（合并内皮斑、前房积脓、可疑眼内炎）者，可在局部用药同时，联合口服或静脉抗真菌药物治疗；⑤局部可联合应用非甾体抗炎药。感染期局部或全身禁用糖皮质激素，以免真菌感染扩散。

2. 手术治疗　①角膜溃疡清创联合药物治疗：适用于角膜溃疡浸润深度 < 1/2 角膜厚度、角膜溃疡偏中心位置或溃疡位于中央但溃疡面积较小者，药物治疗效果较好的患者；②对于浅、中层角膜感染，尤其是大面积、偏中心者，首选板层角膜移植术，术中需彻底切除真菌感染灶；③浸润达后弹力层、有明显内皮斑和溃疡穿孔者应选择穿透角膜移植术，术中钻切范围应包括病灶边缘 0.5mm 以外的透明角膜组织。对于全角膜感染的严重病例，可采用带巩膜环的全角膜移植术治疗以期保存眼球。角膜移植术后继续应用抗真菌药物 2 周～1 个月，术后 2 周无复发者，全身和局部可选择性加用糖皮质激素以防治术后免疫排斥反应。

四、棘阿米巴角膜炎

【病因与发病机制】　棘阿米巴角膜炎（acanthamoeba keratitis，AK）是一种由棘阿米巴原虫感染引起的慢性、进行性、疼痛性角膜溃疡。棘阿米巴的致病机制目前仍不十分明确，轻度的上皮损伤能使角膜内的甘露醇糖蛋白暴露，棘阿米巴能与甘露醇结合蛋白结合，从而引起角膜的感染。组织病理学显示滋养体及包囊感染角膜的早期，常在浅基质层，感染灶周围炎症细胞的渗出和浸润并不明显，随着感染的加剧和进展，炎症细胞浸润增加，角膜基质坏死、变薄主要因炎症细胞及棘阿米巴滋养体释放的酶所引起，合并细菌感染是棘阿米巴角膜炎发生、发展的一个重要因素，抗体、免疫细胞及补体系统对棘阿米巴的感染均有抵抗及预防作用，但包囊能逃避免疫细胞的攻击。

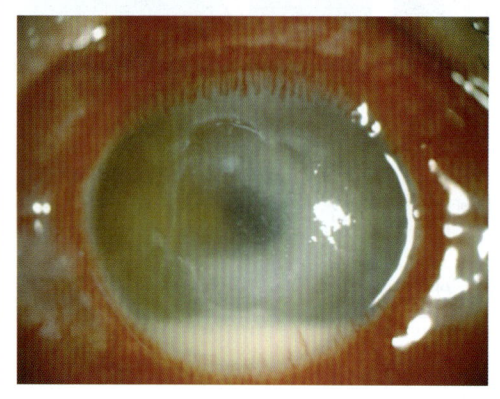

图 8-11　棘阿米巴角膜炎

【临床表现】　多为单眼发病，有明显的异物感、畏光、流泪等刺激症状，常有与体征不符的剧烈疼痛。早期表现为点状、树枝状角膜上皮浸润，逐渐发展为盘状或环形角膜基质浸润，与单纯疱疹病毒性角膜炎的体征很相似。部分病例可出现特征性的角膜脑神经炎，表现为沿角膜缘向中央方向、沿角膜脑神经走行的放射状浸润。病情严重者常伴前房积脓，并伴有后弹力层皱褶和角膜后沉着物（图 8-11）。

【诊断与鉴别诊断】

1. 病史　如长期角膜接触镜配戴史、与污水接触史、养家禽及宠物史，角膜异物及微小角膜擦伤史。

2. 典型的症状及临床体征，由于棘阿米巴有较强的神经亲和性，约有 1/2 的棘阿米巴角膜炎患者在感染的早期即可出现与体征不符的严重神经痛。

3. 实验室诊断　为确诊的手段，其关键是找出棘阿米巴包囊及滋养体。①角膜刮片：常规刮片取材感染最明显区的角膜组织，行生理盐水涂片，可观察到棘阿米巴包囊，还可在涂片的同时进行各种染色，有助于发现包囊；②棘阿米巴培养：在血和巧克力培养基上棘阿米巴均可生长，但最适应其生长的培养基为无营养的大肠埃希菌琼脂培养基。角膜刮片取材后立刻进行接种培养，培养板要用胶带密封，以免培养基干燥影响结果；③角膜组织病理学检查：有些术前未确诊的棘阿米巴角膜炎可在行角膜移植术后，对取下的角膜组织进行病理学检查，行 HE 或 PAS 染色检查棘阿米巴包囊以明确诊断。

4. 临床共聚焦显微镜检查　是一种主要辅助诊断方法，在病灶处可查见棘阿米巴包囊。

5. 鉴别诊断　应与 HSK 鉴别，HSK 有明显清晰的树枝状浸润，角膜上皮缺损，荧光素钠染色清晰，树枝末端呈圆点状；棘阿米巴角膜炎的早期，角膜上皮完整，荧光素钠染色阴性，或表现为不典型、不完整的树枝状态。由于棘阿米巴有较强的神经亲和性，约有 1/2 的棘阿米巴角膜炎患者在感染早期即可出现与体征不符的严重神经痛，可以此进行鉴别。

【治疗】

1. 药物　①0.02% 氯已定，对棘阿米巴滋养体及包囊有杀灭作用；②甲硝唑，全身静脉滴注及局部滴眼也有抗阿米巴的作用。

2. 手术治疗　①清创术及结膜瓣遮盖术：在棘阿米巴角膜炎早期，对感染区角膜组织进行清创，有利于抗阿米巴药物的穿透，如在此基础上对较边缘的病灶行结膜瓣遮盖术，能起到控制感染的效果；②角膜移植术：在抗阿米巴药物治疗后症状加重者，可选择板层角膜移植术，如病变累及后弹力层或穿孔者可行穿透角膜移植术。

第三节　免疫性角膜病

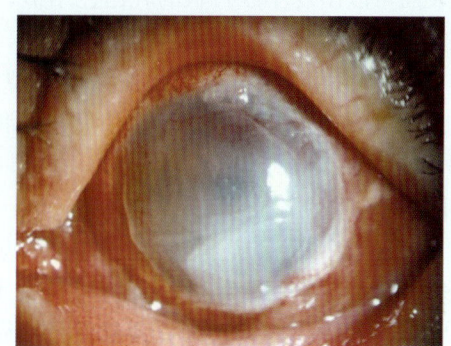

图 8-12　病例 2

> **病　例**　患者男性，55 岁，因左眼红痛、视力下降反复发作 4 个月，眼部疼痛加重 2 个月来就诊。
> 初诊情况：左眼眼球结膜混合充血，角膜轻度水肿，12-7 点位角膜缘环形溃疡，溃疡深度可侵蚀 1/3 的角膜基质和角膜缘组织，周围基质水肿浸润（图 8-12 病例 2）。
> 既往史：4 年前无明显诱因出现左眼红、痛、视力下降，当地医院诊断为"病毒性角膜炎"，予以抗生素、抗病毒治疗，效果尚可，2 月前复发，予以抗病毒治疗无效，病情逐渐加重。
> **讨论题**　1. 首先应考虑患者是何疾病？如何处理？
> 2. 患者尚需排除哪些常见的眼病？

一、角膜基质炎（interstitial keratitis）

角膜基质炎也称为非溃疡性角膜炎，是角膜基质层的非溃疡性和非化脓性炎症。

【病因与发病机制】　角膜基质炎可能与细菌、病毒、寄生虫感染有关。梅毒螺旋体、麻风杆菌、结核杆菌和单纯疱疹病毒感染是常见的病因。该病的发病机制被认为是宿主对感染原的免疫反应，而不是致病微生物感染的直接结果，该病属于 IV 型（迟发型）变态反应。当机体第 1 次接触致敏病原后，T 淋巴细胞致敏，当第 2 次接触致病原时，T 淋巴细胞迅速活化增殖并产生淋巴毒素，角膜基质层发生炎症浸润。光镜检查显示在水肿的基质层内有局限性或弥漫性的淋巴细胞浸润，并在炎症因子及血管生成因素的作用下，角膜基质出现新生血管。

【临床表现】　眼部有疼痛、流泪及畏光等症状，伴有水样分泌物和眼睑痉挛。视力下降的程度视角膜炎症的部位及炎症的程度而异。早期，可有弥漫性、扇形角膜基质浸润，角膜后可伴有 KP。随着基质层炎症反应的加重，基质层和上皮层水肿加剧，常呈毛玻璃样外观。前房反应也可加重，患者的症状加剧，有的还可出现前房积脓。新生血管常呈毛刷状侵入角膜基质层内（图 8-13）。整个病变可能局限于角膜周边部，也可能向中央发展波及整个角膜。如果在几周甚至数月不进行治疗，角膜基质的炎症和血管化将达到高峰，然后消退，血管逐渐闭塞，角膜永久性瘢痕形成。

角膜基质炎由于发生的病因不同，可见各种各样的临床表现。

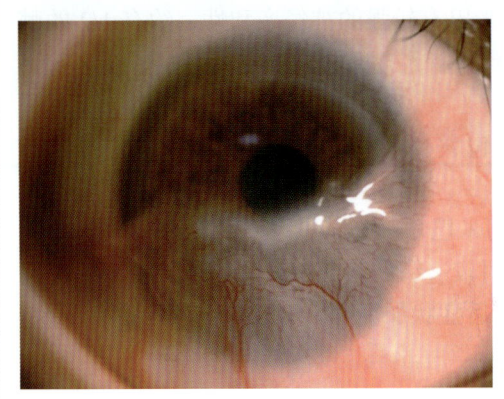

图 8-13 角膜基质炎

(1) 梅毒性角膜基质炎　急性梅毒性角膜基质炎是先天性梅毒的晚期表现之一，大多数发生于 5～20 岁之间。父母既往有性病史，母亲有流产及死产史，梅毒血清学检查阳性。眼部征象包括"胡椒盐"状的脉络膜视网膜炎或视神经萎缩，患者常有一些其他的晚期梅毒表现，包括 Hutchinson 牙齿和骨骼的畸形、第Ⅷ对脑神经受累导致耳聋、精神发育迟缓及行为异常等。梅毒血清学检查常用的有补体结合试验（如 Wassermann 试验）和沉淀试验（如 Kahn 试验）等，这些试验对于各期梅毒的诊断、治疗效果的判断以及发现隐性梅毒均有重要意义。

(2) 结核性角膜基质炎　病因为全身结核杆菌感染，结核分枝杆菌素试验阳性以及全身结核感染的病史等。

(3) 麻风性角膜基质炎　面部有典型的"狮样面容"，眼睑皮肤增厚，秃睫，面神经麻痹是常见的晚期征象，可形成兔眼和睑外翻。角膜神经可发生节段性的增粗，形成"串珠"状。虹膜表面可以出现小砂石状的乳白色结节，在睑裂处角巩膜缘的巩膜侧有黄色胶样结节以及角膜颞侧浅层血管翳等。

(4) 单纯疱疹病毒性角膜炎深基质型　有反复发作的病史，典型的临床表现为角膜基质内炎性水肿，由于基质组织混浊和炎性浸润，久之有脂质样变性，新生血管长入及角膜知觉减退等。

【诊断与鉴别诊断】

1．角膜基质炎的病因诊断主要依靠病史、眼部及全身检查，需要相关专业医师的协助和实验室检查，如梅毒、结核病和麻风病等才能确诊，但临床多数角膜基质炎很难找到原因。在临床诊疗过程中，眼科医师更多的只是依靠角膜基质炎的局部表现确诊，但角膜基质炎的形态学表现是千变万化的，角膜基质水肿、炎性浸润和晚期深部新生血管是其共有的体征。

2．共焦显微镜检查，对深层角膜基质炎有重要的诊断参考价值，除了炎症细胞外，可以有免疫细胞的参与，如树突状细胞；角膜 OCT 可以检查炎症的范围和深度，亦可以通过水肿程度的变化判定病情变化。

【治疗】　治疗的原则是局部应用糖皮质激素滴眼液和非甾体类抗炎药，另外全身病因治疗是控制复发和治愈局部炎症的关键。

1．梅毒性角膜基质炎，是全身梅毒的局部表现，应全身进行抗梅毒治疗；局部应用糖皮质激素滴眼液和非甾体类抗炎药频繁点眼，炎症消退后减量，维持数周后逐渐停药，以防止复发；可加用 1% 环孢素滴眼液；为预防葡萄膜炎及其并发症的发生，可使用硫酸阿托品眼膏散瞳；对于角膜炎症消退后遗留的瘢痕，视力低下者，可考虑行穿透角膜移植术。

2．结核性角膜基质炎，首先应全身抗结核治疗，眼部治疗基本同梅毒性角膜基质炎。

3．麻风性角膜基质炎，WHO 已制定了治疗麻风的标准，患者可能需要长时间的、甚至是终生的治疗，眼部的治疗基本同梅毒性角膜基质炎，但对于严重的眼睑畸形，面神经麻痹或干眼症的患者，穿透角膜移植术应慎重考虑。

二、泡性角膜炎

泡性角膜炎（phlyctenular keratitis）是一个包括结膜、角膜缘及角膜同时发生炎症的眼病，双眼均可发生，儿童和年轻人较多见。

【病因与发病机制】　被认为是眼表组织对某些细菌抗原诱发的自身免疫性疾病，与细胞介导的Ⅳ型变态反应有关。

【临床表现】 症状可有畏光、异物感，当病变累及角膜时，常伴有视力下降，此病可反复发作。体征表现为，在角膜缘或角膜内出现一处或多处圆形病灶，形成无菌性浸润和溃疡，溃疡愈合后常留下角膜浅层瘢痕和基质新生血管。

如果病损在角膜上呈束状，有一束状血管从角巩膜缘伸入角膜病灶中心，称为束状角膜炎（图8-14）。角膜的病灶在基质层，但很少发生角膜溶解或穿孔。角膜病灶随着疾病复发而扩大和加深，有的角膜基质呈舌状或盘状混浊，但特点是仍可见一束状血管从角膜缘伸入病灶中央，反复发作，角膜可有多发瘢痕，角膜基质变薄，严重影响视力。本病有自愈性病程，也可以继发感染，形成感染性角膜炎。

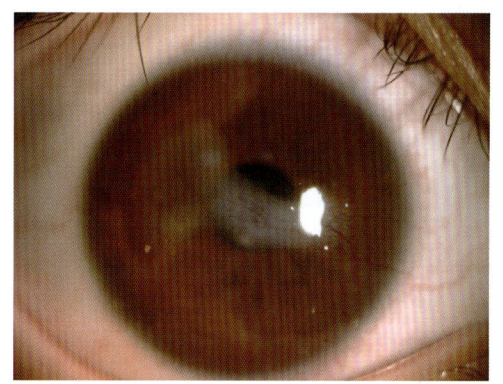

图8-14 泡性角膜炎

【诊断与鉴别诊断】

1．儿童或青年人反复发作的角膜炎病史。

2．典型的泡样或束状角膜损害，伴有新生血管长入。

3．对糖皮质激素治疗反应特别敏感，可作为诊断该病的主要参考。

主要的鉴别诊断是病毒性角膜炎，尤其是HSK和流行性结角膜炎。

【治疗】

1．增加机体抵抗力，补充营养及维生素。

2．局部应用糖皮质激素滴眼液滴眼，睡前加用糖皮质激素眼膏，可有效控制炎症。长期应用糖皮质激素滴眼液有眼压增高的风险，应当监测眼压变化。

3．怀疑混合感染时，局部加用抗生素滴眼液。

4．儿童病程随年龄增加有自愈性趋势，但在视力发育未成熟年龄，弱视仍然是很大的威胁。

5．对明显影响视力的角膜中心斑翳，可以考虑行板层角膜移植术，有近视病史的患者，可以考虑行准分子激光PTK治疗，但对病情不稳定或仍有复发者禁用。

三、蚕食性角膜溃疡

蚕食性角膜溃疡是一种慢性、进行性、疼痛性角膜溃疡，初发于角膜周边部，沿角膜周边部延伸，再向角膜中央匍行发展，最终累及全角膜。1867年Mooren详细描述了该病特征，并建立了临床诊断标准，故该病又称为Mooren溃疡。

【病因与发病机制】 目前许多研究表明，蚕食性角膜溃疡是一种自身免疫性疾病，既有细胞免疫介导，也有体液免疫参与。病变角膜组织的病理学检查可见浆细胞、多形核白细胞、嗜酸性粒细胞、肥大细胞、免疫球蛋白和补体等；病变区角膜、结膜上皮细胞以及角膜基质细胞异常表达HLA-DR抗原，辅助性T细胞/抑制性T细胞（T_H/T_S）比值较正常组织明显增高；溃疡周围的结膜组织胶原酶和蛋白水解酶活性增高。

蚕食性角膜溃疡的病理机制可能是感染、外伤或其他生物学因素改变角膜的抗原性，或使隐蔽的角膜抗原释放，激活机体体液和细胞免疫反应。抗原抗体形成复合物沉积于角膜缘，使局部浆细胞增多，补体活化，趋化中性粒细胞，释放胶原酶引起角膜溶解，并使角膜抗原进一步变化暴露，这一循环不断进行，直至整个角膜被溶解。

【临床表现】 Mooren溃疡是一种伴有疼痛较重的角膜慢性溃疡，随着病情的发展，患者由一般的角膜刺激症状发展为不可缓解的疼痛，常常难以入睡。双眼发病的患者病情常较严重，发展速度快而难以治愈。

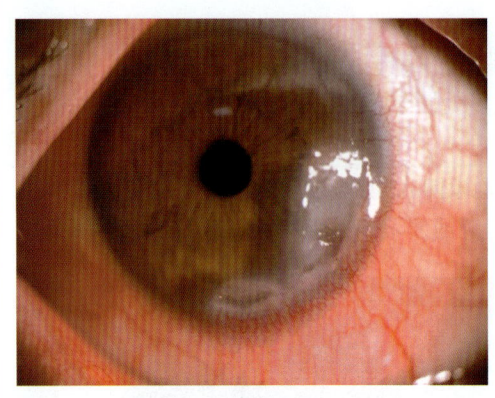

图 8-15 蚕食性角膜溃疡

溃疡总是从角膜缘发生，可在角膜缘的任何位置发生，大多数病例由睑裂处起病，开始表现为角膜缘充血和灰色浸润，几周内逐渐向纵深发展为局限性溃疡，逐渐向周围发展并且相互融合，角膜的溶解发展缓慢，剧烈疼痛往往与体征不相符（图8-15）。一般良性型表现为溃疡逐渐向角膜中央区至角膜另一侧扩展，溃疡深度可侵蚀 1/3 到 1/2 的角膜基质，一般不向更深层角膜侵蚀，角膜溃疡面常有新生上皮覆盖和新生血管长入，很少引起后弹力层膨出或穿孔。恶化型溃疡，表现为病程进展快，溃疡进行缘有灰白色浸润线，溃疡深达后弹力层易造成穿孔，未被累及的角膜仍保持透明。病变常局限于角膜缘的一部分，较少形成角膜缘的环形损害。病变有时也向巩膜发展，严重病例，部分睫状体被新生的上皮和血管膜样组织覆盖，还有些溃疡的发展与假性胬肉及角膜血管膜同时生长，特别是鼻侧部的假性胬肉。如果进行性溃疡继发细菌或真菌感染，可以导致前房积脓和穿孔。

【诊断与鉴别诊断】

1. 角膜炎刺激症状和较严重的眼部疼痛。
2. 慢性进行性角膜炎症病史，典型的溃疡病变改变。
3. 鉴别诊断 该病主要应与 Wegener 肉芽肿病鉴别，Wegener 肉芽肿病的主要病变是肉芽肿性损害，可累及全身各组织和器官，易引起副鼻窦炎、动脉炎、肺炎、关节炎、肾脏和眼部的病变，故又名动脉炎肺肾病综合征。

另外，对角膜溃疡刮片和培养有助于区别感染造成的角膜溃疡，从症状和体征也可起到鉴别诊断的作用。

【治疗】 Mooren 溃疡目前尚缺乏特效治疗方法，总的原则是对轻症者首先采取积极的药物治疗，对疗效欠佳或重症患者采取手术和药物相结合的治疗方法。

1. 免疫抑制治疗

(1) 糖皮质激素：对 Mooren 溃疡患者几乎均采用糖皮质激素治疗，可口服或静脉用药。局部可用糖皮质激素和抗菌药物滴眼液治疗，每 2 小时 1 次。因为糖皮质激素类药物能抑制免疫性炎症浸润，但另一方面它可能激活胶原酶，使组织自溶的速度加快，故在应用糖皮质激素滴眼液的同时，局部加用胶原酶抑制剂。

(2) 环孢素（cyclosporine A，CsA）：1% 环孢素滴眼液可以有效减轻炎症反应。

(3) FK506：FK506 滴眼液对复发性蚕食性角膜溃疡有较好疗效。

(4) 胶原酶抑制剂：常用 3% 半胱氨酸滴眼液滴眼，每 2 小时 1 次。也可用 2.5% 依地酸钠溶液滴眼，每 2 小时 1 次。

2. 其他药物治疗 可应用非甾体类抗炎剂，如吲哚美辛、双氯芬酸钠等。合并有葡萄膜炎时，应使用散瞳剂。

3. 手术治疗

(1) 结膜切除术：结膜切除的宽度为 5～10mm，以避免术后因病变组织残留而导致复发。单纯结膜切除术的复发率较高，故术中常在切除球结膜的同时，灼烙该区的球筋膜囊，以清除复发的病理因素。对病变区的角巩膜组织，可以联合切除、灼烙、冷冻治疗，可能会收到比单纯球结膜切除更好的效果。如果裸露的创面较大，同时应用羊膜覆盖术，术后局部继续应用免疫抑制剂和抗菌药物滴眼液治疗，以预防感染。

(2) 部分板层角膜移植术：常采用半月形或环状角膜移植，根据角膜溃疡病灶切除的范围与形状，确定植片的形状。板层角膜移植术后约 5%～10% 患者会出现复发。

(3) 全板层角膜移植术：对角膜病变范围较广，或病变区已侵犯瞳孔区者，应作全板层角膜移植术。

(4) 穿透角膜移植术：病变活动期一般不应行穿透移植术，但在病变结瘢稳定后，考虑增视效果时可做穿透角膜移植术，但疗效较差。术后局部和全身合理的免疫抑制剂应用是保证手术成功的另一重要措施。

第四节 其他类型角膜病变

一、神经麻痹性角膜炎

神经麻痹性角膜炎（neurotrophic keratopathy）是由支配角膜的三叉神经眼支受到损害，引起角膜的营养障碍和炎症性改变。

【病因与发病机理】 常见的原因：①外伤、手术，如三叉神经瘤行三叉神经切除，某些药物注射破坏神经等；②肿瘤，如三叉神经周围的脑膜瘤、神经纤维瘤；③炎症和病毒感染，常见单纯疱疹病毒和带状疱疹病毒感染造成三叉神经节的功能损害，致三叉神经麻痹。

【临床表现】

1. 局部痛觉减退或消失，无异物感。
2. 患者角膜神经知觉障碍，可减退或完全丧失，伴有结膜和眼睑部位感觉减退或消失。
3. 常在角膜中央或偏下方出现点状上皮缺损；病程长者，角膜上皮剥脱面积扩大。
4. 如有眼睑闭合不全，睑裂部角膜可发生持续性角膜上皮缺损或无菌性溃疡。角膜发生溃疡时，伴有睫状充血或混合充血，常伴有虹膜睫状体炎，严重者发生角膜融解，继发感染或穿孔。

【诊断与鉴别诊断】

1. 详细询问与发病原因相关的病史。
2. 面部及角膜的知觉检查。
3. 应与单纯疱疹病毒性角膜炎深基质型和带状疱疹病毒性角膜炎鉴别，前者有反复发作的病史，后者有明显的三叉神经支配分布区皮肤损害。

【治疗】

1. 积极治疗导致三叉神经损害的原发疾病。早期使用人工泪液、角膜润滑剂等保护角膜上皮，用抗生素滴眼液及眼膏预防感染，全身给予维生素 A 和 B 辅助治疗等，也可以配戴高透氧的软性角膜接触镜，但应在眼科医师严格的指导下进行。
2. 如以上治疗效果未能奏效，行永久性睑裂缝合术是很好的选择，待原发病治愈角膜知觉恢复后，再剪开缝合的睑裂。
3. 在神经麻痹治愈之前，应尽量避免角膜手术，如因感染、外伤等必须进行的手术，术后也应佩戴高透氧的角膜接触镜或者进行睑裂缝合保护角膜，角膜缝线因创口延迟愈合而需延长拆线时间，预防感染是非常重要的环节。

二、暴露性角膜炎

暴露性角膜炎（exposure keratitis）是指任何原因限制眼睑的正常闭合，使部分角膜失去眼睑保护，暴露在空气中而造成的角膜损害。

【病因与发病机制】 常见病因包括眼睑缺损、眼睑外翻畸形、眼轮匝肌麻痹所致睑裂闭合不全；眶内肿瘤、眶蜂窝织炎所致眼球突出，以及面神经麻痹和昏迷患者；上睑下垂手术后过矫的患者。角膜由于长期干燥而导致上皮损害，继发感染后形成角膜溃疡。

【临床表现】 早期出现异物感、眼痛、干燥感等。本病的早期可能仅表现为睑裂不完全闭合，在睡眠时角膜部分暴露，故角膜暴露性损害带仅在角膜下 1/2 部位，只是角膜上皮缺损和部分浅基质混浊，如果不及时诊治会造成进一步的损害。严重者可造成视力障碍。

眼部检查时发现暴露于睑裂部的结膜水肿、粗糙、进而结膜出现干燥斑，并伴有眼干燥等一系列症状。严重者，角膜上皮缺损，容易继发感染形成角膜溃疡，甚至形成角膜融解穿孔。

【诊断与鉴别诊断】
1. 有睑裂闭合不全的病史。
2. 典型的临床表现。

【治疗】 治疗的关键在于去除角膜暴露的原因。轻症者频滴人工泪液，晚间用抗生素眼膏预防感染。软性角膜接触镜可保护角膜上皮，重症者也可包眼或人工湿房以增加眼表湿润程度。原发病不能控制，病情不断加重的患者，可行暂时或永久性睑裂缝合术。

三、角膜软化症

角膜软化症（keratomalacia）也称维生素 A 缺乏症，是由于维生素 A 全身缺乏导致的角膜病变。我国儿童中维生素 A 缺乏症的发生率已经明显下降，但在边远农村地区仍有群体流行。

【病因与发病机制】 维生素 A 具有促进生长，维持上皮组织代谢的功能，所以对结膜和角膜上皮功能的维持至关重要；维生素 A 参与视网膜上感光物质视紫红质的合成，增强视细胞的感光能力；参与体内多种物质的氧化过程，尤其是不饱和脂肪酸的氧化过程。维生素 A 缺乏，则生长停滞，生殖功能减退，骨骼发育及生长受阻，引起皮肤黏膜的改变。眼部主要表现为角膜上皮组织干燥和夜盲症。

维生素 A 缺乏的原因：摄入量不足包括挑食、偏食、贫血或长期腹泻等；消耗过多包括婴儿生长过快、营养不良、长期发热、各种慢性感染性疾病等；另外慢性肝脏疾病会导致维生素 A 代谢异常。

【临床表现】 本病多见于营养不良的婴儿，有夜盲症。患儿常有易动、睡眠差、易烦躁的症状，严重者出现精神萎靡，声音嘶哑。

眼部表现分为三期，①夜盲期：夜间尤为傍晚时视物不见，婴儿表现为夜间哭闹加剧；②角结膜干燥期：睑裂部位角膜缘出现泡沫状干燥斑，称为 Bitot 斑，还可见结膜在眼球转动时出现同心圆形干燥皱褶，角膜表面失去光泽，为毛玻璃样外观；③角膜软化期：角膜上皮持续缺损，出现角膜溃疡、坏死。合并感染时易出现前房积脓，严重者可发生角膜穿孔。

【诊断与鉴别诊断】
1. 详细询问病史。
2. 角结膜有干燥的表现。
3. 应与结膜干燥症如 Sjögren 综合征和感染性角膜溃疡鉴别。

【治疗】
1. 积极去除引起维生素 A 缺乏的原因，重视原发病的治疗。
2. 维生素 A 的补充，同时要补充维生素 D。口服维生素 AD 胶囊，严重者肌肉注射维生素 AD 注射液。
3. 预防感染，局部滴用抗菌药物滴眼液预防感染，早期明确诊断和正确治疗，角膜一般不会遗留瘢痕。如合并细菌感染，角膜很快自溶穿孔，即使治愈也会遗留粘连性角膜白斑。当全身营养不良未纠正时，穿透角膜移植手术治疗应慎重，手术有不愈合的风险。

第五节 角膜变性与营养不良

> **病 例** 患者男性，72岁，因双眼视力下降20余年来就诊。
> 初诊情况：双眼球结膜无充血，双眼角膜浅中基质内有颗粒状混浊，前房深，无炎症表现，晶状体混浊（图8-16 病例3）。
> 既往史：患者20年前无明显诱因出现双眼视物模糊，无眼红、痛，未治疗。
> 家族史：家族中无明显阳性患者。
> **讨论题** 1. 该患者的临床诊断是什么？
> 2. 应如何进行治疗？

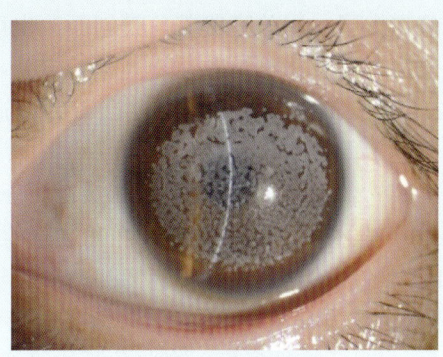

图8-16 病例3

角膜变性（corneal degeneration） 指原来正常的角膜组织，随着生理状态及环境因素的改变导致组织功能失代偿或组织退行性变所致的角膜混浊。

角膜营养不良（corneal dystrophy） 是一组少见的遗传性、具有组织病理特征改变的疾病，常为双眼发病，与原来的角膜组织炎症和全身疾病无关，可在幼年发病，但进展缓慢，有些至晚年才表现出临床症状，药物治疗无效。

一、角膜变性

（一）带状角膜变性

带状角膜变性（band keratopathy）因为角膜表层的混浊呈带状而得名，影响视力的程度与病变发生时间和变性程度有关。本病的病程可以表现为数年至数十年。

【病因和发病机制】 带状角膜变性累及角膜表层，主要为角膜上皮基底膜、前弹力层和浅基质层的钙沉积。钙主要是以羟基磷灰石的形式沉积。目前的确切病因尚不清楚，钙和磷以很难溶解的浓缩物的形式存在于泪液中。但已知与以下因素有关：①眼部慢性炎症，如葡萄膜炎、角膜基质炎及严重表浅性角膜炎等；②甲状旁腺功能亢进、结节病及其他全身疾病引起的高钙血症；③遗传性疾病，如遗传性原发性角膜带状变性；④血磷增高而血钙正常，如慢性肾衰竭；⑤硅油注入的无晶状体眼；⑥眼部长期接触汞制剂等，如使用含汞防腐剂的毛果云香碱、眼内硅油、磷浓度高的黏弹剂。

【临床表现】 发病缓慢，起始于睑裂区角膜边缘部，前弹力层出现细点状灰白色钙质沉着，病变外侧与角膜缘之间有透明角膜分隔，内侧呈火焰状，逐渐向中央发展，汇合成一条横跨睑裂区角膜的水平带状混浊区（图8-17），沉着的钙质常为白色斑片状，略高出上皮表面，如为尿酸盐沉积常为棕灰色。视力下降的程度除与角膜变性的范围有关外，往往与葡萄膜炎和并发性白内障有关。

【诊断与鉴别诊断】 根据病史、典型临床表现、伴有眼部原发病等可诊断该病。本病应注意与角膜上皮下营养不良鉴别。后者为双眼发病，起始于角膜中央部位，不伴有眼内组织炎症。

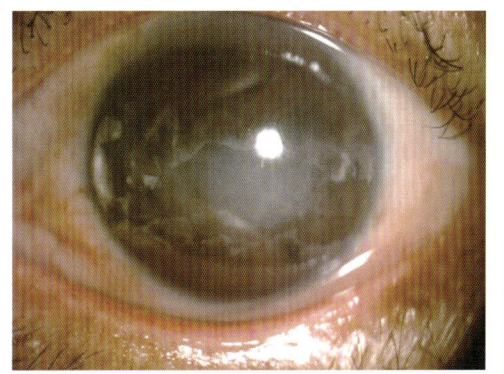

图8-17 带状角膜变性

【治疗】 应首先去除与病因相关的因素，同时进行眼部治疗。带状角膜变性患者早期无症状可以不治疗，也可以使用钙螯合剂 EDTA 滴眼，但疗效较差。

在视力下降或当沉积带穿透角膜上皮导致异物感时，可在表面麻醉下，刮去变性角膜上皮及前弹力层，用羊膜覆盖角膜创面，也可以佩戴软性角膜接触镜，这种治疗方法修复快，且不留瘢痕。复发病例可重复上述治疗或用准分子激光治疗性角膜浅层切除术（phototherapeutic keratectomy，PTK）治疗。混浊严重者可施行板层角膜移植术。

（二）角膜边缘变性

角膜边缘变性（Terrien marginal degeneration）又称 Terrien 边缘变性，在 1900 年首次被 Terrien 所描述，是一种双眼慢性角膜边缘部变薄，角膜基质层萎缩，同时伴有角膜新生血管翳，晚期可形成局限性角膜葡萄肿，最终导致角膜穿孔的慢性眼病。

【病因和发病机制】 目前对角膜边缘变性的病因仍不十分清楚，可能与以下因素有关：

1．自身免疫性疾病 有些角膜边缘变性的患者伴有全身的结缔组织病，如类风湿关节炎、系统性红斑狼疮等，对病变的角膜进行组织学检查，可发现巨噬细胞、淋巴细胞等。

2．变性疾病 本病为双侧进行性疾病，有些患者没有任何炎症过程，组织病理学检查，仅显示角膜板层胶原纤维变性，且有脂质沉着。

3．炎症因素

【临床表现】 通常角膜边缘变性的患者没有明显的自觉症状，或每年有数次眼部轻度发红的症状，无明显的磨痛，但可以自愈。只有出现角膜明显变薄、膨隆形成，造成明显的角膜散光、视力下降且难以矫正时才来就诊。有些患者由于伴有外层巩膜炎、春季角结膜炎（角膜缘型）时，出现眼部炎症性症状时就诊。角膜边缘变性较多发生在上方角巩膜缘，但可以在任何部位的角巩膜缘发病，早期为基质内的点状或弓弧形混浊、浸润，进而出现沟状变薄，靠角膜中央一侧边缘陡峭成白线状，病变为环形发展，靠角巩缘一侧边缘较平坦。有的患者为边缘进行性基质变薄，并无沟状改变。病变区均可见大量新生血管翳伸入。新生血管上端附近有黄白色点状、片状、线状脂质沉着，脂质沉着区域为变性的进展部分。随着病程的进展，变薄的

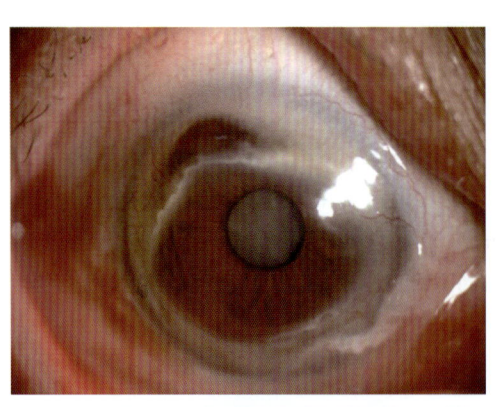

图 8-18 角膜边缘变性图

角膜不能抵抗正常眼压时，病变处角膜膨隆前凸，严重者只有一层变性的角膜上皮和后弹力层，当有外界压力或腹压增高时，膨隆处角膜可自行破裂、穿孔、虹膜嵌顿，据报道本病的自行穿孔率为 10% 左右（图 8-18）。

【诊断和鉴别诊断】 裂隙灯检查典型的临床表现，并结合超声角膜测厚，角膜曲率及角膜地形图早期可以诊断。形态学的变化，可以应用 Visante OCT 做出鉴别诊断。

角膜边缘变性需要与 Mooren 溃疡、角膜老年环、圆锥角膜等疾病相鉴别。Mooren 溃疡为角巩膜的蚕食性炎症，而本病为慢性角膜周边部变性疾病，并无明显的炎症表现；老年环多为老年人所发生，角膜双侧对称性改变，并无角膜周边变薄的表现；圆锥角膜为角膜中央区变薄，而角膜边缘变性是角膜周边部变薄。

【治疗】

1．药物 由于病因不明，目前没有有效的药物，本病的病程可能为数年至数十年不等，可在眼局部充血时适当应用糖皮质激素或非甾体抗炎药物，以缓解症状，但不能阻止角膜变性的发展。

2．手术治疗 目前最有效的手术是部分板层或全板层角膜移植术，一般不行穿透角膜移

植术,该病只要及时接受治疗,预后良好。手术的指征主要是看角膜散光是否可以通过戴镜或RGP矫正。如病变已进入膨隆期,应行部分板层角膜移植术治疗,常用的术式为半月形板层角膜移植术;当角膜变薄区大于1/2圆周时,可以采用指环式板层角膜移植术;如果中央区角膜已受累,应采用全板层角膜移植术。

二、角膜营养不良

(一)上皮基底膜营养不良

上皮基底膜营养不良(epithelial basement membrane dystrophy,EBMD),也称地图-点状-指纹状营养不良(map-dot-fingerprint dystrophy),是最常见的前部角膜营养不良。

【病因与发病机制】 本患者群中患病率较低,为常染色体显性遗传,多为双眼发病,女性多见。30岁后患病率增加。病理组织学检查:①基底膜增厚,并向上皮内延伸;基底上皮细胞不正常生长,并分泌一些片状物质,妨碍正常上皮的脱屑而导致上皮细胞变性,引起上皮与基底膜黏附不良而发生上皮脱落;②上皮细胞不正常,伴有微小囊肿;③在上皮基底膜和前弹力层之间可见微丝物质。

【临床表现】 角膜中央上皮层及基底膜内有三种改变,即灰白色小点或微小囊肿、地图样线和指纹状细小线条。常用裂隙灯的宽光带或巩膜缘光线散射法辨别细微病灶。指纹状病变的角膜混浊特点是头发丝样细指纹状同心圆型排列;而地图状的混浊线较粗,不规则,像地图上的边界线或海岸线。患者可反复出现上皮剥脱和视物模糊。

【诊断与鉴别诊断】

1．病史。

2．典型的临床表现。

3．角膜 RTvue OCT 检查,有助于鉴别角膜病变的部位。

【治疗】

1．用不含防腐剂的人工泪液,适当用抗生素眼药水和眼膏预防继发感染。

2．病变部位行角膜上皮刮除,同时行羊膜覆盖术。上皮剥脱时可包扎或配戴宽松的软性角膜接触镜。

3．PTK 也是一种有效的治疗手段。

(二)角膜基质层营养不良

1．颗粒状角膜营养不良(granular corneal dystrophy)

【病因与发病机制】 颗粒状角膜营养不良是一种常染色体显性遗传的营养不良,是由于染色体 5q31 的基因缺陷引起的。

【临床表现】 在角膜浅中层开始为散在面包屑样混浊。随着年龄增长,颗粒状混浊的数量增加,并且扩大互相融合成盘状,并向深基质层发展,病程进展缓慢,一般不会到达角膜缘,内皮细胞功能和形态正常。

2．格子状角膜营养不良(lattic like corneal dystrophy)

【病因与发病机制】 是一种常染色体显性遗传性眼病。

【临床表现】 病变主要在角膜中央的浅中基质层内,可见基质内树枝状交叉走行的玻璃样线,还可伴有浅基质的点状或雾状混浊,但病变很少侵及到角膜缘,可见反复的角膜上皮糜烂,不规则散光是影响视力的重要因素。

3．斑块状角膜营养不良(macular corneal dystrophy)

【病因与发病机制】 是一种常染色体隐性遗传性眼病。

【临床表现】 早期角膜病变从浅基质开始,病变为边缘不清的斑块状,随病情的进展,逐渐侵及角膜的全层及周边,可出现上皮反复剥脱及中央角膜变薄。

第八章 角膜病

【诊断与鉴别诊断】
1. 孩童时期视力良好，双眼到青春期出现缓慢进行性视力减退、畏光，但无眼部红、痛。
2. 视力不能矫正。

【治疗】 发生上皮糜烂时，可用角膜接触镜。浅层的混浊，PTK 疗效较佳。当视力明显受损时，可行板层角膜移植或穿透角膜移植术。

（三）角膜内皮营养不良

角膜内皮细胞营养不良（Fuchs' endothelial dystrophy）是一种双眼发病、进展缓慢、角膜内皮发生病变的疾病。此病最早在 1910 年由维也纳眼科医生 Ernst Fuchs 描述，裂隙灯显微镜在临床使用后，Vogt 首次描述了这组患者角膜后表皮有小的赘生物或称角膜后油滴状物。

【病因与发病机制】 角膜内皮细胞营养不良为散发性的常染色体显性遗传。多发生于 50 岁以上的妇女。

【临床表现】 早期检查为角膜后弹力层散在的局灶性增厚，呈现角膜后滴状改变，也称角膜赘疣（corneal guttata）。角膜滴状物首先出现在角膜中央，逐渐向周边扩展，后弹力层皱褶，后弹力层有时像被一张金箔状膜覆盖，角膜增厚。随着病情的进展，角膜基质水肿，整个角膜呈毛玻璃样外观。在裂隙灯显微镜下可见赘疣伴有细小点色素颗粒像一个金色反光的小丘，角膜内皮显微镜下可以发现内皮细胞密度减少，形态异常，内皮细胞间镶嵌着病理性黑区。黑区逐渐增多、密集，严重时看不到角膜内皮细胞。由于角膜内皮损害及变性的进行性加重，内皮功能逐渐失代偿，开始表现为角膜上皮的大泡性水肿，大泡破裂剧烈磨痛，视力严重受损。

【诊断与鉴别诊断】
1. 病史。
2. 角膜内皮显微镜检查可见特征性改变。裂隙灯显微镜检查，可见角膜内皮面有滴状赘疣和金箔样细小发光点，在角膜后表面均匀分布。
3. 应与大泡性角膜病变和角膜后 KP 鉴别。前者有疾病史和持续性疼痛，后者为炎症所致，并且多集中在角膜下部。

【治疗】
1. 早期出现角膜赘疣不需要治疗。
2. 当出现晨间视力下降、视物不清时，可使用高渗葡萄糖溶液滴眼以加快角膜基质脱水。治疗性角膜接触镜对角膜上皮大泡有减轻症状的作用。
3. 当出现角膜大泡，持续角膜水肿，严重影响视力时，可行穿透角膜移植术或者角膜内皮移植术。

三、圆锥角膜

圆锥角膜（keratoconus）是一种以角膜扩张为特征，致角膜中央部向前凸出、变薄呈圆锥形并产生高度不规则散光的角膜病变。

【病因与发病机制】 圆锥角膜的确切病因及发病机制仍不清楚。

【临床表现】 本病好发于 15～20 岁青年人，但在 9～40 岁之间均可发病，一般认为发病年龄越小，病程进展越快。临床主要症状为单眼或双眼近视，其中一只眼近视进行性加剧，且难以矫正。

圆锥角膜临床分期：
1. 潜伏期 角膜圆锥不明显，角膜屈率＜48D，常为一眼已确诊为圆锥角膜，另一眼出现屈光不正时，考虑为此期，角膜地形图可表现轻度后圆锥。
2. 初期 以屈光不正为主，角膜曲率一般 48～50D 之间，开始为近视，逐渐发展成为散光或不规则散光,一般可用框架眼镜矫正。散光大的还可用硬性角膜接触镜矫正,角膜地形图除表现散光外,可表现明显后圆锥。

3. **完成期**　出现典型的圆锥角膜症状,视力下降明显,角膜屈率＞50D,框架眼镜不能矫正视力,主要是中央角膜明显变薄,视力极差的主要原因是角膜明显前凸造成的不规则散光,有四个临床特征:①Munson征:嘱患者眼往下看时,下眼睑缘的弯度因前凸角膜的异常支撑而变畸形(图8-19);②Fleischer环,在前凸的角膜锥底部的角膜上皮及基底内有铁质沉着,为一棕褐色环,在裂隙灯的钴蓝色光下更易发现(图8-20),有些患者只能看到部分F氏环;③Vogt线,在圆锥角膜的中央,见基质深板层皱折增多而引起的数条混浊或半透明的白色细线,多见为垂直状,还有的为水平状(图8-21),在对眼球加压后,此线可消失;④角膜呈锥状明显前凸,中央变薄(图8-22)。

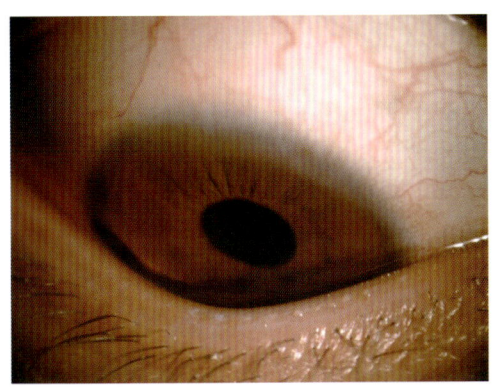

图8-19　圆锥角膜　Munson征阳性

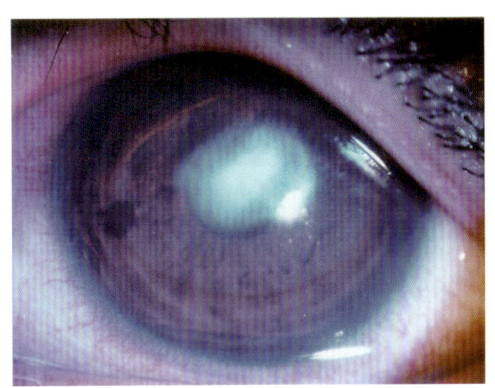

图8-20　圆锥角膜　Fleischer环

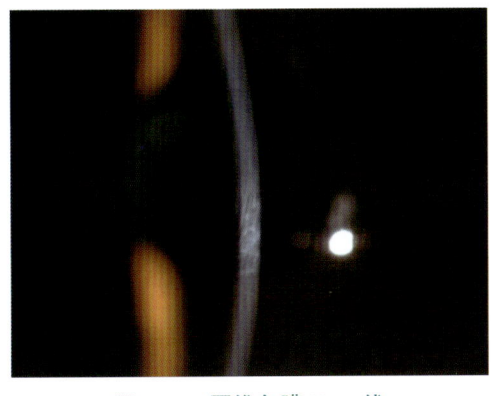

图8-21　圆锥角膜Vogt线

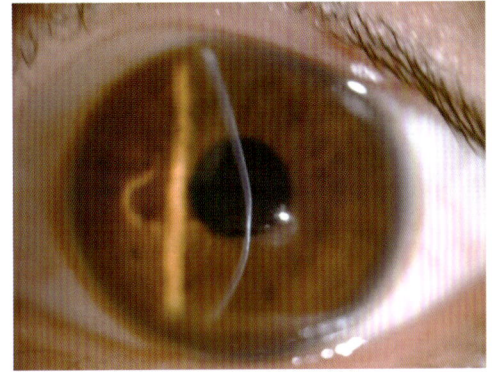

图8-22　圆锥角膜
角膜锥状前突,中央角膜变薄

4. **瘢痕期**　中央角膜,一般在圆锥顶部形成丝网状及片状混浊,白色瘢痕,视力下降明显,各种眼镜均不能矫正。

【诊断与鉴别诊断】

1. 典型的临床表现。
2. 角膜地形图在诊断早期圆锥角膜方面具有重要的参考价值。

【治疗】

1. 框架眼镜,对早期的近视、规则散光或低度不规则散光可用框架眼镜矫正。
2. 角膜接触镜,对角膜散光较大患者,框架眼镜难以矫正,可选用硬性角膜接触镜(RGP),硬性角膜接触镜可以较好矫正散光,或延缓圆锥角膜的发展。
3. 角膜移植术

第八章 角膜病

深板层角膜移植术（deep lamellar keratoplasty）手术适应证：①不能很好佩戴RGP；②虽可佩戴RGP，但不能长时间耐受者；③RGP不能矫正视力者；④角膜中央后弹力层破裂或已出现瘢痕者。

穿透角膜移植术手术适应证：①圆锥角膜完成期的急性圆锥；②角膜中央有明显瘢痕。

4．目前圆锥角膜的治疗还有角膜基质内基质环植入、热成形术以及近年进行的角膜核黄素紫外光交联法等。这些治疗方法虽然都在临床应用，但都缺乏推广，还需要更多的病例和更长时间的随访观察做出结论。

第六节　角膜先天异常

一、小角膜

小角膜（microcornea）是指出生婴儿角膜横径小于9mm，成人角膜横径小于10mm，而不是全眼球小或伴有眼球的其他畸形者。

【病因与发病机制】　小角膜病因不明，可能是常染色体显性或隐性遗传，显性遗传更常见。推测是在胚胎5个月时，角膜生长受到阻碍，也可能是视杯发育不均衡，留给正常角膜发育空间小造成的。

【临床表现】　因为小角膜的角膜扁平，通常角膜曲率较小，随着发育，高眼压及闭角型青光眼的发生率较高；另外，小角膜常伴有先天性角膜新生血管和先天性白内障以及视神经发育不良等，视力有不同程度的损害，同时伴有较严重的屈光不正。

【诊断和鉴别诊断】

1．依靠病史和临床表现。

2．本病的诊断主要依靠角膜直径的测量。角膜直径小于正常值；还应做屈光检查、压平眼压及眼底检查；眼轴和角膜曲率检查以排除先天性小眼球的小角膜。

【治疗】　视力正常，但仍要坚持长期随诊，及时纠正因角膜因素造成的屈光不正，尤其为远视眼时更应及时纠正，伴有青光眼时应进行相应降眼压处理或选择手术治疗。

二、大角膜

大角膜（macrocornea）是指角膜直径大于13mm，无进行性扩大，特别不是因为先天性青光眼的因素造成的角膜扩大。

【病因和发病机制】　大角膜的病因不明。可能与胚胎发育时视杯前末端前移，留下一个较大的空间让角膜发育，也可能与全身的胶原合成异常增多有关。大角膜多呈X连锁隐性遗传，90%患者是男性。

【临床表现】　角膜的最大直径＞13mm，角膜厚度正常，内皮细胞计数也正常，大角膜通常双眼对称发生，病程为非进展性。先天性大角膜常伴有虹膜萎缩、虹膜震颤、小瞳孔，先天性白内障等。

【诊断和鉴别诊断】　本病诊断只要依靠角膜直径测量，除了角膜直径大于正常外，角膜无进行性扩大，压平眼压和视神经正常。

本病应与先天性青光眼所致的大角膜进行鉴别。依靠角膜直径检查、角膜厚度检查、眼压测量和眼底检查有助于鉴别诊断。大角膜一般不会随年龄增大，视力也不受影响，眼压正常、角膜透明和视神经正常，但先天性青光眼患儿有随年龄增长视力减退的变化特征，而且角膜内皮细胞计数亦降低。

第八章 角膜病

【治疗】 一般无须处理，但随诊是重要的，角膜直径、眼压、眼底和视力是必须要随诊观察的项目。如出现并发症或视力异常，应进行相应对症处理，以矫正屈光不正和处理并发症。

三、扁平角膜

扁平角膜（flat cornea）是指角膜曲率低于正常，同时常伴有其他眼部先天性发育异常的疾病，通常把角膜曲率在 20D～30D 之间的患者（正常为 43D）称为扁平角膜。

【病因与发病机制】 在胚胎发育的早期，角膜与巩膜的曲度是一致的，只是巩膜部分不透明而已。扁平角膜的形成，主要是在胎胚期 7～10 周时，角巩膜缘细胞没有正常发育，使角膜不能形成如钟表面一样镶嵌在巩膜内，没有角巩膜缘，角膜与巩膜间没有特定的边界，最终发育成与巩膜一样的曲度。扁平角膜的患病率很低。遗传方式为显性或隐性遗传。隐性遗传临床症状更重且可并发中央角膜混浊。

【临床表现】 扁平角膜通常与先天性巩膜化角膜或小角膜相伴，也常与眼及全身性先天性疾病相伴，如先天性白内障、眼前段或眼后段发育不良等。由于浅前房或房角发育不良，高眼压、青光眼的发生率高。扁平角膜多导致远视，但因为眼轴长度不同，其屈光状态无法预测。

【诊断和鉴别诊断】 本病的诊断主要依靠角膜曲率检查，当角膜曲率小于 30D 时，即可诊断。

【治疗】 主要是矫治屈光不正，光学眼镜很难达到矫治目的，配戴 RGP 也会有技术上的困难。如伴有中央角膜混浊，可行角膜移植术，但术后继发性青光眼、免疫排斥反应的发生率较高；如伴有高眼压等并发症，应行相应处理。

四、球形角膜

球形角膜（Keratoglobus）是全角膜变薄、扩张的一种角膜病。

【病因与发病机制】 球形角膜病因不明，有研究表明球形角膜与圆锥角膜的发展有密切的关系，均表现为角膜变薄和扩张，而且病理特征也相似，患病率很低。

【临床表现】 双眼对称性发病，以全角膜变薄、前凸扩张为特点，角膜直径变大，角膜基质为正常的 1/3 到 1/4 厚度，最薄处往往在角膜缘内的角膜，本病在出生时就被发现，一般进展缓慢，患者一般视力均很差，难以矫正。也有发生类似急性圆锥角膜样的角膜油滴状水肿，有发生角膜穿孔的风险。

【诊断和鉴别诊断】
1. 有视力渐进性减退病史；
2. 有角膜前膨的临床表现，中央及周边角膜均变薄；
3. 角膜曲率及角膜 Visant OCT 检查，角膜球形隆起、角膜周边变薄可协助诊断。应注意与先天性青光眼及大角膜的鉴别诊断。

【治疗】 本病的治疗较困难，早期可考虑行角膜接触镜，但接触镜的摩擦易诱发角膜进一步变薄造成穿孔。全板层角膜移植可保存眼球，但术后视力不佳。穿透角膜移植术因为植片大，一般要缝合在巩膜上，术后免疫排斥反应不可避免，是不得已而选择的手术方式。

五、巩膜化角膜

巩膜化角膜（sclerocornea）是一种非进行性、非炎症的角膜巩膜化。

【病因和发病机理】 巩膜化角膜是一种偶发的常染色体隐性或显性遗传性眼病，约 50%

第八章 角膜病

病例为散发。组织病理学检查，巩膜化角膜没有正常的角膜内皮细胞，巩膜化角膜组织内有血管生长。

【临床表现】 80%的巩膜化角膜患者伴有扁平角膜，无性别差异。常可双眼同时发生。本病往往表现为全部或部分角膜无角巩膜缘界限，病变角膜的颜色为巩膜样改变，有大量的新生血管伸入角膜。巩膜化角膜常伴有房角发育异常及球形晶状体等。

【诊断和鉴别诊断】

1. 病史为先天性，出生时即发现角膜色泽异常。
2. 典型的临床表现。
3. 应与先天性角膜混浊相鉴别，先天性角膜混浊主要为角膜病变，与巩膜尚有明显的界限。

【治疗】 穿透角膜移植手术成功率极低，失败的主要原因为高发生率的术后免疫排斥反应及角膜再次新生血管化，另外，失败的原因与合并眼内组织发育异常也有关系。临床上对单眼的巩膜化角膜因为弱视和术后免疫排斥反应的问题，很少考虑角膜移植术，但双眼患儿还是应当根据情况积极考虑手术治疗。

第七节 角膜肿瘤

一、角膜皮样瘤

角膜皮样瘤（corneal dermoid tumor）是一种类似肿瘤的先天性异常，来自胚胎的皮肤，属典型的迷芽瘤。出生后即可发生，肿瘤随年龄增长可侵犯瞳孔区角膜而影响视力。

【病因和发病机制】 角膜皮样瘤是先天性的，没有遗传倾向，属于散发。

组织病理学检查，是角膜、角巩缘及巩膜上一种胚胎的皮肤样组织的错位生长，是典型的迷芽瘤，肿瘤内含有纤维和脂肪组织，还可见汗腺、皮脂腺和毛囊等组织，偶见软骨，是一个实质性肿块，多侵及角膜基质层。

【临床表现】 皮样瘤为一圆形、扁平、黄色或粉红色，像小山丘状的肿瘤。表面可见有毛发，常发生在颞之下及颞之侧，角巩缘常为肿瘤的中心，肿瘤一半在角膜上，另一半在巩膜表面，肿瘤可发生在角膜上的任何部分。肿瘤常造成的角膜的散光，随着肿瘤的生长、散光逐渐增大，造成视力下降，还会由此造成弱视。

【诊断和鉴别诊断】

1. 病史和典型的临床表现。
2. 组织病理学检查结果。由于其特殊的部位和外观，诊断并不困难。

【治疗】 手术切除肿瘤。如肿瘤侵犯较深，应同时行部分板层角膜移植术，术后积极矫正由于肿瘤造成的角膜散光，以预防弱视的发生。该病手术治疗疗效较好，角膜可以留有轻度瘢痕，切除较彻底者，不会因复发再次手术。

二、角膜原位癌

角膜原位癌（carcinoma in situ）是指未穿破上皮基底膜的上皮样良性肿瘤，白种人较多见，好发于老年男性患者。因早期由美国 Bowen 报告皮肤科病例，故本病也曾称为 Bowen 病。

【病因和发病机制】 本病局限在上皮内，真正原因不明，可能与光照、病毒感染或特异性免疫炎症有关。

【临床表现】 肿瘤好发于角巩膜缘部，呈灰白色半透明隆起，常伴有一个伞缘状边缘浸润灶向角膜中央扩展，有血管时呈红色胶样扁平隆起，界限清楚，可局限生长，病程进展缓慢。也有些一开始就在角膜中央或眼睑皮肤生长。

【诊断和鉴别诊断】

1．依靠病史和临床表现，可做出初步的诊断。

2．明确诊断需要依靠组织病理学检查。

【治疗】 本病的治疗主要是手术切除加冷冻治疗，如病变侵犯范围较大，可在手术切除时联合部分板层角膜移植术，同时进行局部化疗，可单独应用或手术切除后辅助治疗，可应用 0.04% 丝裂霉素 C（mitomycin C）或 1% 5-氟尿嘧啶（5-FU）溶液滴眼。

思考题

1．如何对一位感染性角膜炎患者进行正确诊断？

2．运用你学习的分子生物学、微生物学知识，如何对真菌性角膜炎可能的发病机理进行研究和推测？

（谢立信）

第九章 眼表疾病概论

> **病 例** 患者刘某，女，30岁。因眼干涩、异物感、烧灼感一周就诊。职业为财会人员，每天使用电脑8小时以上，症状在午后加重，休息后缓解。眼科检查：双眼视力均为1.0，球结膜轻度充血，睑裂区结膜丽丝胺绿染色阳性，角膜透明，荧光素染色阴性，泪膜破裂时间6秒，Schirmer实验7mm/5min，其他眼部检查未见异常。
>
> **讨论题** 1. 患者可能的诊断是什么？如何治疗？
> 2. 如何指导患者减少或避免症状的再次发生？

第一节 概 述

眼表是指由角膜上皮、结膜上皮、副泪腺、眼睑、主泪腺及它们之间的神经连接组成的泪腺功能单位（lacrimal functional unit），共同参与泪液分泌和泪膜形成的调控，维持眼表及其下基质微环境的健康。泪腺功能单位任何一个环节的损害均可导致泪膜完整与功能的破坏以及角结膜的损伤，从而出现眼表泪液疾病（ocular surface and tear diseases）。包括所有的浅层角膜病、结膜病、外眼疾病、泪腺和泪道疾病。

泪膜的构成 泪液量、成分以及眼睑结构、功能的正常保证了泪膜的稳定，结膜杯状细胞分泌的黏蛋白、非杯状细胞、角膜上皮细胞表达的跨膜蛋白参与泪膜构成。泪膜由外向内由三部分组成：①脂质层；厚约0.1μm，由睑板腺分泌，可减少泪液蒸发，维持闭睑时水密状态；②水液层：约7μm，由主、副泪腺分泌，含盐类和蛋白质，涂于眼表维持湿润环境；③黏蛋白层：约20～50μm，由结膜杯状细胞、结膜和角膜上皮细胞共同分泌。其基底入角膜、结膜上皮细胞微绒毛间，使疏水上皮细胞变为亲水。目前认为水液层和黏蛋白层并非截然分开，而是相互融合形成一凝胶层，黏蛋白的浓度由里向外呈梯度下降。

常见的眼表疾病类型：

眼表疾病或称眼表泪液疾病可分为两部分：上皮病变和泪液病变。

上皮病变分为鳞状化生及角膜缘干细胞缺乏 ①鳞状化生 为非角化眼表上皮向病理性的角化上皮转化。各种导致瘢痕化的炎症、外伤、变性、坏死及各种引起泪膜不稳定的因素均可导致眼表鳞状化生，使眼表正常功能失调。②角膜缘干细胞缺乏（limbal stem cells deficiency）特征为正常的角膜上皮被结膜上皮侵占、替代。表现为角膜表面"结膜化"，新生血管形成，基底膜被破坏、纤维细胞侵入，慢性炎症乃至形成溃疡。

角膜缘干细胞缺乏有：①损伤性角膜缘干细胞缺乏：有明确的致病原因，如化学伤或热烧伤、Steven-Johnson综合征、中毒性表皮坏死溶解、角膜缘多次手术或冷凝、热凝、局部应用抗代谢药物的毒性作用、角膜接触镜所致角膜病和严重微生物感染等；②基质微环境异常性角膜缘干细胞缺乏：如先天性无虹膜症、遗传性多种内分泌缺乏相关性角膜病、神经麻痹性角膜炎、放射线性角膜损伤、边缘性角膜炎、翼状胬肉等。

（泪液病变见本章第三节内容）

第二节　眼表疾病的治疗原则

基本治疗原则：①恢复和维持泪腺功能单位各结构的正常与稳定；②提供有利于支持上皮生长的基质微环境；③保证足够数量具有存活、生长、扩增、分化能力的角膜缘干细胞；④保持功能良好的泪膜。

如角膜缘干细胞缺乏是局限性的，尽量避免用毒性强的眼药，要用不含防腐剂的糖皮质激素眼药、角膜润滑剂或戴绷带式接触镜，同时清除侵入角膜的结膜上皮及施行羊膜移植术。对弥漫性角膜缘干细胞缺乏，病变限于角膜浅层，可行羊膜移植联合异体角膜缘板层移植并应用环孢素 A 抑制排斥反应或行羊膜移植联合自体角膜缘移植。如果角膜缘干细胞严重缺乏，且病变较深，应行羊膜移植手术恢复角膜缘周围的基质环境，然后行异体角膜缘移植联合板层角膜移植。羊膜移植目的在于恢复角膜缘基质微环境，角膜缘干细胞移植目的在于提供足够的角膜缘干细胞数量。在进行眼表重建手术时，应首先切除坏死或炎症明显的病变组织，尽可能保留残存的正常上皮细胞。充分缝合固定羊膜于表层巩膜上是手术成功的关键。另外，患眼的干眼及其严重程度也将影响手术的成功率。因此，术前、术后治疗干眼和保持泪膜稳定是眼表手术成功的重要步骤。总之，眼表疾病的治疗是个复杂的综合治疗过程，要考虑将泪腺功能单位作为一个整体，各结构与功能的恢复是眼表疾病治疗成功的保证。

第三节　干　眼

干眼（dry eye）是由于泪液的量或质或流体动力学异常引起的泪膜不稳定和（或）眼表损害，从而导致眼不适症状及视功能障碍的一类疾病。

正常眼结膜囊泪液的容量为（7±2）μL，pH 值平均 7.35（5.20～8.35），渗透压为 295～309mOsm/L。泪液中的蛋白 60% 为白蛋白，球蛋白和溶菌酶各占 20% 左右，免疫球蛋白有 IgA、IgG 和 IgE，其中 IgA 含量最高，含有由泪腺分泌的表皮生长因子（EGF）、转化生长因子 β（TGFβ）和碱性成纤维细胞生长因子（bFGF）。泪液中溶菌酶、γ 球蛋白和其他抗菌酶，如乳铁蛋白和 β 溶素协同作用，是眼表重要的防御成分，对维持泪膜的无菌状态起一定的作用。泪液中含 K^+、Na^+、Cl^- 的浓度比血浆中的浓度高，含有少量的葡萄糖和尿素等。

【病因及分类】　按病因分为五类：①水液缺乏型干眼（aqueous tear deficiency，ATD）病因包括：先天性泪腺发育不良及三叉神经发育不良；获得性：与全身疾病有关的泪腺功能低下（如 Sjögren 综合征、淀粉样变性等）、感染、外伤、面神经麻痹及可减少泪液产生的药物（如抗组胺药、抗胆碱能药、利尿药、全身麻醉药、抗精神病药及 β 受体阻滞剂等）等；②黏蛋白缺乏型干眼（mucin tear deficieny，MTD）病因包括维生素 A 缺乏、Steven-Johnson 综合征、眼部类天疱疮、沙眼、化学烧伤及药物副作用（抗组胺药、抗胆碱能药及 β 受体阻滞剂）；③蒸发过强型干眼（over evaporation）病因包括睑板腺功能障碍、睑缘炎、视屏终端综合征、眼睑缺损或异常等；④泪液动力学异常型干眼（dynamic abnormal）常见病因为瞬目异常、泪液排出延缓、结膜松弛等；⑤混合型干眼（mixed）：为临床上最常见的干眼类型，为以上两种或两种以上原因所引起的干眼。

【临床表现】　干眼最常见的症状为刺痛或异物感，其他有眼部干涩、痒、烧灼感、畏光、眼红、视物模糊或视力波动等。症状在午后、过度用眼或暴露于特殊的环境（干燥、低湿度等）而加重。裂隙灯检查下睑缘泪河中断或不完整，下穹窿部有时可见黄色的黏丝样分泌物，球结膜失去正常的光泽，有时见球结膜增厚、水肿和充血，睑裂区结膜和角膜上皮不同程度的细小点状染色，且结膜染色病变早于角膜，虎红或丽丝胺氯染色比荧光素染色更敏感，能发现早期或轻度干眼。晚期，可出现丝状角膜炎。

【临床检查】 临床常用检查方法主要包括：①泪液分泌试验（Schirmer's test）：常用 Schirmer I 实验，其中基础泪液分泌检测应用表面麻醉药，测量副泪腺的分泌功能，＞5mm/5min 为正常；测量反射性泪液分泌不用麻药，＞10mm/5min 为正常；②泪膜破裂时间（BUT）：反应泪膜的稳定性，正常 BUT＞10 秒，脂质层、水液层和黏液层的异常均可使 BUT 缩短，在黏液层缺乏性干眼可能表现为 BUT 缩短而 Schirmer 试验正常；③角膜荧光素染色（fluorescein staining）：可观察角膜上皮缺损和判断泪河的高度，正常泪河高度＞0.3mm；④角结膜虎红（rose bengal）染色：使干燥、失活的角、结膜上皮细胞和黏液染色阳性，也可使无足够黏蛋白覆盖的上皮细胞染色；⑤丽丝胺氯（lassimine green）染色：使失活或变性的细胞和缺乏黏蛋白覆盖的眼表上皮细胞染色阳性，刺激性较虎红小；⑥泪液渗透压（tear osmolality）测定：干眼和角膜接触镜佩戴者可出现泪液渗透压增加，如＞312 mOms/L 可诊断为干眼。

【诊断】 干眼的诊断主要依据病史、症状及临床检查。目前尚无国际公认的统一诊断标准，中华医学会眼科分会角膜病学组 2013 年制定的干眼临床诊疗专家共识中，我国的干眼诊断标准为：①有干燥感、异物感、烧灼感、疲劳感、不适感、视力波动等主观症状之一和 BUT≤5 秒或 Schirmer I 实验（无表面麻醉）≤5mm/5min 可诊断干眼；②有干燥感、异物感、烧灼感、疲劳感、不适感、视力波动等主观症状之一和 5 秒＜BUT≤10 秒或副泪腺分泌小于或等于 5mm/5min，Schirmer I 实验（无表面麻醉）≤10mm/5min，同时有角结膜荧光素染色阳性可诊断干眼。

【并发症】 干眼早期可有轻度视物模糊，晚期可出现角膜溃疡、变薄、穿孔、继发感染、角膜瘢痕形成和新生血管，视力明显下降。

【治疗】 先应去除病因，针对不同类型干眼给予相应治疗方案。

1．水液缺乏型干眼：补充人工泪液；保存泪液，泪道栓塞；抗感染治疗，减轻眼表炎症，局部使用非甾体激素或糖皮质激素或免疫抑制剂；刺激泪液分泌药物；自体血清的应用；相关全身疾病的治疗；手术治疗。

2．蒸发过强型干眼：眼睑物理治疗；湿房镜；局部抗生素/糖皮质激素眼液及眼膏；局部人工泪液及治疗脂溢性皮炎的药物；口服多西环素或四环素。

3．黏蛋白缺乏型干眼：不含防腐剂或防腐剂毒性较小的人工泪液；泪道栓塞；促进黏蛋白分泌及杯状细胞生长药物；局部非甾体激素或糖皮质激素或免疫抑制剂；手术治疗。

4．泪液动力学异常型干眼：不含防腐剂或防腐剂毒性较小的人工泪液；局部非甾体激素或糖皮质激素或免疫抑制剂；治疗性角膜接触镜；手术治疗。

5．混合型干眼：人工泪液；湿房镜或泪道栓塞；局部非甾体激素或糖皮质激素或免疫抑制剂；刺激泪液分泌药物；自体血清；相关全身疾病的治疗；手术治疗。

第四节　视屏终端综合征

视屏终端（visual display terminal，VDT）综合征是指由于长时间操作或从事计算机相关工作引起的神经衰弱综合征、肩颈腕综合征及一系列眼部不适和视觉问题。其中，眼部不适是 VDT 作业者最常见的问题，称为计算机视觉症候群（computer vision syndrome，CVS）。

【发病机制】 ①VDT 特征，如显示器的质量、图像刷新率和眩光效应等可对 VDT 操作时的调节产生一定的干扰；②环境因素：室内照明不足、反光、眩光等环境因素也可能是视疲劳的影响因素。③VDT 操作者因素：精神状态、眼部因素（屈光不正、隐斜视、老视前期、调节和集合异常、双眼融合功能不足、屈光参差等）也是视疲劳的重要原因之一。

【临床表现】

1．视疲劳　视疲劳症状包括眼酸、眼胀、视物模糊、视力不稳、视物变形、眼皮沉重感等。长时间进行 VDT 操作者的视线在屏幕、键盘和文稿之间频繁移动，双眼需要反复作细微的调节和集合调整，眼肌负荷增加，从而发生眼肌疲劳，导致一系列症状出现。

2．头痛　VDT 操作者可表现为压力型头痛，这些来源于焦虑、忧郁、某些眼病，如散光、远视；工作环境因素，如眩光、照明不足、显示屏位置不当等。

3．视物模糊　可能的影响因素包括 VDT 操作者本身的屈光不正、老视；环境因素：屏幕质量不佳、眩光、观察角度不当等。

4．眼干和刺激　VDT 操作时，睑裂增大、瞬目次数减少，BUT 缩短，泪液蒸发增加，同时其他一些因素也可加重干眼，如：①环境因素：空调、湿度低；②性别与年龄：女性比男性容易发生干眼，尤其是绝经期后的妇女更常见；③眼睑炎症；④佩戴角膜接触镜；⑤眼部化妆；⑥全身病及用药情况的影响等。

5．畏光和复视。

6．肩颈腕综合征　VDT 操作者工作时长时间为端坐姿势，躯干前倾，双臂半伸半屈，手高肘低，呈一定程度的强迫体位，伴随头、眼、手快速频繁的动作，导致某些肌肉过度紧张，表现为颈、肩、背、臂及腕、指关节的发僵、疼痛、麻木和痉挛等。

7．神经衰弱综合征　长期从事 VDT 作业者，受 VDT 产生的微波对人体中枢神经系统的影响，以及工作环境中正负离子平衡紊乱，导致中枢与自主神经功能失调，出现头痛、易激怒、疲劳、多梦、心悸、多汗、厌食、恶心、思维缓慢等神经衰弱征候群。

【治疗】

1．屈光不正的矫正　首先要矫正屈光不正以减少 VDT 操作者调节性疲劳，验配适合 VDT 操作距离的眼镜。

2．双眼视觉训练　对于双眼视觉功能不良者应首先进行视觉训练，训练无效者，对调节力差者 VDT 操作时戴双焦或多焦眼镜；对集合功能不足者可选择棱镜干预或手术矫正。

3．改善 VDT 工作条件　①显示器位置：应使显示器的高度低于水平线以下至少 15°，眼与屏幕之间的距离应在 50cm 以上，以减少视疲劳发生的机会；②照明：灯光不要太强，要避免光线直接照射屏幕引起反射，以采用间接照明的方式为宜，还可应用百叶窗、窗帘等调节窗户的进光量，以保持室内照明基本稳定；③控制眩光：应选择无闪烁的直流荧光灯，控制室内物体的反光率，必要时可选用滤光屏以减弱反射眩光。

4．休息计划　建议使用 VDT 在 1 小时期间远眺 2 次可阻止视疲劳的发生。

5．药物治疗　①润滑剂（人工泪液）：迄今为止，润滑剂是缓解 VDT 作业者眼干燥和视疲劳最为简单有效的方法之一；②泪小点栓子：当每天使用人工泪液 4~6 次仍不能缓解症状时，可用泪小点栓子治疗，用前应冲洗泪道。

6．原发病的治疗。

思考题

1．如何对不同类型的干眼选择治疗方案？
2．干眼的治疗中为什么要使用抗炎药物？

（晏晓明）

第十章 巩膜病

> **病例** 王某某，女性，41岁。因左眼红4天来就诊，伴眼部钝痛。病史：近2～3年来曾发生有类似情况，遇天冷时脚趾关节疼痛，无其他全身性疾病。眼科检查：双眼视力均为1.0；右眼检查未见明显异常；左眼颞侧球结膜局限性充血，暗红色，距角巩膜缘约3mm，压痛（+），移动球结膜见下方仍有暗红色充血区。角膜、前房、晶状体未见异常，小瞳孔下眼底检查未见明显异常。
>
> **讨论题** 首先应考虑患者是何疾病？如何处理？患者尚需排除哪些全身性疾病？

第一节 巩膜的组织结构与病理生理

正常巩膜为瓷白色。儿童巩膜较薄，呈蓝白色，至成人逐渐变为黄白色。巩膜为眼球壁最外层，主要由胶原纤维和弹力纤维致密交织组成。巩膜具有维持眼球形状、保护眼内组织，维持眼内压，抵御外来致病因素的功能，是眼球的外保护层之一。不透明的巩膜辅助葡萄膜对眼球起遮光作用，有利于视网膜成像清晰。巩膜内血管及细胞成分较少，局部代谢不活跃，表现病程长，反复发作。表层巩膜（外层巩膜）的血管相对较多，是炎症好发部位。尤其在角膜缘后3～5mm处，直肌止端之间，有前睫状血管穿过巩膜，更是巩膜炎多发之处。巩膜最后部，与视神经交接处，分为内外两层，外2/3移行为视神经鞘膜，内1/3呈网眼状，称为巩膜筛板，为巩膜的薄弱区，易在眼内压作用下向外凹陷；在赤道以后、角膜缘后20～22mm处，四条直肌之间，涡状静脉穿过巩膜，这些血管的穿经处亦是巩膜薄弱区，是巩膜葡萄肿的好发部位。巩膜病理改变通常为肉芽肿性增生反应、胶原纤维变性、坏死和慢性炎性细胞浸润，形成炎性结节或弥漫性炎性病变。巩膜炎症容易发生在外层，尤其是前睫状血管穿过的部位。临床上巩膜病中以巩膜炎最常见。

第二节 巩膜炎

【病因】 巩膜炎（scleritis）病因分为：①内源性因素：化脓菌转移与非化脓性肉芽肿，后者与结核、梅毒、麻风、带状疱疹及感染病灶引起的过敏反应有关；②外源性感染：细菌、真菌、病毒等以及外伤、手术感染等引起；③结缔组织病的眼部表现：较常见，如类风湿性关节炎、系统性红斑狼疮、结节性动脉炎、类肉瘤病（结节病）、Wegener肉芽肿等；④邻近组织炎症的蔓延：如结膜、角膜、葡萄膜、眼眶内组织炎症直接蔓延；⑤代谢性疾病：如痛风、血卟啉病等。多伴有全身免疫性疾病，应作系统性检查。

【临床表现】 根据发病部位，分外层巩膜炎（又称巩膜外层炎）和深层巩膜炎（简称巩膜炎）。

一、外层巩膜炎（episcleritis）

也称为表层巩膜炎，是巩膜表层组织的炎症，多位于角膜缘至直肌附着线之间。发病年龄多在 20～50 岁之间，有周期性发作的病史。女性较男性发病率高（图10-1）。临床上分为两种类型：①周期性外层巩膜炎又称单纯性外层巩膜炎。有周期性复发、发病突然、持续时间短暂及轻微疼痛等。巩膜表层和球结膜突发弥漫性充血、水肿，紫红色，病变多局限于一个象限范围内。可有神经血管反应性眼睑水肿，视力多不受影响。发病数天自行缓解，不留痕迹。妇女月经期多见；②结节性外层巩膜炎 以巩膜表层出现局限性结节隆起为特征。

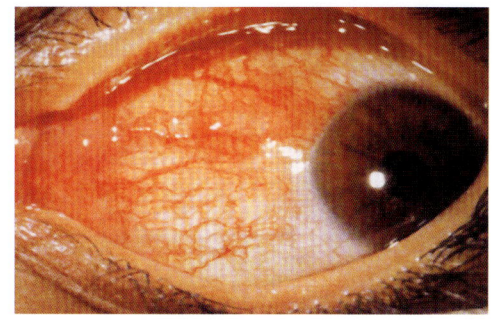

图 10-1　表层巩膜炎

常急性发病，有眼红、流泪、畏光等刺激症状。结节大小不一，直径 2～3mm，暗红色，单发为主，亦可数个。有局部疼痛和压痛。结节表面的球结膜可推动，结节在巩膜上亦可被推动。持续数周结节可逐渐消退，易在原处及其他部位复发，遗留色素沉着。视力一般不受影响。

二、巩膜炎

巩膜炎（scleritis）是巩膜基质层的炎症，较外层巩膜炎少见，但病情及预后严重。属于胶原病范畴，与自身免疫反应有关，发病较急，常伴有角膜和葡萄膜炎症，预后不佳。巩膜炎多发于青年或成年人，女性多于男性，双眼可先后或同时发病。

（一）前巩膜炎

前巩膜炎（anterior scleritis）的病变位于赤道前部。临床症状：为剧烈眼痛，刺激症状明显。眼部检查可见的巩膜弥漫性充血及巩膜上组织肿胀。不移动的暗红色隆起的结节上方的球结膜可移动。病情严重者，数个结节相互融合连成堤状，形成环状巩膜炎。由于球结膜高度水肿，可滴 0.1% 的肾上腺素，待浅层血管充血消退后，再行深部巩膜组织检查。位于角膜缘附近的病灶可向角膜基质扩展，新生血管形成、角膜混浊变白。病程可持续数周到数月，炎症消退后病变区被瘢痕组织所代替，巩膜变薄，在眼内压作用下可形成巩膜葡萄肿。可并发葡萄膜炎、角膜炎、白内障及继发性青光眼，引起视力损害。

（二）后巩膜炎

后巩膜炎（posterior scleritis）指发生于赤道后部及视神经周围巩膜的炎症。未合并前巩膜炎时，外眼无明显体征，极易漏诊。临床症状有眼痛、眼睑水肿、球结膜水肿、眼球轻度突出、眼球运动受限及复视等，伴有视神经视网膜病变时，视力明显减退。眼部 B 超和 CT 检查可见后部巩膜增厚，荧光素眼底血管造影（FFA）、光学相干断层扫描（OCT）检查也有助于诊断。

坏死性巩膜炎（necrotising scleritis）是一种少见的破坏性较强的巩膜炎，是全身严重胶原病的最先表现。坏死性巩膜炎多发生在伴有类风湿性关节炎、Wegener's 肉芽肿、多发性脉管炎、系统性红斑狼疮等全身结缔组织病的患者。坏死性巩膜炎的免疫病理研究表明，免疫复合物介导的血管炎在坏死性巩膜炎的发病机制中起关键作用。全身性感染如梅毒和结核，眼部感染如带状疱疹和假单胞菌属等均可引起坏死性巩膜炎，带状疱疹眼部感染后发生坏死性巩膜炎的机制可能是一种自身免疫过程，也可能是病毒感染的结果。眼科手术创伤后亦有发生坏死性巩膜炎的报道。临床表现为早期局限性炎症浸润，随后病变区急剧充血、血管迂曲，巩膜外层血管闭塞，出现局限性无血管区。病变可限于小范围，亦可蔓延扩展。巩膜出现坏死，若病灶愈合，局部组织仍可持续性变薄，透见深部紫蓝色的脉络膜；若病变继续发展，巩膜出现软化，最终穿孔。

【并发症】　巩膜炎的眼部并发症较多，多发生于疾病的晚期。①硬化性角膜炎位于角膜缘附近的巩膜组织浸润及新生血管，可由角膜缘向角膜深层组织进展，引起角膜混浊。典型

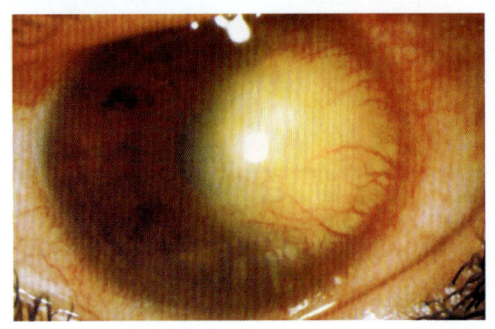

图 10-2　硬化性角膜炎

浸润呈舌状或三角形，尖端指向角膜中央，表面多无溃疡。混浊如陶瓷样，逐渐发展为环状，仅留中央透明区，严重病例中央透明区也完全混浊，形成所谓的"硬化性角膜"（图 10-2）；②角膜融解：多见坏死性巩膜炎，角膜表层发生角质层分离、溶解脱落，角膜变薄，严重可有后弹力层膨出；巩膜病灶处可发生溶解脱落。使用糖皮质激素可以阻止溶解的发展。③葡萄膜炎：约 35% 的巩膜炎患者合并葡萄膜炎和视网膜炎。后巩膜炎并发的葡萄膜炎多病情凶猛，常合并视网膜脱离。对于葡萄膜炎患者，亦应警惕巩膜炎的存在。④青光眼：巩膜炎引起眼压升高的原因很多，如炎性浸润使虹膜晶状体隔前移致房角关闭；炎性细胞阻塞小梁网及房角；巩膜上腔的淋巴细胞浸润致回流受阻等，以及糖皮质激素治疗引起的激素性青光眼。

【诊断和鉴别诊断】　①视疲劳：眼胀、眼痛，易与屈光不正引起的视疲劳相混淆。根据其反复发作、自行缓解的临床特点，结合表层巩膜局限性充血、局部压痛的体征诊断。②眶蜂窝织炎：不伴眼前部体征的后巩膜炎较难诊断，尤其应与眼眶蜂窝织炎相鉴别。一般后巩膜炎的眼睑水肿和球结膜水肿程度较蜂窝织炎明显，而眶蜂窝织炎的眼球突出程度较后巩膜炎者严重。

【治疗】　首先应查找病因，对因治疗，加强营养，强身健体，预防复发。①外层巩膜炎是一种自限性良性疾病，一般不需治疗。若需缓解症状和加快愈合，可局部点糖皮质激素滴眼液。对伴有的全身性病变，可给予相应的口服药治疗。②巩膜炎：由于巩膜炎病程绵延迟缓，容易新旧病变更替发生，除局部用药外，需给予全身糖皮质激素治疗。若合并角膜炎、葡萄膜炎等并发症，需行散瞳等相应治疗。坏死性巩膜炎者多患有全身结缔组织病，如结核、梅毒、麻风等，应针对病因进行相应的治疗。出现巩膜无血管区，应给予足量的糖皮质激素，以阻止局部组织的坏死。当病变位于深层时，结膜下注射应谨慎小心，以防巩膜穿孔。对严重病例可全身使用免疫抑制剂。对明确由自身免疫性疾病引起的巩膜坏死，可以进行同种异体的巩膜移植手术，以修补组织，同时清除抗原。中西医结合应用雷公藤片治疗复发性巩膜炎已取得较好的疗效，有报告应用球后注射曲安奈德（TA）治疗后巩膜炎获得很好的临床疗效，安全性高，应注意糖皮质激素副作用和局部注射并发症发生。

第三节　其他类型巩膜病

一、蓝色巩膜

3 岁以上患者，如巩膜表现为亮蓝色或蓝灰色，即为蓝色巩膜。此病为巩膜先天发育异常，其厚度未发育成熟而较正常者薄，巩膜透明度增加，透见葡萄膜的色调。此病单独出现较少，多伴发其他全身发育异常。如 Van der Hoeve 综合征患者多有蓝色巩膜、骨脆症及耳聋，蓝色巩膜脆骨综合征常并发颅骨变形、关节脱臼、牙齿畸形、胸廓异常、指（趾）愈着等。蓝色巩膜有明显遗传倾向，为常染色体显性遗传，少数为常染色体隐性遗传。病理改变显示巩膜变薄，基质粘多糖增多，胶原纤维组织减少。推测致病基因可能影响了胚胎期巩膜致密层的形成，使其发育停止，最终处于未成熟状态。

二、巩膜黑变病

巩膜黑变病又称巩膜色素斑。指在巩膜前表面，距角膜缘 3～4mm，尤其前睫状血管穿过处，有棕色或蓝灰色的斑块，不隆起，边界清楚，形状不规则。多单眼发病，仅10%为双眼。部分有遗传倾向，为常染色体显性遗传，亦有隐性遗传者。病理改变为中层色素减少，表层及上巩膜层胶原纤维之间有色素集聚。单纯巩膜黑变病无临床意义，不需治疗。但应注意继发性青光眼、眼底色素紊乱等其他病变。

三、先天性巩膜扩张

此病在胚胎发育期，中胚叶在形成后极部的致密巩膜层时，因某些原因发生延迟，以致视盘周围巩膜扩张，眼球后极部向深部凹陷。凹陷区边缘清楚，可见一萎缩的脉络膜晕环，环内有时可见透露的白色巩膜。病变处无眼组织缺损。先天性巩膜扩张有时可影响到黄斑区或偏颞侧而不累及视盘。

四、巩膜膨出和巩膜葡萄肿

巩膜膨出和巩膜葡萄肿均属于巩膜扩张性改变，当扩张部分的巩膜不能透见葡萄膜组织时，称为巩膜膨隆（scleral ectasia），病变处呈现为巩膜的白色；当病变处透过薄弱的巩膜隐约可见色素膜的青紫色时，称为巩膜葡萄肿（scleral staphyloma）。巩膜膨出和巩膜葡萄肿的发生，多因眼内压增高，或正常眼压下存在巩膜薄弱组织或病损处。巩膜葡萄肿分三类：①巩膜前葡萄肿：可发生在睫状体区域，或涡状静脉穿巩膜处（此处亦称中部葡萄肿）。多见于绝对期青光眼或慢性闭角型青光眼患者。一般单发，亦可多发，融合成环形。出现巩膜葡萄肿往往是绝对期青光眼的手术指征。②巩膜后葡萄肿发生于视神经周围及眼球后极部。多见于高度近视，因眼轴增长，后部组织营养障碍，引起原发性或继发性巩膜组织薄弱，导致真性或称原发性后巩膜葡萄肿。③全巩膜葡萄肿：多见先天性青光眼患者。由于胚胎期或生后早期巩膜组织尚未发育牢固，抵抗力弱。在眼内压增高的影响下，整个巩膜包括角膜均扩张，形成"牛眼"。视力发育严重受损。尽早作抗青光眼手术。

思考题

1. 外层巩膜炎的临床表现及诊断要点有哪些？
2. 激素类药物在巩膜炎中的用药原则是什么？
3. 巩膜炎的病理改变有什么特点？
4. 简述巩膜炎的病因及发病机制。

（徐国兴）

第十一章 晶状体疾病

> **病　例**　患者男性，62 岁。因双眼视力逐渐下降伴视物模糊半年就诊。患者主述近半年来，无明显诱因视力开始下降，曾更换老花镜视力仍无明显改善。尤其是近 1 个月加重伴视物模糊，白天光线好时视力更差，傍晚光线差时视力反而有提高。常规检查：右眼视力 0.3，左眼视力 0.2；结膜不充血，角膜透明，前房深度正常，房水清；小瞳孔裂隙灯检查未发现晶状体混浊，眼压（非接触眼压计）：右 13mmHg，左 12mmHg。复方托吡卡胺散大瞳孔后检查发现，晶状体后囊膜下位于视轴区皮质呈局限性蜂窝状混浊，直径约 3mm。可查见眼底，未发现活动性病变。
>
> **讨论题**　1. 首先应考虑的临床诊断是什么？诊断依据？还应做哪些进一步检查？
> 2. 应如何处理？

第一节　白　内　障

晶状体混浊并在一定程度上影响视力者称为白内障，晶状体混浊矫正视力低于 0.5 者有临床意义。白内障形成与许多因素有关，例如年龄因素、遗传、代谢异常、外伤、中毒、辐射等。其基本病理改变均为晶状体蛋白发生变性。发病机制为：①晶状体氧化损伤及生化改变，包括自由基产生和氧化损伤；②晶状体蛋白变化；③晶状体上皮细胞凋亡。白内障核硬度分级常用 Emery 标准。Ⅰ度：透明、无核、软性；Ⅱ度：核黄白、黄色、软核；Ⅲ度：核深黄色、中等硬度核；Ⅳ度：核棕色、琥珀色、核硬；Ⅴ度：核棕褐色、黑色极硬核。临床表现有：①视力下降；②对比敏感度下降；③屈光改变，近视和散光；④单眼复视、多视；⑤眩光、畏光；⑥色觉敏感度下降；⑦不同程度视野缺损。体征为裂隙灯检查时晶状体混浊，严重时肉眼可见。临床上白内障常按病因分类为年龄相关性（老年性）、先天性、代谢性、外伤性、并发性、药物及中毒性、辐射性、后发性白内障等类型。

一、年龄相关性白内障

年龄相关性白内障（age-related cataract）是最常见的白内障类型，亦称老年性白内障。年龄相关性白内障可分为三种类型。

1. **皮质型白内障（cortical cataract）**　是最常见的一种类型，其特点是混浊自周边部开始，逐渐向中心部扩展，占据大部分皮质区。根据其临床发展过程及表现形式，皮质型白内障可分为四期：

(1) 初发期（incipient stage）：最早期的改变是在靠周边部前后囊膜下，出现辐轮状排列的透明水隙或水泡。水隙或水泡主要是由于晶状体上皮细胞泵转运系统失常导致液体在晶状体内积聚所致。液体积聚可使晶状体纤维呈放射状或板层分离。液体可沿晶状体纤维方向扩展，形成典型的楔状混浊，尖端指向瞳孔区中央。散瞳检查呈典型的辐轮状外观。后向深部扩展。初发期混浊进展缓慢，有时可经数年而无变化。只要晶状体中心区未受累及，一般不会影响中心视力。

(2) 膨胀期（intumescent stage）：又称作未熟期（immature stage）。晶状体纤维水肿和纤维间液体的不断增加，晶状体发生膨胀，厚度增加。以混浊为背景的囊膜张力增加而呈现绢丝样反光；以斜照法检查晶状体时，投照侧虹膜投向深层混浊皮质上形成新月形阴影称虹膜投影；膨胀的结果而使前房变浅。有闭角型青光眼体质的患者，易诱发青光眼的急性发作。这一阶段患者主要症状为视力逐渐减退，有时伴有眩光感，偶有单眼复视者。

（3）成熟期（mature stage）：这一阶段以晶状体全部混浊为其特点。裂隙灯检查仅能看到前面有限深度的皮质，呈无结构的白色混浊状态。虹膜新月影投照转为阴性。此时，晶状体纤维经历了水肿、变性、膜破裂等一系列病理过程，最终以晶状体纤维崩溃，失去正常形态为结局。临床上，患者的视力急剧下降，眼底不能窥入（图11-1）。

（4）过熟期（hypermature stage）：由于基质大部分液化，某种基本成分的丧失，使晶状体内容减少，囊膜失去原有的张力而呈现松弛状态（图11-2）。有时核心沉到囊袋下方，随眼球转动而晃动，前房加深称Morgagnian白内障。此时，可伴有虹膜震颤。外伤或剧烈震动可使核心穿破囊膜而脱入前房或玻璃体腔，如伴有液化基质流失，患者会出现豁然开朗的"不治而愈"的假象。

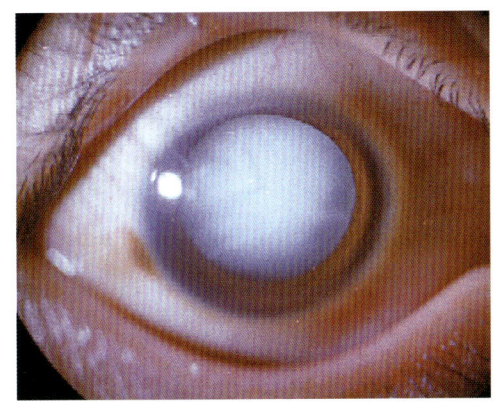

图11-1　老年性白内障成熟期

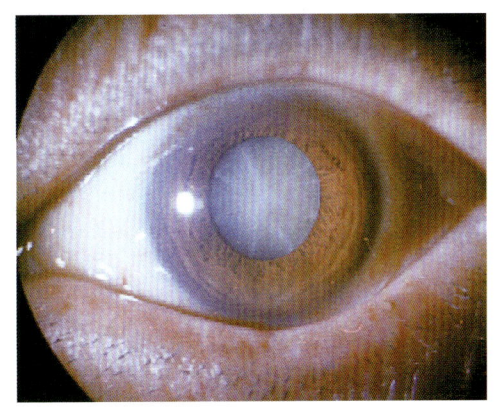

图11-2　老年性白内障过熟期

2. 核性白内障（nuclear cataract）　核性白内障往往和核硬化并存。最初，混浊出现在胚胎核，而后向外扩展，直到老年核。这一过程可持续数月、数年或更长。晶状体核混浊过程中，伴随着颜色的变化。早期，少量棕色色素仅仅积聚在核区而不向皮质区扩展。也可呈现整个晶状体均呈棕色反光的外观。当色素积聚较少时，核心部呈淡黄色，对视力可不造成影响，眼底亦清晰可见。

随着白内障程度加重，晶状体核颜色亦逐渐加深，由淡黄色转而变为棕褐色或琥珀色。迁延性核性白内障，晶状体核呈现深琥珀色甚至黑色。晶状体核颜色与核硬度有一定的相关性，即颜色越深，核越硬。这一点，在拟行超声乳化手术前进行病例选择时尤为重要。

3. 后囊膜下白内障（posterior subcapsular cataract）　后囊膜下白内障是指以后囊膜下浅皮质混浊为主要特点的白内障类型。混浊多位于后囊膜下，呈棕色微细颗粒状或浅杯形囊泡状。有时前囊膜下也可出现类似改变。病变一般从后囊膜下视轴区开始，呈小片状混浊，与后囊膜无明显界限。由于病变距节点更近，因此即使病变范围很小很轻，也会引起严重视力障碍。临床上，常常发现视力同晶状体混浊程度不相符合的情况，仔细检查方可发现后囊膜混浊是其主要原因。当前囊膜下出现类似改变时，囊膜下透明区消失，可演变成前囊膜下白内障。这种类型的白内障多发生在60～80岁年龄组。但在成熟期或过熟白内障，以晶状体全面陷入混浊为特点，其前囊膜下受累全然是一种并发现象，不应与此相混淆。

二、先天性白内障

先天性白内障（congenital cataract）是严重影响婴幼儿视力发育的常见眼病，晶状体混浊为出生时或出生后一年内发生，多与代谢性或系统性疾病相伴随。先天性白内障在形态、混浊部位、混浊程度以及发病年龄方面有较大差异。

1. 囊性白内障（capsular cataract）　真正的囊性白内障比较少见。前囊膜混浊常合并永存瞳孔膜或角膜混浊。裂隙灯检查可发现瞳孔正中相应部位囊膜呈灰白色混浊。如混浊范围很小，不会严重影响视力，则无须治疗。另一种情况是，角膜溃疡穿孔或穿孔伤致晶状体前囊与角膜接触，形成粘连性角膜白斑，相对应的前囊膜和囊膜下皮质均可发生混浊。这种建立在角膜病变基础上的晶状体混浊，虽可长期保持静止，但往往严重影响视力，应与先天性白内障加以区别。

2. 极性白内障（polar cataract）　由于解剖上的特殊关系，极性白内障与囊膜性白内障常可同时发生。根据混浊位置的不同，可分为前极性、后极性和前后极性白内障（图 11-3）。

前极性白内障混浊呈圆盘状，位于前囊膜下透明区。裂隙灯下很难将混浊的皮质同囊膜相区分。后极性白内障影响视力程度较前极性白内障更为严重。极性白内障一般为先天性，但也可以为外伤所致，特别是微小的穿通性损伤，囊膜愈合后可形成瘢痕性混浊。

一种特殊类型的前极性白内障，为胎生期晶状体泡自外胚叶未完全脱离所致，其结果是晶状体前极向前呈小的白色锥形隆起，称为前圆锥形白内障，隆起内含致密的透明质，不易被吸收。

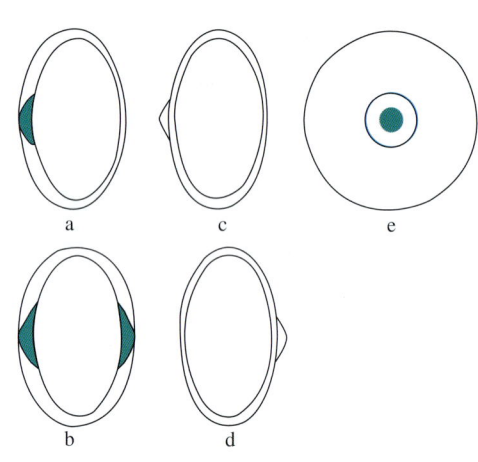

图 11-3　极性白内障

a. 前极性白内障；b. 前、后极性白内障；c. 前晶状体圆锥；d. 后晶状体圆锥；e. 正面观

3. 胚胎核性白内障（embryonal nuclear cataract）也称中央（板层）粉尘状白内障。一般在妊娠 6 个月时形成，仅原始晶状体纤维受累，且局限于胚胎核内，混浊常呈粉尘样外观，又称作中心性粉尘状白内障。有时与绕核性或极性白内障合并出现，通常不影响视力。双侧发病，常染色体显性遗传。

4. 缝合性白内障（suturel cataract）　Y 字缝合代表了原始晶状体纤维发育终止在不同部位的结合部，并形成了胚胎核的前后界限，缝合性白内障即在这一位点上形成。双眼发病。混浊呈白色或浅绿色，沿缝合线呈微细羽毛状排列，混浊区是由极细的白色斑点组成。位于更表浅的混浊病变在起源上属于发育性，表现出错综复杂的形态学差异，如星形、珊瑚形、花簇形等不一而足（图 11-4）。

5. 板层白内障（lamellar cataract）又称绕核性白内障，是先天性白内障中最常见类型，是围绕相对来说比较透明的核，且呈向心性排列的细点状混浊区，其上绕有许多类似菊花瓣样灰白色纤维束（图 11-5）。双眼受累病例多为常染色体显性遗传已得到证实；而散发的所谓获得性板层白内障，其发病显然与低钙血症、低血糖等内生环境有关。

6. 核性白内障（nuclear cataract）是最常见的先天性白内障类型之一，病变累及胚胎核和胎儿核，呈致密的白色混浊（图 11-6）。

7. 全白内障（total congenital cataract）形态以出生后即存在的各层次混浊为特点，晶状体核呈致密白色混浊。随时间推移，晶状体核可被逐渐吸收，最终

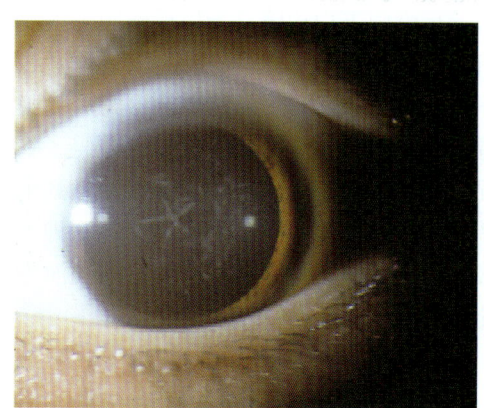

图 11-4　缝合性白内障

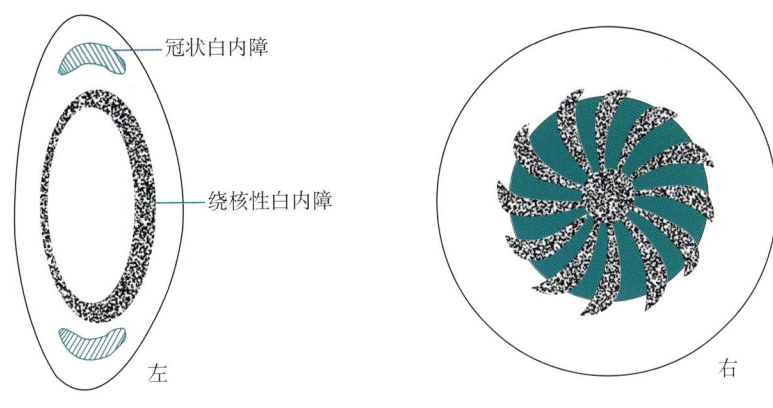

图 11-5 板层白内障
左：侧面观；右：正面观

导致前后囊膜相贴附，形成所谓膜性白内障。组织学检查发现，中心部变性、坏死和少量残留细胞核。

8. 发育性白内障　发育性白内障是指先天性与成人型白内障的过渡类型，一般在出生后形成。混浊多为一些沉积物的聚集，而并非晶状体纤维本身。因此，发育性白内障在形态上与晶状体纤维走行无关，多呈圆形或类圆形轮廓，混浊程度和数量可随年龄加重，但进展相当缓慢，一般不影响视力。①点状白内障（punctate cataeact）典型的点状白内障的特点是，微细小圆点状混浊散在分布于晶状体周边部皮质区域，在强光照射下呈白色、棕色

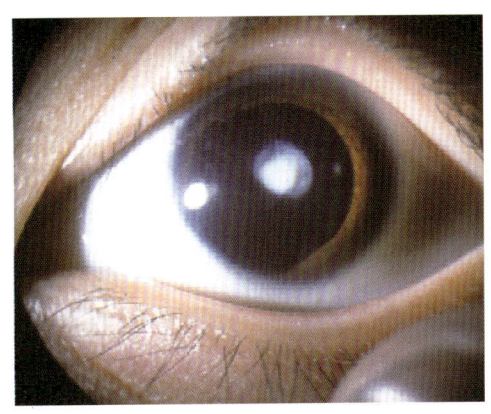

图 11-6　先天性核性白内障

或蓝色。有时混浊可侵犯视轴区，在特殊情况下也可出现核性点状混浊。点状白内障一般为静止性，不影响视力，但须注意与花冠状白内障合并存在的类型；②花冠状白内障（coronary cataract）斑点状混浊分布在晶状体周边部，环绕中心视轴区向心排列，形似花冠。每一片混浊多呈扁盘状，灰白色、棕色或浅蓝色反光。病变一般静止不变，且不影响视力，除非混浊侵犯视轴区或合并囊膜下混浊。花冠状白内障一般发生在青春期，其遗传方式为显性遗传。

三、代谢性白内障（metabolic cataract）

因代谢障碍引起的晶状体混浊称为代谢性白内障。许多全身病，特别是内分泌障碍性疾病，多合并不同类型的白内障。①糖尿病性白内障（diabetic cataract）：真正的糖尿病白内障临床上比较少见，以中青年糖尿病患者发病最高。而对于中年以后发生的白内障，很难在糖尿病因素和老年因素之间作出准确鉴别。形态学上也支持糖尿病因素引起老年性白内障提早出现或加速其发展的推测。糖尿病性白内障是以密集的囊下小空泡形成开始。在年轻患者，这些小空泡可迅速发展成典型的灰白色斑片状混浊，位于前后囊膜下皮质浅层，这种形态被描绘成"有如点点雪花飘荡在铅灰色的天空背景"十分贴切。其后，晶状体终于陷于全面混浊状态。具有特征性的病理变化是基质迅速发生的高度水肿，水隙大量形成，其结果，晶状体膨胀增大。在任何一糖尿病患者，尤为年轻人，无论是否存在晶状体混浊，血糖迅速增高可导致明显近视，而如将血糖迅速降至正常，则又可能产生远视。这些变化可在数天内达到高峰，而恢复到正常屈光状态则需要数周时间；②半乳糖性白内障（galactosemia cataract）：典型的半乳糖血症是由于半乳糖尿苷转移酶（galatose1-Phosphate- Uridyltranferase）缺乏引起。此酶缺乏，阻碍半乳糖向葡萄糖衍生物正常转化。在醛糖还原酶催化下，通过旁路代谢形成

甜醇，甜醇不能透过细胞膜，引起晶状体纤维肿胀，从而导致晶状体水化、混浊。患病新生儿，最初几天内用裂隙灯即可见白内障形成，是本病最早期症状。典型的半乳糖性白内障，是在前后囊膜下出现簇状分布的水滴样混浊，如不进行全身治疗，混浊范围逐渐扩大并加重，最后形成板层白内障；③低钙性白内障（hypocalcemia cataract）：也称作搐搦性白内障（tetanic cataract）。这一类白内障常合并婴儿期肌强直、甲状旁腺机能不全，或其他年龄组的佝偻病。肌强直是一种遗传性退变性疾病。其发病可能与多种内分泌功能失调有关。而甲状旁腺功能不全引起的晶状体变化，主要出现在甲状旁腺摘除后所引起的明显手足搐搦症。两者形态学上有共同特点，在囊膜下散在或密集分布的点状混浊，有时夹杂天蓝色结晶样反光的颗粒；而在搐搦性白内障，所谓皮质浅层出现形似鱼骨样的辐射状条纹状混浊，更具特点。早期轻度白内障并不影响视力，晚期则混浊逐渐加重，形态学上有各种复杂的表现形式；④Wilson病（Hepato Lenticular Degneration）又称肝豆状核变性，为常染色体隐性遗传铜代谢病，角膜色素环（Kayser Fleischer ying．KF 环）为特征表现，晶状体葵花形混浊，一般不严重影响视力。

四、外伤性白内障（traumatic cataract）

直接或间接性机械损伤作用于晶状体，可使之产生混浊性改变。这一类白内障大多发生在青少年，由于伤情复杂，其形态学特点亦错综复杂。大多数病例可述及明显的外伤史，然而，切不可忽视"否认外伤史"的外伤性白内障，尤其在婴幼儿。①钝挫伤或冲击伤所致白内障最早期改变是囊下混浊，进而形成类似于并发性白内障的星形外观或菊花状混浊。混浊位于前后

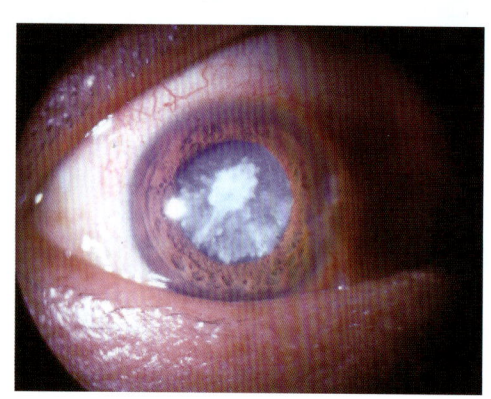

图 11-7　外伤性白内障

囊膜下，逐渐向深部和广度扩展，最后发展成全白内障（图 11-7）。钝挫伤后不一定立即出现混浊性变化，而仅以前后囊下透明区消失为特点，这种状态可一直持续数月乃至数年始形成典型的白内障改变，即所谓延迟性外伤性白内障。在轻症病例，囊下上皮细胞可保持正常活性，随着新纤维的形成，混浊区可被逐渐挤向深层，正前方的冲击性外力，可将与瞳孔相对应的虹膜色素印记在晶状体前囊表面，谓之 Vossius 环。它由虹膜脱落的色素颗粒组成，有时杂有少许红细胞。如不伴有晶状体实质混浊，一般不影响视力。②穿通伤所致白内障：这种类型的白内障，一般伴有复杂的眼球穿通伤。因此，其临床经过及预后均不同。如囊膜破裂较大，由于房水迅速引起晶状体纤维肿胀与混浊，乳白色皮质可很快充满前房，甚至从角膜创口挤出。其结果，一方面影响角膜内皮代谢，使之水肿混浊，一方面阻塞房水流出通道而引起眼内压升高，遂发生继发性青光眼。如果囊膜破裂伤口很小，晶状体保持完整状态，仅出现局部混浊，且可长期处于静止。这是因为小的囊膜破损，可通过晶状体上皮细胞修复而自愈，或由其上的虹膜组织覆盖并发生粘连而封闭。尚有一种自发性吸收的可能。即穿通伤后，从未经历皮质大量溢入前房的过程，但囊膜破损又不能通过修复而自愈，因而使晶状体皮质长期处于房水的"浸浴"之中，使之持续对晶状体皮质进行吸收。最终大部分皮质被吸收，则前后囊壁贴附，便形成所谓膜性白内障。③电击性白内障：触高压电或遭雷击，有时可以在双眼发生白内障，其形态与钝挫伤性白内障类似，惟其发展速度要快得多，可在数周甚至数天内全部混浊。

五、并发性白内障（complicated cataract）

并发性白内障是指与眼局部病变有关的一类白内障类型，其混浊形态和发展过程自成一格。眼局部炎症；内眼手术后为常见。以虹膜睫状体炎并发白内障最有临床意义。白内障程度

取决于眼部病变的进展过程。

典型的并发性白内障从后极部囊膜下开始，混浊呈小颗粒状和囊泡状，密集成簇，形成类似蜂窝形态的稀松结构，伴随着眼部病变迟缓的慢性进展过程，这种混浊变化可长期局限于后极部。混浊主要沿晶状体纤维作辐射方向扩展，其结果形成典型的星状混浊状态。检查可发现完全透明的前皮质、晶状体核及大部分后皮质，同混浊的层次间有鲜明的界限。混浊呈淡黄色或灰黄色反光，蜂窝状稀松结构及不规则的星形分布，构成了并发性白内障特有的形态特征。

并发性白内障据认为与炎症过程干扰正常晶状体代谢有关。除后囊下混浊外，并发性白内障也可以核硬化为其表现形式，二者与老年性或外伤性白内障有时难以区别。正确的诊断有赖于参考外伤史、患者年龄及是否存在能够引起白内障的眼内疾病等情况。

六、药物及中毒性白内障

长期局部或全身用药以及接触毒性物质，可诱发晶状体混浊产生白内障。与眼科临床有直接关联的药物及中毒性白内障主要有以下几种。①糖皮质激素所致的白内障：长期口服或局部应用糖皮质激素可诱发产生白内障。白内障发生与连续用药量和持续时间有关。用药量越大，时间越长，发生白内障的可能性就越大。病变最早出现在后囊膜下，其特点为散在的点状或条状浅棕色混浊，形态与辐射性白内障相似。随着时间延长，混浊程度和范围不断加重和扩大。减量或停药均不能使其消退。②缩瞳剂所致的白内障：长期使用抗胆碱酯酶类缩瞳剂，特别是长效缩瞳剂，可以引起前囊膜下混浊，混浊呈玫瑰花样，有点彩样反光。停药可减缓或逆转白内障发展过程。③氯丙嗪所致的白内障：长期大量服用氯丙嗪，可在前囊和皮质浅层出现微细的白色点状混浊，随病情加重，最终可在瞳孔区形成典型的星形混浊。④抑制有丝分裂作用的药物，如二甲磺酸丁酯（busulfan），硝基化合物如二硝基酚（dinitrophenol）、二硝基邻甲酚（dinitro-ortho-Cresol）和三硝基甲苯（trinitroluene TNT）等均可引起白内障。最初在周边部出现密集的点状混浊，以后逐渐向中心扩展，形成典型楔形和环形混浊。混浊区与赤道部常常留有一狭窄的透明区。

七、辐射性白内障（radiation cataract）

晶状体赤道部囊膜下上皮细胞对电离辐射甚为敏感。受损伤的上皮细胞可产生颗粒样物质，在囊膜下自周边部向中心迁移，特别在后极部尤为明显。①辐射性白内障：X射线、γ射线、β射线和中子辐射均可引起白内障。妊娠最初3个月如受过量X射线照射，极易引起先天性白内障。如接受超剂量照射，全身表现为急性放射病，在眼部则主要表现视网膜损伤，而晶状体变化迟缓，长期从事与放射线有关工作时，注意防护。②红外线辐射性白内障：长期暴露在红外线照射下，可诱发白内障。混浊以后囊为主。据认为，热辐射加热了虹膜色素上皮，从而使相应的晶状体上皮受到损伤是致病的主要原因。红外线白内障的典型变化，即晶状体前囊表面的真性剥脱现象。③其他辐射：电磁辐射也可引起白内障。此外，紫外线、微波辐射也是重要的引起白内障的辐射源，特别是近紫外线（300～400nm）被认为是最危险谱段。

八、后发性白内障（after-cataract）

后发性白内障是指白内障手术摘出后，或外伤性白内障部分吸收后，在瞳孔区残留晶状体皮质或形成晶状体后囊膜混浊（PCO）。主要与手术后残留皮质的多少、后囊膜是否存在或完整及术后炎症反应的严重程度有关。囊外白内障摘出术后，由于残存的囊下上皮细胞增殖，可以形成特殊的球形空泡样细胞（Elschnig"珍珠"小体），同时使后囊膜混浊，为后发性膜性白内障。这种膜组织，由于厚而致密，严重影响视力。有时机化膜组织与周围虹膜广泛粘连，使瞳孔偏位或闭锁，引起继发性青光眼。由于残留皮质较多，特别是周边部位，终于在赤道部形成一环形隆起，称作 Soemmering 环形白内障。

在手术技巧，器械改良及人工晶状体设计上，已考虑如何预防此类问题发生。Q-开关Nd：YAG激光，使后发性膜性白内障，在不切开眼球壁的情况下，得以治疗。这一技术，较之传统方法，更为安全可靠。

九、白内障手术治疗

随着科技总体水平的发展，眼科临床技术有了重大突破。现代囊外白内障摘除术和超声乳化白内吸除术，是现代眼科显微手术技术中最具代表性的手术方法之一。其适应证为：①视力低于0.3以下，影响学习和生活；②出现其他眼部疾病；③美容要求。术前检查包括：视功能、光定位、光感、色觉、眼压、眼前段检查、晶状体混浊分级、了解眼后段情况，内视现象检查、B超等，活体上看到眼自身内部结构所形成的图像为内视现象。测量计算人工晶状体度数、了解全身情况、冲洗结膜囊及泪道、消毒洁净手术眼、散大瞳孔。

下面简单介绍几种目前应用最广的白内障手术方法。

（一）囊内白内障摘除术（intracapsular cataract extraction，ICCE）

这是一种传统的白内障手术方法。所谓"囊内摘除"，就是将包括囊膜在内的整个晶状体完整摘除，术后呈无晶状体眼状态。具体方法是局部麻醉后，在上方做一个角巩膜缘切口，预置缝线后，以冷冻头或囊膜镊将整个晶状体拉出，然后将切口缝合。

（二）现代囊外白内障摘除术（extracapsular cataract extraction，ECCE）

现代囊外白内障摘出术是现代眼科显微手术的发展和后房型人工晶状体植入技术发展的必然结果。其特点是摘除白内障的同时保留完整的后囊膜。同传统囊外白内障摘出术比较，现代囊外白内障摘出术的突出特点是显微手术和闭合注-吸系统的应用，更少盲目性和创伤性。切口方式大致与囊内白内障摘除术相同，惟范围可稍小。向前房内注入粘弹剂以维持前房空间，截开前囊膜后将晶状体核缓缓挽出，最后用10-0尼龙线缝合切口，然后用注-吸针头将残余皮质清除。由于后囊膜保持完整，因此减少了玻璃体脱出的机会，并为植入人工晶状体准备了条件。

（三）超声乳化白内障吸除术（phacoemulsification）

超声乳化白内障吸除术是现代白内障囊外摘除术的一种特殊类型。它是应用一种特殊的超声系统，通过小切口进入眼内，将较硬的晶状体核破碎成乳糜状并将其吸除的方法。其最大的优点是手术切口小并密闭，术中保持前房稳定，术后不用缝合，术后散光小，视力恢复快等。基本操作方法是：先制作巩膜隧道切口，借助粘弹剂维持前房空间，行连续环形撕囊术和水分离，然后进行超声乳化操作。超声乳化的基本技术是雕刻，通过雕刻可以将晶状体核刻成不同的沟槽，然后用器械的协同作用将晶状体核分成若干小碎块，最后依次将碎块乳化吸除。白内障摘除术术中并发症有：前房浅或无、眼内组织损伤、出血、后囊膜破裂。术后并发症：出血、眼压升高、眼内炎、慢性葡萄膜炎、后发性白内障、角膜散光、视网膜光损伤、黄斑囊样水肿。

第二节　晶状体先天异常

晶状体先天异常可发生在胚胎期晶状体泡形成至出生的各个发育阶段。晶状体先天异常包括形成、形态异常和位置、透明性的异常，后两者将依次在后面加以介绍。

1. 晶状体形成异常　①先天性无晶状体：原发性先天性无晶状体为胚胎早期未形成晶状体板所致，临床极为罕见。而晶状体形成后，由于某种原因使之发生退行性变，结构消失，仅留有痕迹者，称为继发性无晶状体，多见于伴有其他发育不良的眼球。②晶状体发育不全：是指胚胎发育过程中，晶状体泡与表面外胚叶分离延迟，致使晶状体发育障碍的一种情况。常伴有角膜混浊、角膜后圆锥和晶状体前圆锥畸形。而当晶状体纤维发育异常时，可出现无核和双核晶状体，以及因晶状体纤维排列紊乱而出现裂隙。

2. 晶状体形态异常　①球性晶状体（spherophakia）：晶状体呈球形，较正常晶状体为小；一般前后径较长，故常呈高度近视状态。充分散大瞳孔后，可以看到晶状体的赤道部和悬韧带。在一些病例，可伴前房角异常，有时幼年即可发生先天性青光眼。球形晶状体常可引发瞳孔阻滞，发生所谓反向性青光眼（inverse glaucoma），此时缩瞳眼压反而增高。球形晶状体的悬韧带常因延长而无正常张力，故无调节功能，且常发生晶状体不全脱位，甚至完全脱入玻璃体腔。②圆锥晶状体（lenticonus）：晶状体前极或后极呈圆锥样隆起，为少见的先天异常。投照光彻照检查可在瞳孔区发现圆形暗影。裂隙灯检查可以发现圆锥样隆起部分内皮质增厚，并伴有不同类型和程度的混浊。由于严重屈光异常和混浊同时存在，故视力极差。③晶状体缺损（coloboma of lens）：先天性晶状体缺损为比较常见的先天异常，主要表现为晶状体内下方赤道部切迹样缺损。大多数情况下，同一部位的悬韧带同时缺如。由于晶状体各轴向的屈光度不同，故常表现为近视散光状态。④晶状体脐状凹陷（umblication of lens）：这是一种极为少见的先天异常。表现为晶状体表面脐形凹陷。晶状体前后表面均可发生。影响视力程度与病变部位有关。

第三节　晶状体异位和脱位

由于先天性、外伤性、或其他病变使悬韧带发育异常或断裂，导致晶状体位置异常，产生晶状体异位（ectopia lentis）和脱位。①晶状体半脱位（subluxation of lens）：由于先天性、外伤性、或其他病变导致一个方向的悬韧带松弛甚或缺如，晶状体被牵拉向相反方向移位，形成所谓半脱位状态。重者可在瞳孔区看到晶状体赤道部；轻者在散大瞳孔后才能发现（图11-8）。患者可有单眼复视，而以检眼镜检查时，有时可呈现双视盘现象。如伴球形晶状体，则可呈高度近视状态。由于虹膜缺乏支持，因而可看到虹膜震颤，此时前房加深。单纯性晶状体半脱位者，多有明显的遗传倾向。晶状体半脱位也是Marfan综合征最常见的眼部表现。②晶状体全脱位（dislocation of lens）：当晶状体半脱位进一步发展，可使整个晶状体脱入到玻璃体腔或前房，形成所谓晶状体全脱位。有时晶状体全脱位并不一定经过半脱位阶段，而一开始即表现为全脱位状态。如晶状体脱入玻璃体腔，除视力改变以外，可以在短时间内不伴有任何其他症状，刺激房水分泌增多，引起继发性青光眼；而如脱入前房，则可阻塞房水径路，

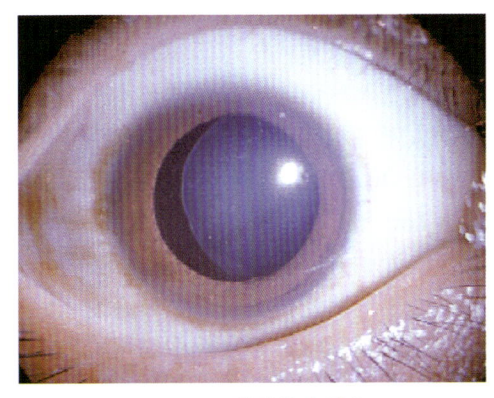

图11-8　晶状体半脱位

引起继发性青光眼。眼部外伤是引起晶状体全脱位的常见原因，此外可见于Marfan综合征、Marchesani综合征和同型半胱氨酸尿症（homocystiuria）患者。

晶状体先天异常，根据其形态、位置、程度，以及临床表现、病史及家系调查材料，一般不难作出诊断。治疗以提高视力和解除相关并发症为主。比如，晶状体脱位程度并不严重，尚保留一定的有用视力，则可行长期追踪观察，而不必急于手术。

第四节　人工晶状体植入

白内障摘除后的无晶状体眼状态，还需要镜片矫正才能恢复正常视力。传统的方法是配戴

较厚的框架眼镜，这种眼镜可使物像放大 20%～30%，若单眼配戴，不能获得双眼单视；此外还可产生环形暗点和球面像差等。人工晶状体植入是将人工晶状体植入到眼内原有晶状体的生理位置，可以最大限度地恢复其生理功能，使白内障摘除术后视力得到最好的恢复。

一、功能扩展为特点的新型人工晶状体简介

1. 可调节人工晶状体（accommodating intraocular lens）

传统单焦点人工晶状体只能为患者提供良好的远视力或近视力，要同时获得清晰的远、近视力，则需配戴眼镜。欲实现人工晶状体的调节重建，即设计有调节功能的人工晶状体，确实是一个不小的挑战。

目前，可调节人工晶状体有三种类型已经在临床或即将在临床得到应用。一种是通过调整人工晶状体光学面前后位置移动，来实现调节的光学面位移调节；第二种是通过调节由凸透镜和凹透镜组成的组合透镜双光学面间的距离来实现的双光学面调节；第三种是通过调整光学部本身厚度来实现调节的变形调节。三种人工晶状体都有各自的优缺点，但共同的不足是调节幅度不够，需要进一步改进。

2. 多焦点人工晶状体（multifocal intraocular lens）

临床上应用的多焦点人工晶状体可分为两种类型，一种为折射型（refractive multifocal IOL，RMIOL），另一种为衍射型（diffractive multifocal IOL，DMIOL）。无论前者或后者，其原理都是将光学面按一定比例分配，使目标形成远、近两个焦点。受设计上局限性的影响，不可避免会带来一些诸如降低对比敏感度、敏锐视力降低、以及视觉干扰等并发症。因此尽管部分解决患者不戴眼镜看远看近的需求，但还不能满足普遍需求而在临床上广泛应用。

3. 非球面人工晶状体（aspheric intraocular lens）

传统的人工晶状体存在一定的正球面像差，不但不能补偿角膜正球面像差，甚至会增加人眼总的球面像差。要使白内障患者手术后视觉质量获得提高，就要降低人工晶状体眼的总球面像差。非球面人工状晶体正是基于这一理论而研发的，通过晶状体表面的非球面设计，使其具有零球面像差或负球面像差，以抵消角膜正球面像差，使术后眼的总球面像差处于较低的水平。尽管非球面人工晶状体还不十分完美，特别在实现个性化选择方面还需做更多努力，但非球面人工晶状体为白内障患者术后进一步提高视觉质量却带来希望。

4. 可矫正散光的环曲面人工晶状体（toric intraocular lens）

Toric 的英文原意为环形圆纹曲面的，环面的，是一个纯物理光学概念。Toric 定义为：如果使柱面轴方向上具有屈光力且不等于与轴垂直方向上的屈光力，则柱面即变为环曲面。设计为一面是环曲面，另一面是球面的人工晶状体，即为环曲面人工晶状体。临床研究表明，植入环曲面人工晶状体可有效中和角膜散光，提高患者的视觉质量，最佳矫正角膜散光度数大约为 2.5～3.0D。临床观察结果表明，环曲面人工晶状体是矫正术前角膜散光，以提高白内障手术后视力的一种较为科学、稳定，和预测性较好的治疗方法。

5. 微小切口植入的人工晶状体（intraocular lens for micro incision）

通过 2mm 及以下切口完成手术的微小白内障手术技术已趋于成熟，而适合通过微小切口植入的人工晶状体便应运而生。通过微切口植入的人工晶状体要求做到很薄、很轻，并容易在囊袋内固定，可以通过特制推注器，将其植入到囊袋内。

二、人工晶状体屈光度计算（power calculation of the IOL）

人工晶状体发展的早期阶段，术前人工晶状体屈光度大多数依照患者的基础屈光状态推算。经验证明，只要基础屈光状态准确，一般可以得到接近正确的计算结果。但正确判断并准确掌握

基础屈光状态，常受到各种因素的影响，从而产生误差。1980年，经过对诸多理论公式反复对比研究，采用多元回归分析计算，推导出角膜屈率、眼轴长度同人工晶状体度数之间的数学关系，从而形成了以 Saunders、Retzlaff 和 Kraff 为主要倡导者的 SRK 计算公式：$P=A-2.5L-0.9K$。

上式中，L 为眼轴长度（mm）；K 为角膜屈光度（D）；A 为常数，取决于人工晶状体类型、材料及构型。A 常数应在人工晶状体包装说明书内标明。

临床实践证明，SRK 公式对正常眼的计算是准确的，但对于眼轴过长（高度近视）、眼轴过短（高度远视），以及曾经历过角膜屈光手术等特殊眼，计算误差会很大。由此衍生了许多针对特殊情况的修正计算公式和特殊的计算方法，其计算过程比较复杂，需要在临床实践中反复琢磨，方可熟练掌握。

三、人工晶状体植入术（Intraocular lens implantation）

目前，临床上普遍应用的是软性可折叠人工晶状体植入，通过大切口的硬性人工晶状体植入在临床亦有应用。

1．硬性人工晶状体植入

这类人工晶状体既可通过常规大切口植入，也适应小切口的需要，并充分保留 PMMA 材料的优点，因此在临床上应用比较广泛。植入人工晶状体的步骤和技巧是：完成囊外白内障摘除术或超声乳化摘除术后，按需要准备或扩大切口，向囊袋内/后房注入适量的粘弹剂，使囊袋充分张开。以植入镊夹持人工晶状体光学部，自切口依次将人工晶状体下袢、光学部送入后房/囊袋内。通过推、旋、压的动作将其送入囊袋/后房（图 11-9）。

2．软性折叠人工晶状体植入术

推注器植入法由于其植入方法安全可靠，且可以保护小切口免受损伤，因此已成为目前植入可折叠人工晶状体的主要方法。尽管推注器种类繁多，但基本原理和操作流程大同小异，具体方法是：首先将人工晶状体放入折叠夹内折叠，合拢折叠夹；检查人工晶状体光学部和袢位置确定无误后，将其置入推注器滑道底槽中，并推进植入管道中；将含此人工晶状体的管道斜面向下轻轻插入隧道切口，轻柔向前推动推杆，使人工晶状体通过切口，进入囊袋内预定位置（图 11-10）。

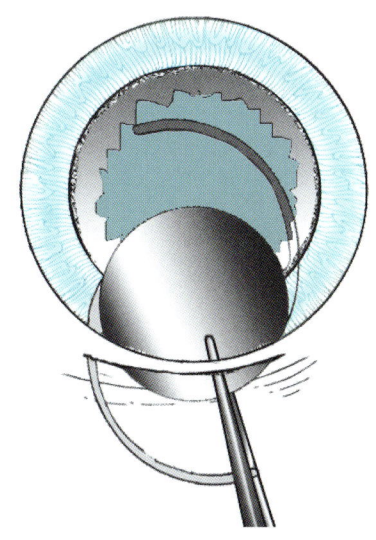
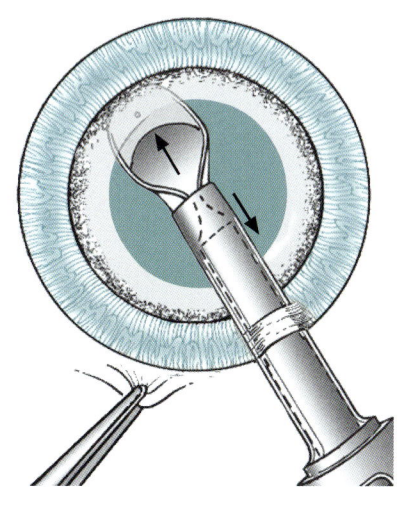

图 11-9　植入下袢和光学部　　图 11-10　软性折叠人工晶状体植入

第十一章　晶状体疾病

思考题

1. 简述临床最常用的白内障分类方法。
2. 年龄相关性白内障分期，各期有何临床特点？
3. 概述白内障手术最新进展。

（何守志）

第十二章 玻璃体疾病

病例 女性，57岁，右眼眼前突然出现漂浮物2天，视力明显减退。既往-2.0D近视，矫正视力正常。无其他眼病史，无高血压和糖尿病。眼部检查：右眼矫正视力0.4，左眼矫正视力1.0，眼压：右眼11mmHg，左眼18mmHg，双眼前节未见异常。晶状体透明，右眼玻璃体可见血性混浊物，视网膜朦胧可见。左眼底正常。

讨论题 此患者的诊断是什么？病因都有哪些？治疗方法有哪些？

第一节 概　述

一、玻璃体的解剖及生理特点

玻璃体是透明凝胶体，占眼内容体积和重量均为4/5，其容量约为4.5ml，主要成分是水（占99%），其余成分由Ⅱ型胶原纤维网支架和交织在其中的透明质酸分子以及少量可溶性蛋白构成。玻璃体表面与晶状体后面、晶状体悬韧带、睫状体平坦部、视网膜和视盘相毗邻，近于其表面的部分为玻璃体皮质，由胶原纤维丝形成的网状结构较致密，在皮质部有少量玻璃体细胞。玻璃体基底部（vitreous base）位于锯齿缘（ora serrata）向前约2mm、向后4mm处。玻璃体与眼球内壁粘连最紧密的部位依次为玻璃体基底部、视盘边缘、黄斑部和大血管旁。玻璃体本身既无血管也无神经组织，新陈代谢极其缓慢，无再生能力，如有损失，留下的空隙为房水所充填。

二、玻璃体的生理功能

①在胚胎期对眼球发育起重要作用。②维持眼球形状。③保持玻璃体腔高度透明，是重要的屈光间质。④对晶状体、视网膜等周围组织有支撑和减震作用。⑤对眼内组织代谢，物质交换起重要作用。⑥具有屏障作用，细胞和大分子不易侵入玻璃体。

三、玻璃体的检查

裂隙灯显微镜可查见前部玻璃体呈疏松的无定形的薄纱样结构；联合前置镜可以检查后部玻璃体。超声检查是重要的玻璃体检查工具，可了解玻璃体状态以及其与视网膜的关系等，尤其在屈光间质混浊时更显重要。

光学相干断层成像（optical coherence tomography，OCT）可显示眼底后极部玻璃体后界膜与视网膜内界膜之间的关系，鉴别视网膜前膜增生、玻璃体视网膜牵引与玻璃体后脱离。

第二节 玻璃体疾病

一、玻璃体液化与玻璃体后脱离

玻璃体液化（syneresis, or liquefaction of vitreous）是由于玻璃体内代谢变化或物理、化学因素的影响，透明质酸大分子降解，胶原纤维支架塌陷浓缩，水分析出，凝胶变性，玻璃体成为液态。最常见发生于老年和（或）高度近视眼。此外，眼外伤、葡萄膜炎、玻璃体积血、无晶状体眼等亦可发生玻璃体液化。玻璃体液化首先从中央部开始出现小的液化腔，随后液化范围不断扩大。裂隙灯显微镜检查可见玻璃体腔内有光学空隙，附近有点状白色混浊或膜状物漂浮。可有飞蚊症或闪光感（flashing lights）。

玻璃体后脱离（posterior vitreous detachment, PVD）指玻璃体后皮质从视网膜表面分离，发生于玻璃体液化的基础上，可有飞蚊症或闪光感。当玻璃体后皮质与视网膜完全分开后，在视网膜前出现一个如视盘大小的半透明环形物，称 weiss 环（weiss ring），是附着于视盘边缘较致密的玻璃体与视盘分离而形成，日久此环可变形或下沉。玻璃体后脱离形成过程中，少数情况下由于脱离的玻璃体牵拉可引起视网膜出血甚至玻璃体积血；在视网膜变薄、格子样变性的区域由于玻璃体牵拉发生视网膜裂孔或孔源性视网膜脱离；还可以由于玻璃体黄斑牵引引起黄斑水肿、黄斑裂孔；玻璃体皮质层间的液化和分离亦可形成玻璃体劈裂（vitreoschisis）。

二、飞蚊症（vitreous floaters）

患者感觉眼前有飘动的黑影，大小及形状各异。原因包括玻璃体液化、玻璃体后脱离、混浊物飘浮等。应予充分散瞳，用双目间接检眼镜、裂隙灯显微镜或透照法检查。

三、星状玻璃体变性（asteroid hyalosis）

玻璃体内可见许多星状或雪花状黄白色球形小体，分布均匀，随眼球运动而轻度移动，静止时回复至原位而不下沉。严重者妨碍眼底检查。

四、眼胆固醇沉着症

眼胆固醇沉着症（cholesterolosis bulbi）在玻璃体内可见无数黄白色、金黄色发亮的胆固醇结晶，眼球转动时随眼球飘动，眼球静止时即沉积于玻璃体下部，多继发于眼外伤、眼内出血、葡萄膜炎等。

五、玻璃体积血（vitreous hemorrhage）

玻璃体积血为视网膜或葡萄膜血管损伤或新生血管出血进入玻璃体内。常见的病因有：①糖尿病性视网膜病变、视网膜静脉阻塞、视网膜血管炎等；②眼球穿孔伤、眼内异物、眼球钝挫伤、各种内眼手术等；③视网膜裂孔形成时撕裂视网膜血管出血，急性玻璃体后脱离时发生视网膜出血；④湿性型老年性黄斑变性、葡萄膜炎、先天性视网膜劈裂、脉络膜黑色素瘤等也可引起玻璃体积血。⑤某些全身疾病如外伤引起的蛛网膜下腔出血亦可进入玻璃体腔，形成玻璃体积血，即称为 Terson 综合征（Terson syndrome），血液系统疾病也可引起玻璃体积血等。

【临床表现】 少量积血时，有飞蚊症或视物模糊。检眼镜检查可见玻璃体内点状、尘状、絮状混浊物飘浮。大量积血时，血液进入玻璃体腔，导致玻璃体高度混浊，视力严重下降，检眼镜检查可见红光反射减弱或消失。裂隙灯显微镜检查可见前部玻璃体内有大量红细胞、鲜红色凝血块，时间较久的陈旧性积血则呈棕色尘状混浊。玻璃体积血破坏玻璃体的凝胶结构，发生玻璃体液化和后脱离。积血量少者可自行吸收，积血较多则数周内逐渐由棕色变为乳白色，亦可形成机化物，导致牵拉性视网膜脱离，还可继发血影细胞性青光眼。

【诊断】 详细询问病史，全面检查眼部，寻找出血原因。超声检查有助诊断。

【治疗】 ①药物治疗：早期可给予止血药物，出血稳定后用促进积血吸收的药物。如中药、碘制剂等。②手术治疗：经药物治疗仍不吸收的玻璃体积血，或合并有视网膜脱离者应行玻璃体手术，争取改善视功能。③治疗原发病。

六、玻璃体炎症（vitreous inflammation）

由邻近的葡萄膜、视网膜炎症或远隔部位的炎症引起。病因有眼部或全身炎症、眼外伤及手术合并症等。玻璃体内出现炎性渗出物和炎细胞，表现为不同程度的玻璃体混浊，可呈尘状、团块状或絮状灰白色混浊，严重时甚至积脓。应根据不同病因，局部和全身药物治疗，必要时行玻璃体手术。

七、增生性玻璃体视网膜病变（proliferative vitreoretinopathy，PVR）

是指孔源性视网膜脱离引起的由细胞介导的增生性病变。离开原来位置的视网膜色素上皮细胞、胶质细胞等在许多细胞因子参与下，在视网膜前表面、后表面和玻璃体内形成细胞性膜，可形成视网膜表面膜、视网膜下增殖膜、黄斑前膜、视网膜全层固定皱褶，最终形成漏斗状视网膜脱离。

八、玻璃体寄生虫症

玻璃体寄生虫以猪囊尾蚴病（cysticercosis）多见，由于食用感染囊尾蚴的食物引起。早期可自觉眼前黑影飘动，视力减退。检眼镜检查见黄白色半透明囊泡，内有小白点即头部，光照下囊泡可能变形或蠕动，伴有玻璃体混浊、葡萄膜炎甚至视网膜脱离。可采用玻璃体手术治疗。

九、永久性玻璃体动脉（persistent hyaloid artery）

正常情况下玻璃体动脉在胎儿期第6～7个月时即闭塞萎缩，出生前消失。如果玻璃体动脉萎缩不全，检眼镜下可见到灰白色半透明条状物，位于晶状体后极偏鼻侧或在视盘前方，亦可从视盘达到晶状体。

十、永存原始玻璃体增生症（persistent hyperplastic primaryvitre -ous，PHPV）

为晶状体后白色血管化纤维膜。可从视盘起始，血管膜样组织增生，向晶状体后延伸，可达周边部。部分病例可行玻璃体手术。

第三节　现代玻璃体手术

经巩膜睫状体平坦部三切口闭合式玻璃体切割手术，始自20世纪70年代，三个巩膜切口分别用来放置灌注管（玻璃体手术中持续眼内灌注）、光导纤维（用于眼内照明）和切割头（用于切除玻璃体或放置各种眼内器械行眼内精细操作）（图12-1）。手术需借助多功能眼科手术显微镜以及各种前置镜。手术时一般先切割中轴部玻璃体，解除玻璃体与视网膜的粘连，处理后极部视网膜病变，再从后极部向周边逐步切割剩余玻璃体。可在术中联合白内障超声乳化

第十二章 玻璃体疾病

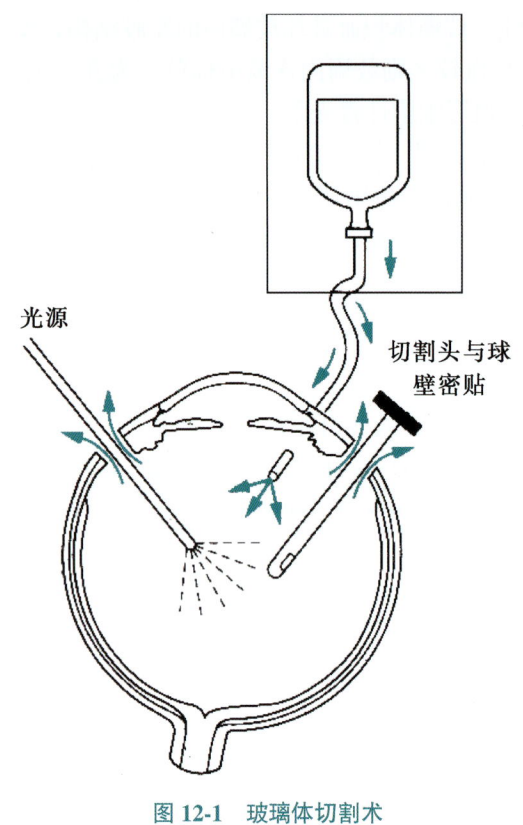

图 12-1 玻璃体切割术

术、晶状体切除或粉碎。术中常需要运用眼内光凝、膜剥除、气液交换及眼内填充技术。玻璃体手术既需要高新技术设备和仪器，又需要精湛的手术技术，是比较复杂的眼部显微手术，已成为治疗严重的玻璃体视网膜疾病的有效方法之一。

2002 年，Au Eong 等介绍了 25G 经结膜免缝合玻璃体手术（手术切口直径为 0.5mm），随后，23G（手术切口直径为 0.6mm）、27G（27G 手术切口直径为 0.4mm）经结膜免缝合玻璃体手术在临床开始应用，手术切口小，无需缝合。角膜散光小，手术时间短，瘢痕少，手术不打开球结膜，对眼表的损伤小，减少了术后干眼的发生率。开创了微创玻璃体手术（microincision vitrectomy）的新时代。

玻璃体手术目的在于清除混浊的玻璃体，解除玻璃体视网膜牵引，去除病变的组织或异物，促进视网膜解剖复位。临床上玻璃体手术主要适应证：适用于治疗积血、炎症、代谢等原因引起的玻璃体混浊；增生性糖尿病视网膜病变；视网膜血管病；牵拉性视网膜脱离；复杂孔源性视网膜脱离；眼外伤；合并先天异常的视网膜脱离；晶状体后脱位；人工晶状体后脱位；眼内肿瘤局部切除术；感染性眼内炎；黄斑部疾病；急性视网膜坏死；未成熟儿视网膜病变；眼内寄生虫病；恶性青光眼；诊断性玻璃体手术以及驱逐性脉络膜上腔出血等。

思考题

1. 玻璃体后脱离的原因及其并发症有哪些？
2. 玻璃体与眼球内壁粘连紧密的位置有哪些？
3. 玻璃体积血的病因有哪些？如何治疗？
4. 玻璃体手术目的及其适应证有哪些？
5. 玻璃体手术的进展有哪些？

（魏文斌）

第十三章 青光眼

病　例　患者刘某某，男性，23岁，职员。发现双眼视力下降1年，不伴有眼痛、眼胀等症状。患者自述1年前发现双眼视力逐渐下降，自以为看书过度发生了近视眼，而未在意，近3个月视力较前又有明显下降，故来就诊。眼科检查：双眼视力均为0.8；眼压：32mmHg（右眼），30mmHg（左眼），双眼无充血，双眼角膜清晰，KP（-），中央前房深，周边前房1CT，房水清，双侧瞳孔等大等圆，对光反射存在，玻璃体清晰，双眼视盘边界清晰，右眼C/D = 0.8，左眼C/D = 0.6，A/V = 2∶3，中心凹反光可见。

讨论题
1. 该患者可能患有哪种眼病？
2. 为了明确诊断，应该进行哪些检查？
3. 临床上应该与哪些眼病相鉴别？

第一节　概　述

青光眼（glaucoma）是一类以视野缺损和视神经萎缩为共同特征的疾病，病理性眼压增高是其主要的危险因素。青光眼性视神经损害具有不可逆性，会导致患者失明。青光眼视野缺损和视神经萎缩的发生和发展与眼压升高的程度和视神经对眼压损害的耐受性有关。

眼球内容物对眼球壁的压力称为眼压，房水生成率和房水排出率是维持生理性眼压的重要因素。正常眼压：1.33～2.79kPa（10～21mmHg），24小时眼压差≤1.064kPa（8mmHg），双眼眼压差≤0.665kPa（5mmHg）。若眼压变化超过上述范围，则认为眼压处于病理状态。

根据病因机制、前房角形态结构以及发病年龄这三个主要因素，一般将青光眼分为原发性、继发性和先天性三大类：

1．原发性青光眼（primary glaucoma）　①闭角型青光眼（angle-closure glaucoma）：分为急性闭角型青光眼（acute angle-closure glaucoma）与慢性闭角型青光眼（chronic angle-closure glaucoma）；②开角型青光眼（open-angle glaucoma）：分为原发性开角型青光眼（primary open angle glaucoma，POAG）与正常眼压性青光眼（normal tension glaucoma，NTG）。

2．继发性青光眼（secondary glaucoma）

3．先天性青光眼（congenital glaucoma）　①婴幼儿型青光眼（infantile glaucoma）；②青少年型青光眼（juvenile glaucoma）；③先天性青光眼伴有其他先天异常。

目前青光眼的治疗仍然是以降低眼压作为最为主要的技术手段，主要包括药物、激光和手术等三种方式。

第二节　前房角检查及分类

前房角结构及功能的正常，在维持眼压正常中具有重要作用。前房角检查是诊疗青光眼的基本检查。前房角位于前房的最周边部，是由角巩膜缘（前壁）、睫状体前端（房角隐窝）和虹膜根部（后壁）共同构成的裂隙。可以用前房角镜、UBM或眼前节OCT进行检查，其中以前房角镜（gonioscope）检查最为便捷（图13-1）。

正常前房角镜下可见：①Schwalbe线是角膜后弹力层止端，也是角膜与小梁的分界线，呈灰白色发亮略突起的环形线状外观。②小梁网位于Schwalbe线后，呈一条较宽的浅灰色透明带，常有色素附着；巩膜静脉窦位于它的外侧，是房水排出的主要区域。③巩膜突位于小梁网之后，是前壁的终点，呈白色环形线状外观。④房角隐窝介于巩膜突与虹膜根部之间，由睫状体前端构成，呈黑色。⑤虹膜根部构成前房角的后壁，呈棕色（图13-2）。

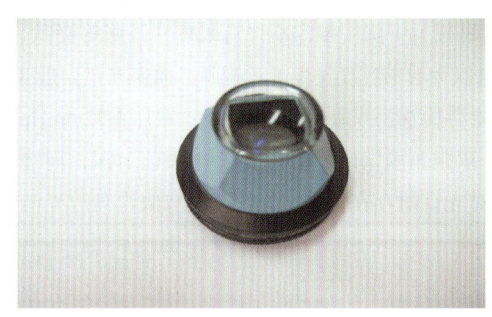

图13-1　前房角镜

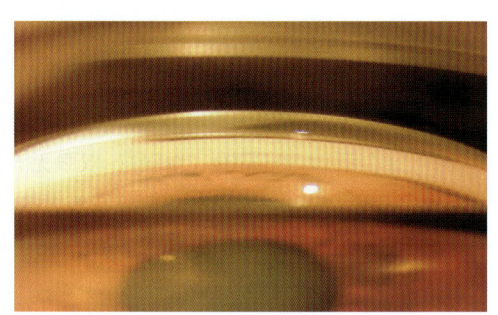

图13-2　前房角镜下房角形态

前房角分类主要目的在于评估房角宽度，以及其与房角关闭可能性之间的关系，以便为青光眼的诊断和防治提供依据。前房角的分类方法有多种，最常用的有Scheie和Shaffer分类法：①Scheie分类法：将房角分为宽角和窄角，其中窄角又分4级。宽角（W）：静态下观察，可见前房角的全部结构。窄角Ⅰ（NⅠ）：静态下从Schwalbe线到巩膜突都可见，睫状体带看不见或仅见其前缘；动态下观察，可见睫状体带范围增宽或从看不见变为可见。窄角Ⅱ（NⅡ）：静态下能看到Schwalbe线和小梁网，不见巩膜突；动态下可见巩膜突。窄角Ⅲ（NⅢ）：静态下仅可见Schwalbe线与小梁网前部；动态下仍不见小梁网后半部。窄角Ⅳ（NⅣ）：静态下房角结构完全看不见；动态下仅见Schwalbe线。在上述房角分类中，宽角和NⅠ不可能发生房角关闭；NⅢ和NⅣ属于高危房角，可能发生房角关闭；NⅡ关闭风险介于它们之间，应随诊观察。②Shaffer分类法：根据静态下虹膜前表面和小梁网内表面假想2条切线所形成夹角的大小，将房角分成5级。Ⅳ级35°～45°，宽房角。Ⅲ级20°～35°中等宽房角。Ⅱ级10°～20°中等窄房角。Ⅰ级≤10°，极度窄房角。0级0°，房角关闭或虹膜根部紧靠Schwalbe线邻近小梁。在上述房角分类中，0～Ⅰ级为高危房角，可能发生房角关闭；Ⅲ～Ⅳ级属于宽角，不可能发生房角关闭；Ⅱ级关闭风险介于它们之间，应随诊观察。

第三节　原发性青光眼

原发性青光眼是指发病机制尚未完全阐明的一类青光眼。临床上主要根据眼压升高时前房角的状态——关闭或开放，将其又分为原发性闭角型青光眼和原发性开角型青光眼。在我国原发性闭角型青光眼是在所有青光眼类型中最常见的一种。

一、急性闭角型青光眼

急性闭角型青光眼是因前房角的急性闭塞导致房水排出障碍，引起眼压急剧升高，并伴有相应症状和眼前节组织改变为特征的眼部疾病。

【病因】　本病目前认为眼球局部解剖结构异常是其发生的主要因素。这些变异包括眼轴较短、角膜较小、前房浅、房角狭窄、晶状体较厚，且位置相对靠前。晶状体虹膜隔向前移位，使晶状体与虹膜更为紧贴，以致后房水流经晶状体与虹膜间隙时所受的阻力加大，导致后房压力高于前房，因此周边部虹膜被推挤向前移位，在房角入口处与小梁面相贴，房角发生关闭，房水排出受阻，眼压急剧升高，引起急性发作。这就是急性闭角型青光眼瞳孔阻滞的发病机制（图13-3）。另外，近年来研究显示，周边虹膜异常肥厚堆积和睫状体前位，也在房角关闭过程中发挥着重要作用。除上述解剖因素外，情绪激动、精神创伤、过度劳累、气候变化等常为本病发生的诱因，神经体液调节失常也与本病有关。

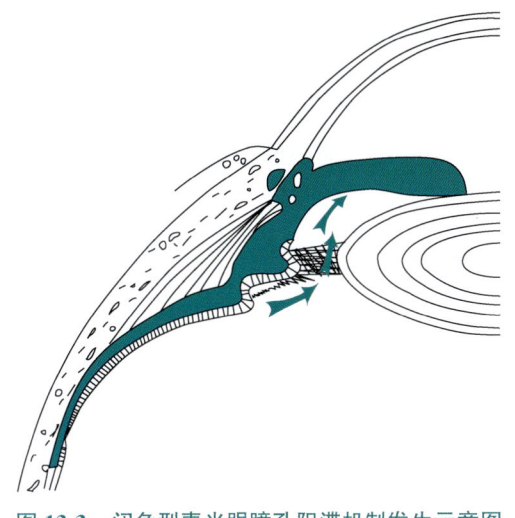

图13-3 闭角型青光眼瞳孔阻滞机制发生示意图

【临床表现及分期】 根据急性闭角型青光眼所处病程的临床症状和体征，将其分为6个临床阶段：①临床前期：急性闭角型青光眼是一种双侧性眼病，如一眼曾有急性发作史，另一眼虽无发作史，但具有急性闭角型青光眼发生的解剖学基础，如前房浅和房角狭窄者；或经激发试验阳性者均属于临床前期。一般此期患者无自觉症状。②先兆期：表现为一过性或反复性的小发作。患者可有轻度眼部胀痛，鼻根部疼痛，突感雾视、虹视（灯光周围可见彩虹样环）等症状，即刻检查可见睫状充血，前房稍变浅，房角大部分关闭，瞳孔略散大，眼压增高。此期患者的症状和体征均较轻微，稍事休息后可以自行缓解或消失。一般不留永久性的组织损害。③急性发作期：起病急，患者视力急剧下降，常伴有剧烈眼痛及同侧头痛，有时出现恶心、呕吐等全身症状。检查可见眼压急剧升高，眼球混合充血，角膜水肿，上皮可出现水泡，前房极浅，周边部前房几近消失，由于高眼压造成血-房水屏障破坏，引起房水混浊，甚至出现絮状沉淀，瞳孔括约肌麻痹，导致瞳孔散大，对光反射迟钝或消失。房角镜检查可见房角完全关闭。用甘油消除角膜水肿后，观察眼底可见视网膜动脉搏动、视网膜出血。若不及时治疗易导致失明。闭角型青光眼急性发作期后，常留有永久性的损害，如较长时间高眼压，可使虹膜血管闭锁，导致虹膜发生色素脱失并附着于角膜后壁、晶状体前面和虹膜节段性萎缩、青光眼斑即晶状体前囊下出现点片状混浊。这些体征称青光眼"三联征"，提示曾经有青光眼急性发作的病史。④间歇期：又称缓解期，指小发作后临床表现自行缓解，房角重新开放或大部分开放，小梁网功能损害不太严重，不用药物或仅用缩瞳剂眼压就不再升高。从理论上而言，急性大发作经过积极治疗后，也可进入间歇期；但实际上，由于急性发作导致房角广泛粘连的形成，这种可能性很小。⑤慢性期：急性大发作或反复小发作后，造成小梁网功能严重受损，导致眼压中度升高，视盘逐渐出现病理性凹陷，并伴有相应的视野缺损。⑥绝对期：眼压持久升高，造成眼球组织结构，尤其是视神经的严重破坏，最终导致视力永久性丧失。此期可反复性出现角膜大泡或上皮剥脱，有时可见角膜带状混浊及巩膜葡萄肿的发生。以上各期不是每个患者都必经的过程。

【诊断】 ①对于持续时间短的先兆期小发作，多数根据一过性发作的典型病史，眼前节解剖具有特征性的浅前房、窄房角等改变，多可以作出诊断；必要时可加做青光眼激发试验以明确诊断。暗室试验：在暗室中瞳孔散大，虹膜根部阻塞了前房角而导致眼压升高。方法是先让患者在明室内测眼压，然后令其在暗室停留1~2小时后于弱光下再测眼压。如眼压上升≥1.064kPa（8mmHg），或眼压达到3.99kPa（30mmHg）即为阳性。弱光下查房角，可见阳性患者房角进一步变窄或关闭。暗室试验时患者不可入睡，因睡眠时瞳孔缩小影响试验结果。俯卧试验：作用机制是俯卧位时由于重力关系致虹膜晶状体隔向前移位，引起房角关闭。方法是先测量眼压，然后在明室内俯卧于检查床上，1小时后再测眼压，眼压上升1.064kPa（8mmHg）

第十三章 青光眼

时为阳性，即刻检查房角，可发现前房角是关闭的。暗室加俯卧试验：为提高激发试验的阳性率而将上述两种试验联合使用。②闭角型青光眼急性发作期的诊断并不困难，主要依据以下几点就可以明确诊断：剧烈的眼痛、头痛、视力锐减。眼压突然升高。眼球混合性充血，角膜水肿、角膜后壁细小色素性沉着物。前房浅、周边部前房几近消失，前房角关闭。瞳孔呈中度或极度散大，呈椭圆形。有时可见青光眼"三联征"。

【鉴别诊断】①本病应该与急性结膜炎，尤其是虹膜睫状体炎相鉴别（表13-1）。因后者与急性闭角型青光眼的治疗原则完全相反，若出现误诊误治，可造成严重后果。

表13-1 急性闭角型青光眼（发作期）与急性虹膜睫状体炎、急性结膜炎的鉴别诊断

	急性闭角型青光眼（发作期）	急性虹膜睫状体炎	急性结膜炎
症状	剧烈眼痛	眼痛、畏光、流泪	异物感、结膜囊分泌物
眼压	升高	正常	正常
视力	急剧下降	不同程度减退	正常
充血	混合充血	睫状充血	结膜充血
角膜	雾状混浊、上皮水肿、KP（+）	KP（+）	正常
前房	浅、房角窄、房水轻度混浊	房水混浊	房水正常
瞳孔	散大，多呈垂直椭圆形	缩小	正常
全身症状	常伴头痛、恶心、呕吐	可有轻度头痛	无

②由于急性闭角型青光眼发作期患者常伴有恶心、呕吐、剧烈头痛等全身症状，这些症状有时可以掩盖眼痛及视力下降等眼部表现，可能会被诊断为颅内疾患和急性胃肠炎，造成误诊误治。

【治疗】急性闭角型青光眼的治疗原则是先用药物治疗，迅速降低眼压，眼压下降后及时选择适当的手术治疗；若药物治疗不能使眼压降至正常，应尽早采用手术方法进行降压处理。①缩瞳剂：以1%~2%毛果芸香碱（又名匹罗卡品）溶液滴眼最为常用。滴眼10分钟后出现缩瞳，30分钟达高峰。由于毛果芸香碱可引起眉弓疼痛、视物发暗、近视加深等眼部症状，有时甚至可以引起头痛、出汗、胃肠道反应等全身症状，故应在点药后压迫泪囊部，以避免药物通过鼻腔黏膜吸收而引起的毒副作用。②β肾上腺素能受体阻滞剂：常用药物有0.25%~0.5%噻吗心胺（timolol）、0.25%~0.5%贝他根（levobunolol）和0.25%~0.5%贝特舒（betaxolol）等滴眼液。该类药物对于伴有心脏传导阻滞、支气管哮喘的患者慎用。③肾上腺素能受体激动剂：常用0.2%阿法根滴眼液，该药优点在于副作用较少，且对心肺功能无明显影响。④前列腺素衍生物：临床以拉坦前列腺素最为常用。每天傍晚点滴1次即可。注意毛果芸香碱可以减少葡萄膜巩膜通道房水外流，与前列腺素衍生物滴眼液之间存在一定的拮抗作用。⑤碳酸酐酶抑制剂：根据给药途径可分为全身和局部两种剂型。前者以乙酰唑胺为代表，服药后60~90分钟眼压开始下降；后者以2%派立明滴眼液为代表。由于碳酸酐酶抑制剂副作用较多。如手足发麻、食欲减退，若长期服用可导致低血钾、尿路结石、白细胞减少等，故全身制剂多作为短期辅助性用药。⑥高渗剂：通过提高血液渗透压，使眼球脱水而迅速降低眼压，多作为紧急降压措施而采用。此类药物可使体内钾、钠丢失，故在使用期间要注意防止电解质紊乱。甘露醇：剂量为每次1~2g/kg体重，快速静脉滴注，每分钟10ml，必要时可重复使用。对慢性心功能不全的患者慎用。甘油：口服剂量2~3ml/kg，糖尿病患者慎用。50%葡萄糖溶液：高渗葡萄糖溶液也有脱水降眼压作用，但葡萄糖可进入组织中被代谢利用，所以作用时间短，可暂时降低眼压。⑦辅助性药物：前房反应较重者，可以局部滴用糖皮

质激素类药物,注意对眼压的影响;全身症状较重者,如患者睡眠不佳可给予镇静剂,疼痛剧烈给予镇痛剂,出现便秘者给予缓泻剂等。⑧手术治疗:根据急性闭角型青光眼的临床分期不同,可采用不同的手术方式。目前常采用解除瞳孔阻滞性手术和建立房水外引流通道性手术。

二、慢性闭角型青光眼

慢性闭角型青光眼是由周边虹膜与小梁网逐渐发生粘连,小梁网功能逐步受损,房水外流受阻,眼压缓慢升高,最终导致视神经损害和视野缺损为代表的一种类型青光眼。本病以病程缓慢,无急性发作为特点。

【病因】 慢性闭角型青光眼也存在浅前房、窄房角等解剖结构的变异,但其程度较急性闭角型青光眼为轻。房角狭窄是导致周边虹膜逐步与小梁网发生粘连的一个基本条件。研究揭示,以虹膜膨隆为特点的瞳孔阻滞机制(不如急性闭角型青光眼的明显)和以周边虹膜堆积为特征的非瞳孔阻滞机制都参与了本病的病理过程。

【临床表现】 多见于50岁左右的男性老年人,由于房角粘连和眼压升高是一个逐渐发展的过程,故患者一般没有眼压急剧升高所伴随的相应征候群,眼前节组织也没有明显异常。一些患者可有视物模糊、虹视及眼微胀等发作史,经休息后症状消失;也有一些患者无任何症状,只是在无意中发现视力下降。本病眼压多为中等度升高,很少超过6.65kPa(50mmHg)。视盘在持续高眼压的作用下,渐渐萎缩,形成凹陷,视野也随之发生进行性损害。本病的慢性进程与开角型青光眼病程类似,但其视神经损害的发展速度较开角型青光眼为快。

【诊断】 ①眼压常在40mmHg左右,很少超过50mmHg。②中央前房深度略浅或接近正常,虹膜膨隆现象不明显。③房角中等度狭窄,有不同程度的虹膜周边前粘连。④如双眼非同时发病,对侧的"健眼"尽管眼压、眼底、视野均正常,但可见房角狭窄或局限性周边虹膜前粘连。⑤具有典型的青光眼性视盘凹陷和视神经萎缩。⑥不同程度的视野缺损。

【鉴别诊断】 慢性闭角型青光眼主要应与开角型青光眼相鉴别。后者虽然也具有眼压升高,视盘凹陷加深,视神经萎缩以及视野缺损,但其前房不浅,高眼压状态下房角保持开放。

【治疗】 对房角粘连范围不大的早期病例可以采用缩瞳剂治疗,也可以采用周边虹膜切除术或激光房角成形术治疗。若房角已发生广泛粘连,则应该行滤过性手术。

三、原发性开角型青光眼

原发性开角型青光眼常见于中青年。特点是房角开放,眼压升高,病程进展缓慢。由于症状隐蔽,患者不易察觉,往往就诊时视功能已明显损害,故危害较大。

【病因】 组织学检查提示小梁网胶原纤维和弹性纤维变性,内皮细胞脱落或增生,小梁网增厚,网眼变窄或闭塞,小梁网内及Schlemm管内壁下有细胞外基质沉积,Schlemm管壁内皮细胞的空泡减少等病理改变可能与本病发生有关。

【临床表现】 ①症状:早期多无明显的自觉症状,病情进展到一定程度时,可出现轻微头痛、眼胀、视力疲劳等症状。②体征:早期眼压有时升高,随着疾病发展,眼压持续升高,保持在高眼压状态。眼前节前房深度正常,虹膜平坦,房角开放,可以发现相对性传入性瞳孔障碍。眼底视盘生理凹陷扩大是最为重要的体征(图13-4)。视盘早期正常,随着病情进展生理凹陷逐渐加深和扩大,甚至达到视盘边缘;视盘

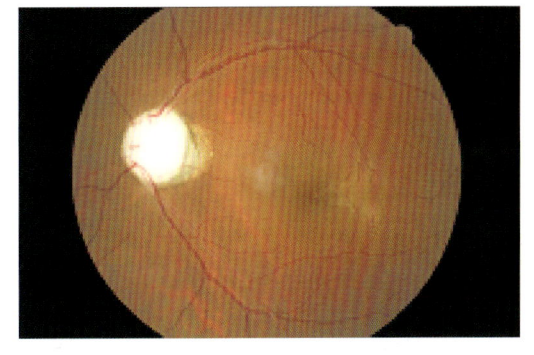

图13-4 青光眼性视盘凹陷

上下方可局限性变窄或出现切迹；双眼凹陷不对称，C/D 值（杯 / 盘比，即视杯直径与视盘直径的比值）之差大于 0.2 有诊断价值；视网膜神经纤维层缺损。③视野缺损：早期视野缺损，表现为 Bjerrum 区孤立的旁中心暗点和鼻侧阶梯；随着病情进展，可出现弓形暗点、扇形暗点及环形暗点；晚期仅残存管状视野或颞侧视岛，最后残存视野消失（图 13-5）。

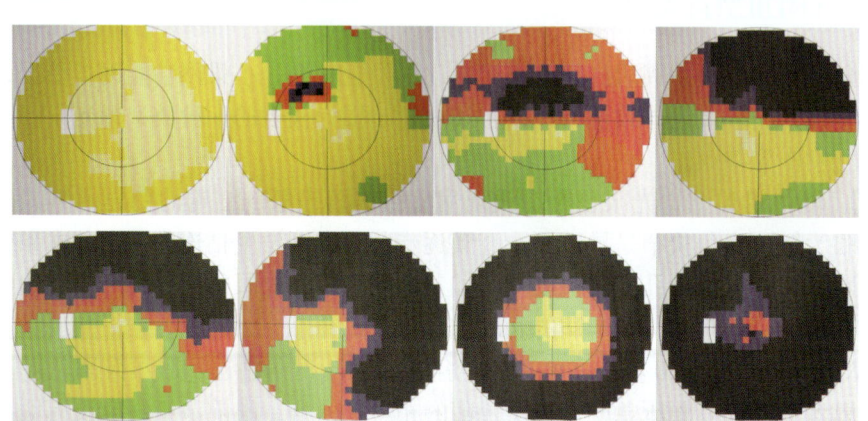

图 13-5　青光眼性视野损害

【诊断】　如果已具备了眼压升高、典型的视野和眼底变化就可明确诊断。本病的关键在于早期诊断。早期诊断的主要指标包括①眼压升高：早期眼压不稳定，24 小时波动较大，测量 24 小时眼压曲线有助于确定诊断。每日 5 时、7 时、10 时、14 时、18 时、22 时测量眼压 6 次，描绘出 24 小时眼压变化的曲线。若眼压波动范围 ≥ 1.06kPa（8mmHg）或双眼压差 ≥ 0.67kPa（5mmHg）为病理性眼压。最好采用压平式眼压计或测量校正眼压，以便了解患者的真实眼压。②眼底改变：视盘凹陷进行性加深扩大，盘沿宽窄不一，尤其是上下方盘沿变窄或切迹，视网膜神经纤维层缺损，双眼凹陷不对称，C/D 值 > 0.2，有诊断价值。③视野缺损：可重复性旁中心暗点或鼻侧阶梯、弥散性或局限性光阈值增高，阈值波动增大。常系早期青光眼的视野改变。

【治疗】　治疗原则是先用药物降低眼压，若药物降眼压不满意，则采用激光、手术治疗。药物治疗在于通过减少房水生成和增加房水流出，达到降低眼压的目的。一般可局部滴用降眼压药物，一种药物效果不满意，可以更换另一种或再加滴另一类药物。如果眼压仍不能降至正常，可尝试采用激光治疗；若病情仍然进一步发展，则需考虑实施抗青光眼滤过性手术治疗。

四、正常眼压性青光眼

正常眼压性青光眼是指眼压保持在统计学正常值范围内，却具有典型的青光眼性视盘损害和视野缺损的一种类型的开角型青光眼。

【病因】　正常眼压性青光眼患者的视神经本身对眼压的耐受力降低，即使眼压在正常范围内，视神经仍然会受到损伤，进而导致视盘和视野出现损害。患者可伴有血流动力学疾病和血管痉挛性疾病，如低血压、偏头痛、缺血性血管疾病等。

【临床表现】　发病隐匿，一般患者早期无明显自觉症状。多在视野显著出现缺损或体检时偶尔被发现。眼压正常，前房深度正常，虹膜平坦，房角开放，视盘出现损害是本病最为典型的体征。早期眼底改变以视盘片状出血、盘沿下方或颞下方切迹多见，随着病情进展，视盘凹陷逐渐扩大，甚至达到视盘边缘；视网膜神经纤维层可见缺损。视野与原发性开角型青光眼的视野缺损类似，但缺损更靠近固视点。

【诊断及鉴别诊断】　眼压正常，房角开放，具有原发性开角型青光眼类似的视盘改变，视网膜神经纤维层损害和视野缺损，且排除造成视神经损害、视野缺损等其他因素后方可确立诊断。本病应该与原发性开角型青光眼、缺血性视神经病变、先天性视神经异常以及颅内占位性病变引起的视神经萎缩相鉴别。

【治疗】 目前正常眼压性青光眼的治疗包括视神经保护性药物的应用和采用降眼压药物或手术进一步降低眼压。

第四节 继发性青光眼

继发性青光眼是因眼部疾病或某些全身疾病所导致的一组特殊类型的青光眼。病因明确，多单眼发病，一般无家族史为其共同特点。

一、青光眼睫状体炎综合征

青光眼睫状体炎综合征（glaucomatocyclitic crisis）又称青光眼睫状体炎危象、Posner-schlossman综合征。典型病例呈急性发作性眼压升高，可伴有眼胀、眼痛、雾视、虹视等症状，角膜后出现羊脂状沉着物，前房正常，房水无明显混浊，虹膜无后粘连。数天内可以自行缓解，但易复发。发病时，可以应用降眼压药物和吲哚美辛治疗，以缩短病程和减轻高眼压对视神经的损伤。

二、虹膜睫状体炎所致继发性青光眼

虹膜睫状体炎所致继发性青光眼（glaucoma secondary to iridocyclitis） 虹膜睫状体炎未能有效控制，形成广泛的周边虹膜前粘连、瞳孔闭锁或瞳孔膜闭，造成房水流出障碍，导致眼压升高，发生继发性闭角型青光眼。一般多需要行滤过性手术治疗。

三、白内障所致继发性青光眼

白内障所致继发性青光眼（glaucoma secondary to cataract） 白内障膨胀期由于晶状体膨胀，体积剧增，推挤虹膜前移，可使前房变浅，房角关闭，诱发闭角型青光眼的发生。治疗可行白内障摘除和（或）人工晶状体植入；如房角已有广泛粘连，可考虑行白内障联合青光眼手术治疗。白内障过熟期由于晶状体皮质液化漏入房水，被巨噬细胞吞噬。吞噬了晶状体蛋白的巨噬细胞以及大分子晶状体蛋白均可阻塞小梁网，导致眼压升高，诱发晶状体溶解性青光眼的发生。治疗时先用药物控制眼压后可行白内障摘除术。

四、眼外伤所致青光眼

眼外伤所致青光眼（glaucoma secondary to trauma） 眼球钝挫伤可以引起眼内出血、房角损伤、晶状体位置异常等眼内组织结构的改变，造成房水流出障碍，眼压升高。临床常见的有房角后退性青光眼、溶血性青光眼、血影细胞性青光眼等。首先根据发病具体机制进行病因治疗，同时应用抗青光眼药物控制眼压，必要时行抗青光眼手术治疗。

五、新生血管性青光眼

新生血管性青光眼（neovascular glaucoma） 由某些全身及眼部疾病造成视网膜广泛性缺血，继而虹膜新生血管生成和前房角关闭，房水外流受阻，眼压升高所导致的一种难治性青光眼。本病重在预防，如发现视网膜有缺血现象时，可以考虑行视网膜光凝术，以预防虹膜新生血管的形成；本病若已发生，治疗比较棘手，一般的常规治疗效果较差。近年来青光眼引流阀

植入术给本病的治疗带来了新的希望。如上述方法失败，可以考虑行冷冻术或光凝术破坏睫状体，减少房水生成，降低眼压。

六、色素性青光眼

色素性青光眼（pigmentary glaucoma）是由虹膜向后凹陷，与晶状体悬韧带接触产生摩擦，虹膜色素颗粒脱落沉积于小梁网，造成房水流出障碍，眼压升高，导致的一种继发性开角型青光眼。本病多发生于 25～40 岁男性，具有一定的遗传性。临床典型表现为眼压升高，角膜后可见呈垂直纺锤样分布的色素性 KP，前房深，房角宽，虹膜出现放射状裂隙透光区。可滴用 1% 毛果芸香碱，减轻虹膜与晶状体悬韧带摩擦，减少色素颗粒脱落，同时促进房水外流，清除小梁网色素颗粒，降低眼压；也可滴用 0.25%～0.5% 噻吗心胺眼药等抑制房水生成剂降低眼压；药物控制眼压不良者，可以考虑行青光眼滤过性手术治疗。

七、睫状环阻塞性青光眼

睫状环阻塞性青光眼（ciliary-block glaucoma）是内眼手术后，如抗青光眼手术、人工晶状体植入术等术后导致的一种少见严重的继发性青光眼，其中尤以伴有房角粘连的闭角型青光眼术后多见。多发生在术后数天内，也可数月甚至更长时间。临床上主要表现为眼部充血、疼痛、眼压升高、前房变浅、前房角进一步变窄或关闭等。确诊后首先采用药物治疗，1% 阿托品眼药水滴眼，以解除睫状环阻滞，促使前房重新形成而降低眼压；使用碳酸酐酶抑制剂以减少房水形成和房水在玻璃体腔内积蓄；应用高渗剂使玻璃体脱水浓缩；全身应用糖皮质激素，减轻睫状体水肿和炎症，防止房角和虹膜粘连的发生。经药物保守治疗无效者，则应采用手术治疗。常用术式有前部玻璃体切割联合前房成形术、经睫状体平坦部抽吸玻璃体联合前房成形术或晶状体摘除联合前部玻璃体切割及前房成形术。

八、糖皮质激素性青光眼

糖皮质激素性青光眼（corticosteroid-induced glaucoma）是因长期滴用或全身应用糖皮质激素所导致小梁细胞功能和细胞外基质改变，房水外流阻力增加的一种药源性青光眼。临床表现与原发性开角型青光眼类似。多数患者在停用糖皮质激素后眼压可以逐渐恢复正常，对于少数眼压仍持续升高的患者，可以参照开角型青光眼的处理原则进行治疗。

九、虹膜角膜内皮综合征

虹膜角膜内皮综合征（iridocorneal endothelial syndrome，ICE）以单眼发病常见，多见于中青年女性，本质上是一组以原发性角膜内皮异常为特征，并可以导致继发性青光眼的眼前节病变。ICE 包括以下三种相关病变：进行性虹膜萎缩、虹膜痣（Cogan-Reese）综合征和 Chandler 综合征。进行性虹膜萎缩主要表现为虹膜基质和色素上皮萎缩、虹膜孔形成以及瞳孔异位；Cogan-Reese 综合征主要以虹膜表面结节或弥散性色素改变为特征；Chandler 综合征主要以原发性角膜内皮功能障碍和角膜水肿为其典型表现。前房角内皮化和虹膜周边前粘连是导致眼压升高的原因。本病主要是针对继发性青光眼进行相应的降眼压治疗。

第五节　先天性青光眼

先天性青光眼系胎儿发育过程中，前房角发育异常，包括：①单纯小梁发育不良；②虹膜小梁网发育不良；③角膜小梁网发育不良，导致小梁网 Schlemm 管系统不能够正常发挥房水引流功能，导致眼压升高所致的一类青光眼。临床上将其分为三种类型。

一、婴幼儿型青光眼

婴幼儿型青光眼见于新生儿或婴幼儿时期。本病多属于常染色体隐性遗传疾病。

【临床表现】 早期症状有畏光、流泪、眼睑痉挛。在高眼压的作用下，眼球壁代偿性扩张。角膜直径可达 12mm 以上，角膜出现水肿混浊及后弹力层断裂形成纹样，称为 Haab 纹。巩膜变薄，由瓷白色转变为浅蓝色，前房加深，瞳孔扩大，对光反射迟钝或消失，视盘生理凹陷扩大，最终导致失明。

【治疗】 主要通过房角切开术或小梁切开术和小梁切除术控制眼压。术后矫正可能合并存在的屈光不正，以防治弱视。

二、青少年型青光眼

青少年型青光眼一般指 6 岁以后，30 岁以前发病的先天性青光眼。本病与遗传有关，部分常染色体显性遗传病例的致病基因定位于染色体 1q21 31。由于 3 岁以后眼球壁组织弹性减弱，眼压增高一般不会导致眼球壁代偿性扩张，患者通常无症状和体征。除眼压波动较大外，本病与原发性开角型青光眼的临床表现类似。两者的诊断和治疗原则也基本相同。

三、先天性青光眼伴有其他先天异常

这一类青光眼同时伴有眼部或全身其他器官的发育异常，多以综合征的形式表现出来，如无虹膜性青光眼，仅有角膜和房角病变（角膜后部近角膜缘处有白线结构，Schwalbe 线明显增粗前移，称"后胚环"）的青光眼称 Axenfeld 异常，还伴有虹膜病变的称 Rieger 异常，如牙齿和颌面骨发育异常为 Rieger 综合征，统称 Axenfeld-Rieger 异常或综合征。角膜中央先天白斑伴角膜后基质和 Descemet 膜缺损，虹膜粘连到白斑周边的青光眼称 Peters 异常。伴有颜面部血管瘤和脉络膜血管瘤的青光眼（Sturge-Weber 综合征），伴有晶状体形态或位置、骨骼以及心脏异常的青光眼（Marfan 综合征、Marchesani 综合征）等。

第六节 高 眼 压 症

高眼压症（ocular hypertension）是指眼压高于正常统计学眼压值的上限，前房深度正常，房角开放，且长期随访未见有视盘损害和视野缺损的一种状态。

【病因及疾病演变过程】 个体眼压超过 21mmHg，大多数经长期随访观察，并不出现视盘和视野损害，仅有约 10% 的个体可能发展为开角型青光眼。患者的年龄、视盘形态异常、眼压升高程度、青光眼家族史、心血管疾病以及视网膜中央静脉阻塞等是高眼压症演变为青光眼的危险因素。

【诊断】 根据高眼压值，前房深度正常，房角开放，眼底视盘无损害以及视野未见可检出阳性缺损等结果，可以初步作出一个倾向性诊断。确诊是一个排除原发性开角型青光眼诊断的过程。眼压超出正常值是唯一的阳性体征。由于中央角膜厚度（central corneal thickness，CCT）能够影响眼压测量值的准确性，应该对眼压值进行校正。

【鉴别诊断】 应与尚未出现视盘损害和视野缺损的早期原发性开角型青光眼相鉴别。在高眼压症人群中，部分个体就是可疑青光眼或早期原发性开角型青光眼患者，定期随访有助于

鉴别诊断。

【治疗】 一般认为可以给予降眼压药物进行治疗。对所有高眼压症患者都应该定期随访。

思考题

1. 原发性急性闭角型青光眼与原发性慢性闭角型青光眼有何异同？
2. 如何诊断和治疗原发性开角型青光眼？
3. 正常眼压性青光眼与高眼压症有何异同？
4. 继发性青光眼与原发性青光眼有何异同？

（王宁利　马建民）

第十四章 葡萄膜疾病

葡萄膜血流缓慢，各种致病因素如微生物、毒素、坏死的细胞碎片等容易停留其中，导致葡萄膜疾病。

第一节 葡萄膜炎

葡萄膜炎是指葡萄膜的炎症。葡萄膜炎是眼科常见的致盲性眼病，主要与免疫因素相关，且可以伴有各种全身病。

一、概述

（一）病因及发病机制

葡萄膜炎按照患病的途径可以分为内因、外因和继发原因，内因和外因又分别分为感染和非感染性葡萄膜炎。葡萄膜炎的发病机制非常复杂，主要与免疫因素有关，其次与炎性介质、自由基有关。

1. 外因性 由外界致病因素所致，包括感染性和非感染性。
（1）感染性：眼球穿通伤、内眼手术或角膜溃疡穿孔时，致病微生物由外伤或手术创口进入眼内，易引起化脓性炎症。
（2）非感染性：机械性、化学性、热性损伤或毒素刺激所致。
2. 内因性 多原因不清，是葡萄膜炎的主要类型。
（1）感染性：病原体或其产物由身体其他部位经血行进入眼内所致，如结核、梅毒、单纯疱疹病毒、弓形体性葡萄膜炎等。
（2）非感染性：检查不出病原体，多有免疫异常表现或伴有全身病、Vogt-小柳原田综合征等。
3. 继发性 继发于眼部其他疾病。
（1）邻近眼组织炎症的蔓延：如严重的角膜炎、巩膜炎可引起虹膜睫状体炎。
（2）眼内毒素或刺激物的反应：如失明萎缩变性的眼球、长期视网膜脱离、眼内反复陈旧性出血以及恶性肿瘤坏死都可引起葡萄膜炎。

总之，葡萄膜炎的病因多达上百种以上，大多机制不清。

（二）分类

葡萄膜炎有多种分类方法，如按照炎症累及的解剖部位分类，可分为前葡萄膜炎、中间葡萄膜炎、后葡萄膜炎和全葡萄膜炎；按照病程分类，可分为急性、慢性和复发性；按照病因分类，可分为感染性和非感染性；按照组织病理分类，可分为肉芽肿性和非肉芽肿性。目前国际通用的分类方法主要依据炎症的解剖部位，在此基础上进行病因探讨。

二、前葡萄膜炎

前葡萄膜炎是葡萄膜炎中常见的类型，指炎症主要位于前节，炎症累及虹膜和睫状体，表现为前房和玻璃体的炎性细胞和房水闪辉。约占葡萄膜炎总数的 1/2～2/3，包括虹膜炎（iritis）、虹膜睫状体炎（acute iridocyclitis）和前部睫状体炎（anterior cyclitis），可表现为急性或慢性。

【病因】 虹膜睫状体炎多病因不清，但许多全身病可伴发或引起虹膜睫状体炎，如强直性脊柱炎（ankylosing spondylitis）、青年特发性关节炎（juvenile idiopathic uveitis）、Reiter 综合征、与 HLA-B27 相关的虹膜睫状体炎、Fuchs 虹膜异色性睫状体炎（heterochromatic cyclitis）、青-睫综合征（glaucoma-cyclitis syndrome）等。

【临床表现】

1. 症状

（1）眼红、疼痛、畏光、流泪：这些症状的程度与炎症的严重程度成正比。疼痛是由于睫状肌收缩，组织肿胀充血和毒性物质刺激睫状神经末梢所致。严重时疼痛可波及眼眶、前额和面部，在光刺激或眼球受压时更明显，夜间多加剧。疼痛可伴有畏光、流泪，是三叉神经受刺激的反射作用所致。强烈的畏光可伴有眼睑痉挛。

（2）视力减退：前房水和玻璃体内的炎性细胞和纤维渗出物，角膜后壁和晶状体表面的沉着物致屈光间质混浊，另外睫状肌痉挛引起的近视而影响视力。

2. 体征

（1）睫状充血（ciliary conjestion）是急性前葡萄膜炎的常见体征，表现为角膜缘附近的深层血管扩张充血，呈暗红色。需与结膜充血鉴别。

（2）角膜后沉着物（keratic precipitate，KP）：炎性细胞或色素沉着于角膜后壁为角膜后沉着物。炎症时虹膜睫状体血管扩张，通透性增强，房水中有细胞渗出，角膜内皮肿胀，随着房水循环，这些细胞贴附于角膜的后表面，一般多位于角膜下部呈尖端向角膜中心的三角形排列。这是由于房水循环时温差的影响，角膜与外界接触温度较虹膜侧低，靠近角膜侧房水向下流动，靠近虹膜侧房水流动向上，房水内的炎性细胞、渗出物随房水的循环而易于沉着在角膜的下方。

根据炎症的性质、轻重、时间长短，KP 的大小、形态、数量和部位各不相同。KP 可分新鲜和陈旧性。新鲜的 KP 为白色、圆形，显得致密、光滑、湿润，新鲜 KP 的出现提示为炎症的早期或活动期；陈旧的 KP 呈棕色外观，为葡萄膜的色素细胞或含有黑色素的残留细胞，或呈毛玻璃样，为炎性细胞吸收后细胞膜或细胞渣的残留物，陈旧的 KP 显得皱缩、脱水、无光泽，有稀疏感，陈旧 KP 的出现见于炎症消退期，提示以前曾有过炎症。新鲜性 KP 可分以下两种类型：

①细小尘状 KP：灰白色点状，主要由多核中性粒细胞、淋巴细胞和少量浆细胞组成，多见于非肉芽肿性虹膜睫状体炎。

②羊脂状 KP（mutton-fat KP）：灰白，主要由单核巨噬细胞、类上皮细胞组成，相互融合形成较大的略呈圆形、灰色的结节，多见于肉芽肿性和慢性虹膜睫状体炎，如结核结节病、Vogt-小柳原田综合征等（图 14-1）。

（3）房水混浊：虹膜血管壁有血-房水屏障（blood-aqueous barrier）功能，所以正常房水内仅含有微量蛋白成分，裂隙灯检查前房为透明区。炎症时虹膜睫状体血管扩张，血-房水屏障功能破坏，血管通透性增强，房水内蛋白和细胞成分增加，使房水混浊。

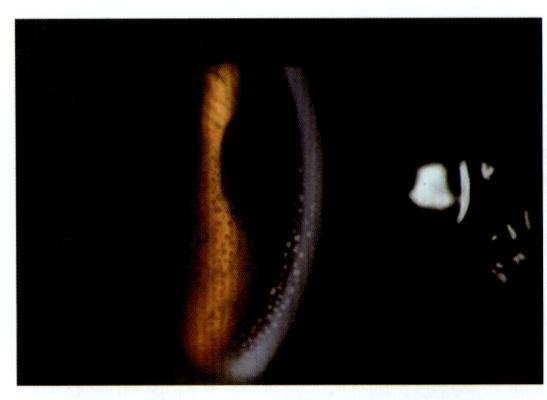

图 14-1　角膜后羊脂状 KP，位于角膜下方

房水内蛋白浓度增高时，裂隙灯检查前房呈一束白色光带，有如阳光通过窗户照射入一间充满灰尘的房间，此现象称前房闪光（aqueous flare）阳性，或 Tyndall 征阳性。前房闪辉阳性代表血-房水屏障破坏的程度。房水内炎性细胞增多时，裂隙灯检查可见前房内有上下浮游的颗粒，大小均匀一致，称为前房浮游物或浮游细胞，是活动性炎症的重要体征，房水细胞的多少代表炎症的存在及其严重程度（图 14-2）。

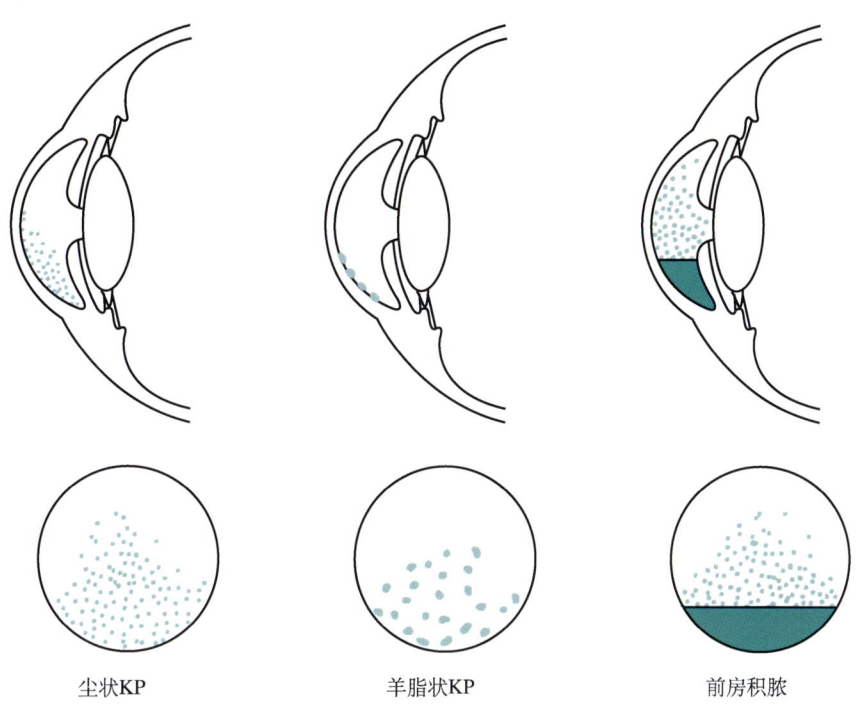

尘状KP　　　　　羊脂状KP　　　　　前房积脓

图 14-2　葡萄膜炎时角膜后沉着物及前房内所见

当炎症剧烈时，虹膜血管扩张或破裂致红细胞进入前房，可在前房下方形成液平，称为前房积血（hyphema）；当房水渗出的炎性细胞较多时，在前房角下方形成液平，称为前房积脓（hypopyon）。前房积脓往往提示炎症反应非常严重（图 14-3）。

（4）虹膜纹理不清：炎症时虹膜组织水肿充血而表现为纹理不清，颜色秽暗，单眼病变时对照健眼检查容易鉴别。炎症的渗出物可以在房角造成周边虹膜和角膜的粘连，称为虹膜周边前粘连（peripheral anterior synechia of iris）或房角粘连（goniosynechia）。

（5）虹膜结节（iris nodule）：多见于肉芽肿性炎症，常见有两种，即 Koeppe 结节和 Busacca 结节。Koeppe 结节为圆形或卵圆形半

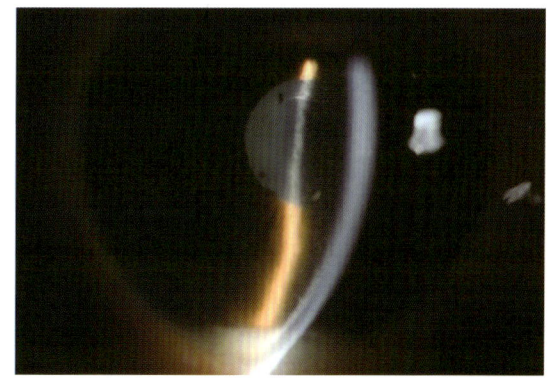

图 14-3　前房积脓

透明小灰色结节，分布于瞳孔缘，多在炎症早期出现，数目多少不一，可在数天内消失，炎症反复时可再出现新的结节。Koeppe 结节处易发生虹膜后粘连。Busacca 结节为白色透明或半透明状，大小不一，通常较 Koeppe 结节大，位于虹膜实质内，多于虹膜卷缩轮附近。Busacca 结节有时很快消失，有时可持续数月，偶尔形成团块状引起机化和新生血管。位于虹膜根部者易造成虹膜前粘连。

(6）瞳孔缩小（amydriasis）：由于炎症致虹膜组织充血、水肿、细胞浸润，以及炎症刺激瞳孔括约肌痉挛，使瞳孔缩小，对光反射迟钝或消失。由于炎症细胞、纤维蛋白等机化可引起虹膜与晶状体表面粘连形成虹膜后粘连（posterior synechia of the iris），虹膜根部与角膜粘连形成虹膜周边前粘连（peripheral anterior synechia of the iris）或房角粘连（goniosynechia）。

炎症早期用散瞳剂可避免虹膜后粘连或拉开轻度虹膜后粘连，拉开后在晶状体前表面常遗留虹膜色素上皮，呈环状色素圈，为炎症后遗症痕迹；如果部分后粘连不能拉开，散瞳后瞳孔呈梅花状，成为炎症后遗症；如果瞳孔缘发生全后粘连或虹膜全后面与晶状体前表面完全后粘连时，前后房水流通受阻，称为瞳孔闭锁（pupillary seclusion）；前者房水滞留在后房，后房压力升高而将虹膜推向前方，形成虹膜膨隆（iris bombe）；当大量纤维渗出物在瞳孔区机化而形成膜状物覆盖于瞳孔区时，称为瞳孔膜闭（pupillary occlusion）（图14-4）。

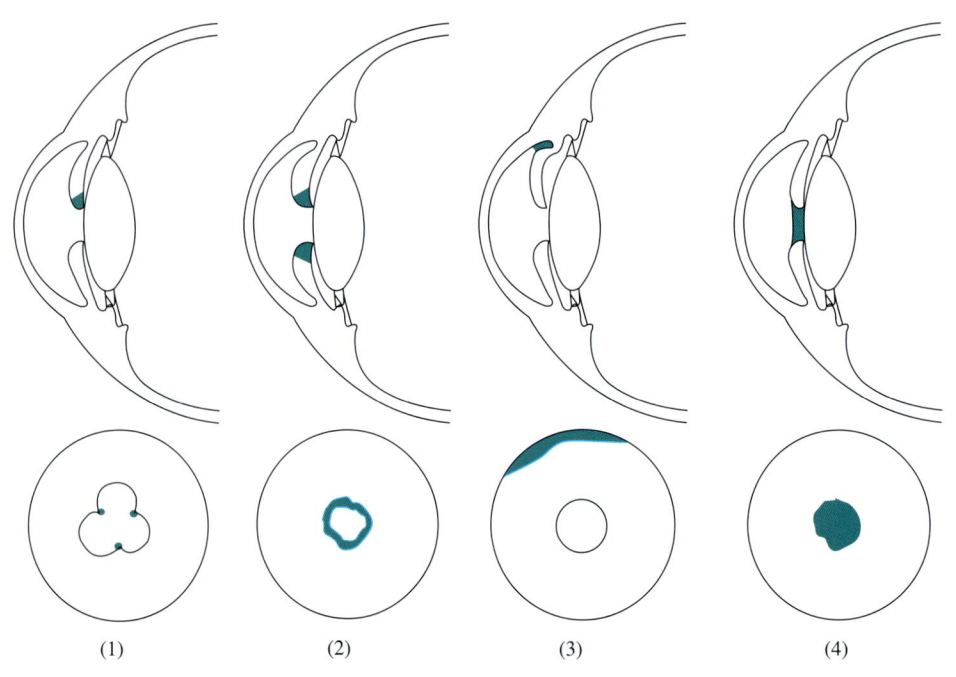

图14-4　虹膜粘连及瞳孔改变

（7）玻璃体混浊（vitreous opacity）：睫状体炎症时，炎症细胞可渗出至玻璃体前部，呈细小点状、或絮状混浊，主要由淋巴细胞、浆细胞及巨噬细胞构成。慢性炎症晚期可能由于玻璃体的胶样结构被破坏而形成条状混浊。

（8）眼底改变：前葡萄膜炎时一般眼底正常，但炎症严重时可有黄斑水肿和视盘水肿。

（9）眼压改变：病程早期由于睫状体炎症，造成房水生成减少，眼压降低，多为一过性，随着炎症消退，眼压又恢复正常。炎症急性期由于血管扩张，血浆漏出，前房水黏稠度增高，同时炎性细胞、组织碎屑堵塞房角，可引起眼压升高；虹膜前后粘连也造成房角或瞳孔阻滞，引起眼压升高。

【并发症】

1. 角膜混浊（corneal opacity）　长期炎症可引起角膜后弹力层皱褶，炎症累及角膜内皮细胞时，可以引起上皮水肿混浊。疾病晚期发生角膜带状混浊，更多见于青年患者。

2. 继发性青光眼（secondary glaucoma）　由于炎症细胞、色素颗粒和组织碎片堵塞房角，或虹膜周边前粘连，造成房水流出受阻；由于虹膜后粘连、瞳孔闭锁、瞳孔膜闭，引起瞳孔阻滞，从而引起继发性青光眼。

3．并发性白内障（complicated cataract） 炎症反复发作或持续存在，炎性物质造成房水成分的改变，影响晶状体的代谢，造成晶状体的混浊，多为晶状体后囊下混浊，称为并发性白内障（图14-5）。

4．眼球萎缩（atrophy of eye ball） 长期虹膜睫状体炎症，造成睫状体萎缩，变为瘢痕组织，房水分泌减少，或由于在睫状体附近渗出物机化形成睫状膜，牵引视网膜脱离，最后眼球缩小，视力丧失，称为眼球萎缩。

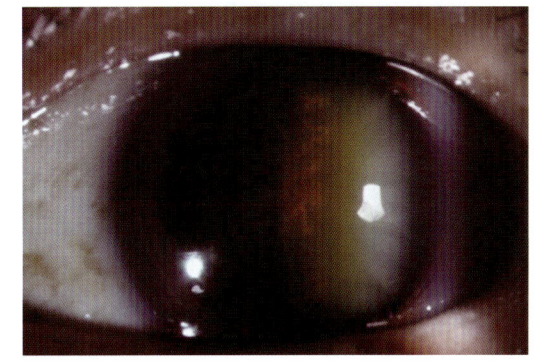

图14-5 并发性白内障后囊下锅巴状混浊

【诊断】 前葡萄膜炎根据其症状和体征，诸如视力下降、睫状充血、KP、房水闪光、瞳孔缩小、虹膜后粘连、睫状区压痛与玻璃体混浊较容易作出诊断。其中睫状充血、KP、房水闪光、瞳孔缩小和虹膜后粘连是诊断前葡萄膜炎的主要体征，尤以灰色羊脂状或细小尘状KP和房水闪光阳性表示有活动性炎症。如仅有虹膜后粘连和色素性或玻璃样KP，为陈旧性前葡萄膜炎。

前葡萄膜炎的病因诊断很困难，但需详细询问病史、家族史、全身病史，尤其注意有无脊柱炎、关节炎、风湿性疾病、结核以及消化系统、泌尿系统疾病及艾滋病等，以帮助寻找病因。

【鉴别诊断】 应与急性结膜炎（acute conjunctivitis）、急性闭角型青光眼（acute angle closure glaucoma）及眼内恶性肿瘤鉴别。

【治疗】 由于虹膜睫状体炎病因多不清，目前治疗以对症治疗为主，包括局部治疗和全身治疗。

1．局部治疗：散瞳、热敷、消炎，目的是迅速控制炎症，防治并发症。

（1）热敷：扩张血管，改善眼内血液循环，促进炎性物质吸收，缓解疼痛。可用湿热敷、热气或蜡疗等方法。

（2）散瞳：是治疗前葡萄膜炎的最重要措施，其作用主要是麻痹睫状肌，解除其痉挛，缓解疼痛；减轻其对动脉的压力，降低毛细血管的通透性，减少渗出及充血水肿；活动性散瞳还可防止虹膜后粘连。

常用散瞳药物有阿托品滴眼液或眼药膏，复方托品酰胺滴眼液。散瞳时要注意眼压，对于前房浅的老年患者可先用短效的散瞳剂，以防止诱发其青光眼发作。

（3）消炎：常用的局部糖皮质激素药物包括泼尼松、地塞米松。炎症严重时可在结膜下或Tenon囊下注射糖皮质激素。非甾体抗炎药物也常常用于前葡萄膜炎的治疗。

2．全身治疗

（1）糖皮质激素：各种严重的前葡萄膜炎，尤其是前房内有大量的渗出、明显的玻璃体混浊、合并后部葡萄膜炎及病情反复迁延不愈，局部用药难以控制者，应全身用药。常用药物为泼尼松30～50mg［或起始剂量1mg/（kg·d），之后逐渐减量］每日早晨顿服，或甲泼尼松龙静脉输液，病情缓解后逐渐减量。用药前应注意，患有高血压、糖尿病、消化道溃疡等病者慎用该药；定期检查血压、血糖、电解质；观察眼压，以防激素性青光眼的发生。

（2）抗前列腺素类药物：注意其副作用。常用药物有肠溶阿司匹林（0.3g，每日3次）。吲哚美辛（25mg，每日3次）。

（3）免疫抑制剂：葡萄膜炎与免疫功能异常相关，对严重患者可适当应用免疫抑制剂，如硫唑嘌呤、苯丁酸氮芥、环孢素、环磷酰胺等，但要注意其副作用。

3．并发症的治疗

（1）继发性青光眼：继发性青光眼局部点药如噻吗洛尔或口服降眼压药治疗；瞳孔阻滞

所致者，可行激光或手术。

(2) 并发性白内障：炎症缓解病情稳定3个月后可行白内障超声乳化加人工晶体植入术。

三、中间葡萄膜炎

中间葡萄膜炎（intermediate uveitis）以往又称周边葡萄膜炎（periuveitis）或平坦部炎（pars planitis），是指炎症主要部位在玻璃体，包括睫状体平坦部炎、后睫状体炎、玻璃体炎。该病较常见，多发生于年轻人，双眼发病，特点是眼底周边部有胶样渗出，进程缓慢，容易引起机化性改变。

【病因及发病机制】 病因不清，目前存在几种学说：感染、过敏、自身免疫和血管学说，可能与许多疾病有关。

【临床表现】

1．症状　患者多双眼发病，起病隐匿，往往不能确定确切的发病时间。症状不明显且表现不一，早期常表现为眼前有黑点，有时视力疲劳、眼球酸胀。

2．体征　①眼前节往往无改变或有很轻的炎症，角膜后壁可有细小点状或羊脂状KP，前房闪光弱阳性，晶状体后腔有明显的浮游物和闪光。房角镜检查房角可出现胶样黄色渗出，容易形成周边虹膜前粘连。②眼底病变多发生在周边部，表现为视网膜血管炎、血管周围炎，有血管旁白鞘或血管闭塞成白线，病情严重时可延伸至后极部。黄斑部可有水肿，以后遗留色素紊乱（图14-6）。③在锯齿缘、睫状体平坦部和周边视网膜有黄色渗出，随着病情进展，

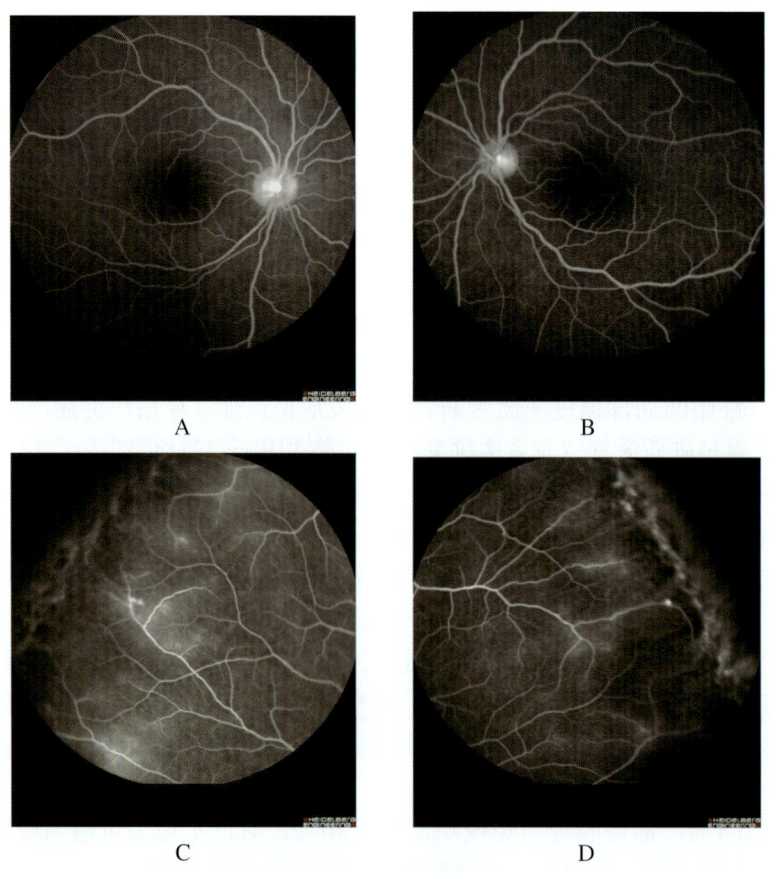

图 14-6　中间葡萄膜炎

A．B．荧光素眼底血管造影（FFA）显示双眼后极正常；C．D．周边视网膜血管旁渗漏

渗出物增多，可融合成片，在眼底下方形成雪堤样改变（snowbank），为本病的特征性改变。渗出物可由融合片上脱落进入玻璃体内，形成白色或淡黄色絮状雪团，为玻璃体雪球状混浊（snow ball opacity）。

【临床分型】

1. 良性型　预后良好，病变数月后渗出消失，仅遗留轻度周边部脉络膜萎缩和周边虹膜前粘连。

2. 继发脉络膜和视网膜脱离型　病变位于眼底周边部，由于渗出引起周边脉络膜脱离并可继发视网膜脱离，无裂孔。糖皮质激素治疗有效，视网膜复位，视力恢复。

3. 睫状膜形成型　为恶性进行型，在锯齿缘有大片灰黄色渗出及来自睫状体的新生血管，形成睫状膜可牵拉造成视网膜脱离或继发性青光眼。

4. 进行性血管闭锁型　血管炎自周边部向视盘逐渐进展，晚期小动脉闭塞，视神经萎缩，视力丧失。

5. 慢性迁延型　周边部病灶此起彼伏，经久不愈，迁延数年之久，玻璃体形成大量机化膜，预后不佳。

临床常见者大多数是良性型，但可发生各种并发症，影响视力，甚至失明。

【并发症】

1. 黄斑囊样水肿（cystoid macular edema）　是中间葡萄膜炎较常见的一个并发症，视力明显下降，在青少年出现不明原因的黄斑囊样水肿者，应详查视网膜和玻璃体周边部。也可发生黄斑裂孔（macular hole）。

2. 并发性白内障　炎性物质造成房水成分的改变，影响晶状体的代谢，造成晶状体混浊，为并发性白内障。多为晶状体后囊下混浊，可以表现为晶状体完全混浊。

3. 视网膜新生血管形成（retinal neovascularization）　可出现于周边部、后极部或视盘，以后极部最为常见。

4. 视网膜脱离（detachment of retinal）　可发生于单眼或双眼，多由于渗出、玻璃体牵引和视网膜裂孔造成。

【治疗】

1. 由于该病病因不清，一般是对症治疗。前节有炎症者，可给予局部散瞳、热敷及局部应用糖皮质激素（眼药或结膜下注射）。注意预防虹膜周边前粘连。

2. 对于炎症较重或迁延不愈，尤其是有黄斑囊样水肿者，可口服糖皮质激素。

3. 免疫抑制剂　应用硫唑嘌呤、环磷酰胺、苯丁酸氮芥、环孢霉素等免疫抑制剂。

4. 由于该病为血管炎性改变，有血管闭塞，因此可用血管扩张药物如妥拉唑啉 12.5mg 球后注射，或口服一些轻微扩血管药物。

5. 对有新生血管形成有出血倾向的患者激光可消除新生血管，效果良好。

6. 禁止吸烟。

四、后葡萄膜炎

后葡萄膜炎（posterior uveitis）是指炎症累及视网膜或脉络膜，包括脉络膜视网膜炎、视网膜脉络膜炎、视网膜炎、神经视网膜炎。由于视网膜的外层营养由脉络膜供给，所以脉络膜发炎常累及视网膜而形成脉络膜视网膜炎（choroidoretinitis）。但脉络膜的血液供应来源于睫状后短动脉，脉络膜炎（choroiditis）也可单独发病。

【病因】　病因复杂，可分为感染和非感染两大类。

【临床表现】

1. 症状：

（1）眼前飘浮物（floater）、闪光感：这是由于视网膜受刺激而在病变的相应视野部位出现闪光感。

（2）视力下降、视物变形或眼前暗点：病变累及后极部，由于炎症造成视网膜水肿而影响成像，产生视力下降和视物变形。如果视细胞之间的渗出物使细胞的间距加大，使成像变小，称为视物显小症（micropsia）；如果炎症晚期水肿消退后视细胞萎缩间距减小，则使成像变大，称为视物显大症（macropsia）。如果病变累及黄斑区则症状更明显，且可出现自觉性暗点。脉络膜炎按照病灶的范围和形态分为三种：局灶性、播散性和弥漫性。

2. 体征：

（1）玻璃体混浊：由于炎性细胞及渗出物进入玻璃体，玻璃体可有细小尘状或絮状混浊，严重时不能看清眼底。

（2）眼底改变：急性期在眼底可见局灶性或播散性渗出病灶，表现为大小不一、形状不同、边界不整齐的黄白色渗出，位于视网膜下，有时轻微隆起，视网膜可有水肿，有时可见出血斑。局灶性脉络膜炎是最常见的类型，眼底可见2～3个局限的渗出灶，可在眼底的任何部位。较常见的两种类型：近视盘性脉络膜炎和中心性脉络膜炎。播散性脉络膜炎较常见，为孤立病灶散布在全眼底。急性渗出期很短，临床上见到的多是萎缩斑，有时新旧病变同时存在，并常伴有视盘充血水肿，以后遗留视神经萎缩。弥漫性脉络膜炎较少见，眼底多个渗出斑并逐渐融合，表现为广泛的视网膜水肿，血管充盈，玻璃体大量的炎性渗出。有色素紊乱和色素堆积，类似视网膜色素变性。有时还有向心性环形暗点和夜盲。

【治疗】 针对病因进行治疗，如急性视网膜坏死综合征应用抗病毒药物，Lyme病应用头孢类抗生素。局部和全身补充维生素、血管扩张药物等辅助治疗。

五、全葡萄膜炎

全葡萄膜炎（panuveitis）炎症累及前房、玻璃体、视网膜或脉络膜。

第二节 特殊类型的葡萄膜炎

一、Vogt-小柳原田综合征

Vogt-小柳原田综合征（Vogt-Koyanagi-Harada Syndrome，VKH）又名特发性葡萄膜大脑炎（idiopathic uveoencephatitis），是一种伴有皮肤、毛发改变、听力障碍和脑膜刺激征的双眼弥漫性肉芽肿性葡萄膜炎。

【病因】 病因不清，目前有两种学说，一种认为VKH是由于病毒感染所致；另一种认为VKH是一种自身免疫反应，尤其是机体针对黑色素细胞的自身免疫。自家免疫学说得到较为普遍的接受，组织研究表明，VKH造成葡萄膜、皮肤、内耳和脑膜的黑色素细胞脱失，因而出现以上各系统的表现。

【临床表现】 VKH好发于青壮年，20～50岁，男女性别无显著性差异，多为双眼发病。伴多发局限性浆液性视网膜脱离；中枢神经系统表现假性脑膜炎、头痛、脑脊液淋巴细胞增多；听觉异常：耳鸣（tinitus）、耳聋（deaf）；皮肤改变：皮肤白斑（vitiligo）、斑秃、白发（poliosis）。

临床可分为前驱期、眼病期和恢复期三期。

1. 前驱期 出现病毒感染的感冒症状，如头痛、头晕、恶心、呕吐、发热、眼眶疼痛、畏光流泪、耳鸣、听力下降等，严重者有脑膜刺激症状，如颈强直。脑脊液细胞增多。该期持续时间短，一般 3～5 天。

2. 眼病期 双眼同时或先后出现弥漫性渗出性葡萄膜炎，70% 双眼视力下降，30% 一眼视力下降，1～3 天后另一眼视力下降。持续 2～3 个月。可以以前节炎症为主要表现，前节炎症迅速发展，前房大量渗出，遮盖瞳孔，容易发生后粘连，如果未能及时治疗，可发生各种并发症，如继发性青光眼。也可以前节炎症轻微，主要表现为后节的炎症，双眼视力急剧下降，初起时视盘和黄斑部明显水肿，易误诊为视神经炎或中心性浆液性视网膜脉络膜病变。以后整个眼底水肿，视网膜发灰，出现多灶性浆液性局限性视网膜脱离，相互融合可成为大片视网膜脱离。多发生在下方，如吹胀的气球，壁极度伸张，无裂孔，渗出吸收后视网膜可复位，无需手术。这种视网膜脱离为该病特征性改变（图 14-7）。

3. 恢复期 常持续数月。炎症逐渐好转，皮肤和脉络膜出现脱色素改变。在发病 2～3 个月后，脉络膜脱色素，眼底出现典型的橘红色调，称"晚霞样眼底"，常常伴有视盘周围白色萎缩环（图 14-8）。皮肤出现白斑、白睫毛、白发等改变。

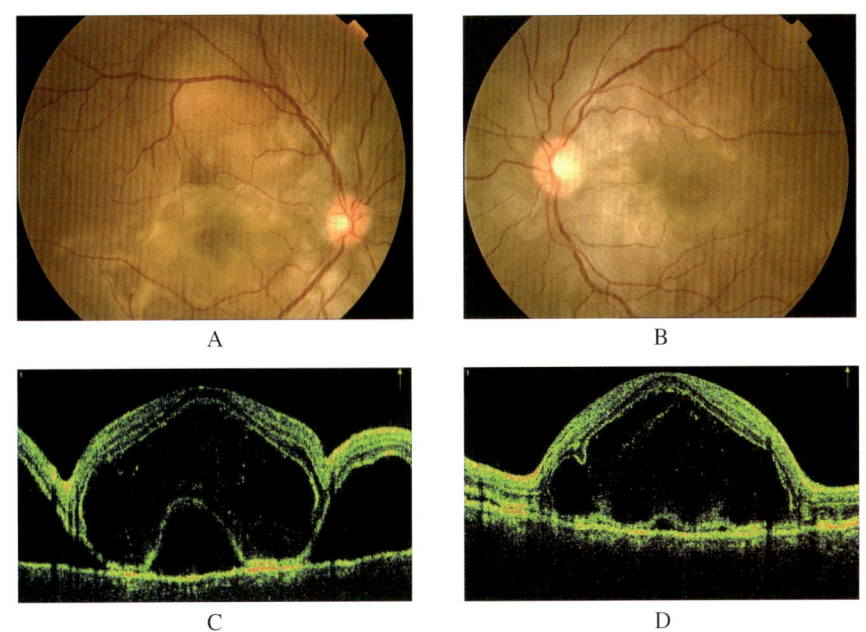

图 14-7 VKH 急性期双眼渗出性视网膜脱离（A，B），相干光断层扫描（OCT）显示黄斑囊样水肿（C，D）

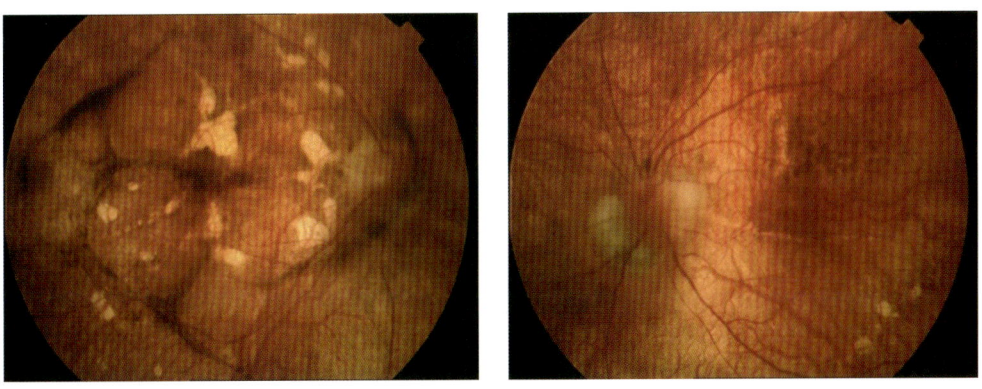

图 14-8 VKH 恢复期双眼眼底晚霞样改变，同时见色素脱失和堆积

第十四章　葡萄膜疾病

【并发症】

1. 并发性白内障　约 1/3 患者发生，为后囊下白内障，病因：长时间炎症，可手术治疗，但在炎症消退 3 个月后手术。

2. 继发性青光眼　约 1/3 患者发生。病因：①小梁网炎症；②小梁网被炎症细胞阻塞；③房角周边前粘连；④瞳孔阻滞；治疗较困难，用药物或手术。

3. 视网膜下新生血管膜（subretinal neovascular membrane，SRNVMS）　10% 以上患者发生，慢性复发性前节炎症和眼底色素紊乱预示着患者发生 SRNVMS。由于 SRNVMS 常累及视盘周围和黄斑区，所以该并发症是 Vogt-小柳原田综合征晚期视力丧失的一个重要原因。

4. 视神经萎缩（atrophy of optic nerve）

【诊断】　以下 4 项体征中至少具有 3 项：①双眼慢性葡萄膜炎，常表现为肉芽肿性炎症；②后部葡萄膜炎，包括渗出性视网膜脱离，视盘充血或水肿，"晚霞样眼底"；③神经系统症状：头痛、头晕、耳聋、颈强直，颅脑神经或中枢神经症状，脑脊液细胞增多；④皮肤改变：斑秃、白发、皮肤白斑。其中眼部表现最为主要。

【治疗】　局部治疗：与一般葡萄膜炎治疗相同，包括热敷、散瞳、局部糖皮质激素眼药或激素结膜下注射。全身治疗：主要应用大剂量糖皮质激素。应早期、足量给药，减量缓慢、维持时间长。常用泼尼松，开始剂量为 60～80mg/d，每日早晨顿服。用药期间注意补钾。

【预后】　由于糖皮质激素的应用，Vogt-小柳原田综合征局部并发症明显减少，2/3 以上的患者视力得到改善。

二、Behcet 综合征

Behcet 综合征是一个累及眼、口腔、皮肤和生殖系统等多系统的血管闭塞性疾病，主要表现为葡萄膜炎、多形性皮肤损害、口腔和生殖器溃疡等。

【病因】　病因不清。

【临床表现】

1. 口腔溃疡　可发生于口腔的各部，反复发作，一般 7～10 天自愈，不留瘢痕。

2. 生殖器溃疡　男性多发生在阴囊，女性发生在阴唇、阴道或会阴。溃疡常较深。

3. 皮肤病变　可有结节红斑、皮下栓塞性静脉炎、皮肤超敏感，针刺后皮肤出现脓疮，其中结节性红斑最为常见。

4. 眼部改变　前节主要表现为反复发作的非肉芽肿性虹膜睫状体炎，细小的 KP，前房积脓为重要的特征。

后节主要表现为视网膜脉络膜炎和视网膜血管炎，玻璃体炎性细胞浸润、视网膜水肿、渗出、出血、视网膜血管变细、血管白鞘或白线（图 14-9）。

5. 其他改变　关节炎症状及体征、胃肠道症状、附睾炎、血管病变（血管阻塞、动脉瘤）、中枢神经病变等。

【诊断】　主要依据：①复发性口腔溃疡。②皮肤病变　包括结节性红斑、皮下栓塞性静脉炎等。③眼部改变，反复性肉芽肿性虹膜睫状体炎和脉络膜视网膜炎。④生殖器溃疡。

【治疗】　急性期可全身应用糖皮质激素，但糖皮质激素的应用并不能阻止该病的复发，可采

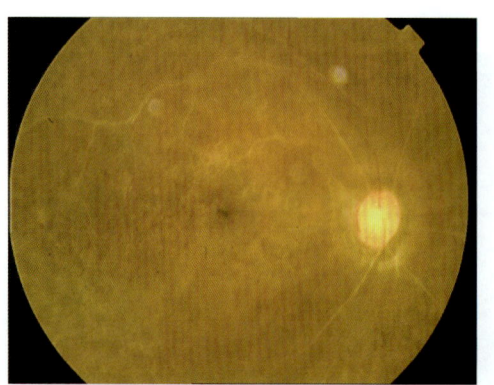

图 14-9　Behcet 综合征患者，视网膜血管普遍呈白线

用免疫抑制剂，如环磷酰胺、硫唑嘌呤、秋水仙碱等。有人认为环孢霉素 A 5mg/kg·d，合并小剂量泼尼松是目前常见治疗方案。注意药物副作用。

【预后】 预后不佳。但免疫抑制剂的使用对预后有所改善。

三、强直性脊柱炎

强直性脊柱炎（ankylosing spondylitis，AS）为慢性进行性关节炎，主要侵犯骶髂关节和脊柱，是前葡萄膜炎最多见的全身病之一。眼部表现一般多是双眼急性反复性非肉芽肿性前葡萄膜炎，再发往往有季节性，炎症轻重不等，严重者突然眼红，细小 KP，很快发生纤维素性渗出，形成成形性前葡萄膜炎或伴有前房积脓。反复发作发生并发症者，影响视力。

四、异色性虹膜睫状体炎

又称 Fuchs 综合征，以虹膜异色、睫状体炎和并发性白内障为特点。

【病因】 病因不清，可能与免疫复合物沉积有关。

【临床表现】 多发于青年男女，多为单眼发病，病程进展缓慢，无刺激症状。表现为患眼虹膜异色，颜色变浅，实质萎缩，不发生虹膜后粘连；角膜后中等无色素的白色 KP，轻度房水闪光；晶状体后囊下混浊，逐渐发展为全白内障，玻璃体点状混浊；有时可继发青光眼；眼底正常（图 14-10）。

【治疗】 炎症反应时可局部对症治疗。并发白内障可手术摘除，预后良好。

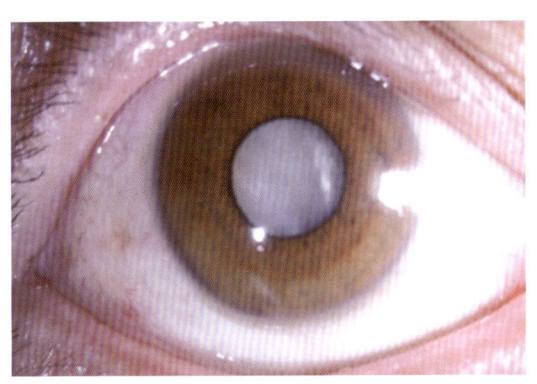 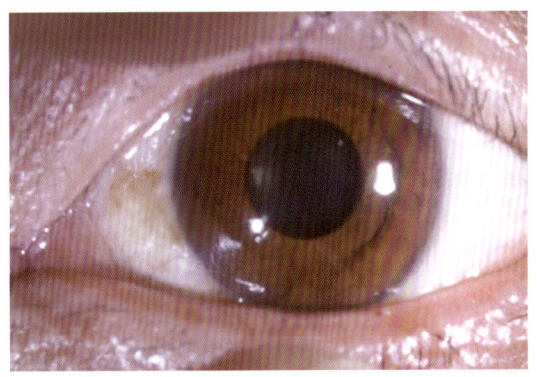

图 14-10 Fuchs 异色性虹膜睫状体炎，右眼虹膜色淡，纹理不清，呈虫蚀状，同时并发白内障，左眼正常

五、急性视网膜坏死

急性视网膜坏死（acute retinal necrosis，ARN）是由疱疹病毒感染所致的全葡萄膜炎，常有轻度至中度睫状充血，前节炎症多为羊脂状 KP，前房有轻度或中度细胞反应，严重者也可发生前房积脓，虹膜后粘连和虹膜结节。常伴眼压升高。也有少数病例前节无炎症表现。

后节炎症表现三联征：视网膜脉络膜血管炎、视网膜坏死、玻璃体炎。视网膜血管炎主要累及动脉，动脉变细，血管壁有多少不等的淡黄色散在的斑点状浸润或伴有白鞘。有时可见少许视网膜出血。视盘边界模糊，视网膜广泛水肿，周边部有散在的较大黄白色渗出斑，继而融合成大片浓密灰白色或略呈黄白色病变（图 14-11）。周边视网膜坏死，视网膜变薄萎缩，可发生多发裂孔，引起视网膜脱离。

应用全身抗病毒治疗，预后不佳。

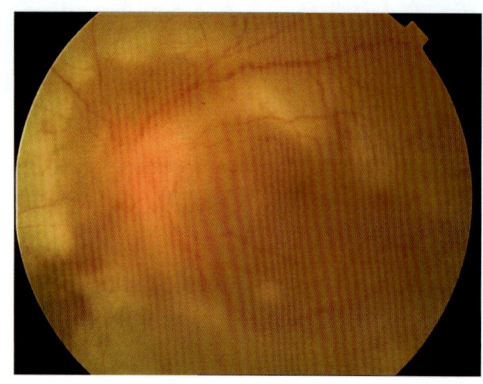
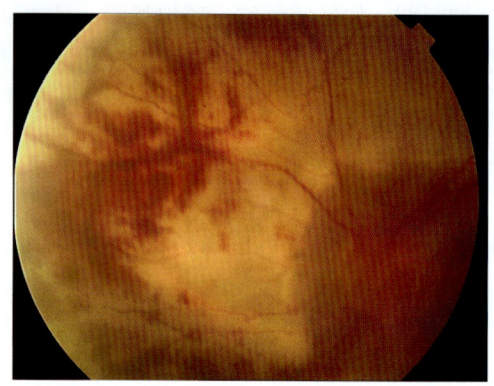

图 14-11　急性视网膜坏死，眼底周边大量黄白色视网膜水肿坏死和广泛出血

（杨　柳）

六、关于"交感性眼炎"

【概念】是 1840 年 Mackermanzme 在眼科论文中命名的一个眼科病名。1900 年 Schimer 进行了进一步描述。1905 年 Fuchs 又进行了病理组织学描述。

【病因】沿袭传统的旧观点认为"病因主要由外伤或手术造成眼内抗原暴露并激发免疫应答所致"。然而，至今见到的实际情况是，尽管每年有大量的内眼手术施行，也有大量的眼外伤发生，而历史上前人命名的"交感性眼炎"真正经受住鉴别诊断，而排除其他原因葡萄膜炎者却没有见到。因为，因果之间要有可重复性，要有排他性。而能引起葡萄膜炎的原因有上百种，一一排除者，均未见到。

【发病机制】多年来，被提出的学说有结核说、病毒说、神经反射说、免疫说，包括黑色素过敏说、S 抗原说等，真可谓众说纷纭，查无实证，至今为止，均未经受住实践的验证。

【症状与体征】与其他葡萄膜炎相比较没有任何特异性之处（包括与 Vogt- 小柳原田综合征之间亦无特异性差别）。

【诊断与鉴别诊断】由于在症状、体征、实验室检查、病理组织学检查等诸多方面没有特异性标准。唯一可作为诊断标准的是病史——经受过眼外伤或内眼手术。可是，存在下面的事实使上述病史不能成为有力的诊断依据，即：有眼球穿孔伤或内眼手术病史者，也完全有可能由于其他原因引起双眼葡萄膜炎；有眼球穿孔伤或内眼手术病史者也完全有可能患 Vogt- 小柳原田综合征；其他原因引起的双眼葡萄膜炎在潜伏期可能会和内眼手术或外伤偶合；Vogt- 小柳原田综合征在潜伏期也可能会进行内眼手术或遭受眼外伤。这些情况，本是其他原因引起的葡萄膜炎和眼外伤或内眼手术的一种偶合。所以，仅仅眼外伤或内眼手术的病史不能作为鉴别诊断的可靠依据，会产生误诊。对所谓"交感性眼炎"的误诊不是"关系不大"，而是关系重大，因为涉及不该摘除眼外伤眼球的问题，还涉及不该发生的内眼术后的不良医疗误解。从理论上讲，不应该为误诊发放通行证，某些治疗方法可能实用于多种不同疾病，但不能成为不同疾病混淆误诊的理由。

没有进行严格的鉴别诊断不能完成临床确诊，对没有临床上确诊者，取材进行病理组织检查的结论也不能认为就是临床意义上的"交感性眼炎"的改变。况且，至今为止，增殖性炎症的病理学改变是很多类型葡萄膜炎增殖期的特点。

【治疗】按治疗葡萄膜炎的原则和方法进行治疗。

【预防】①积极救治受伤眼球；②内眼手术按正确规程和操作进行；③不要把预防"交感性眼炎"作为摘除眼球的理由。眼球摘除与否只能根据该眼球本身的病情和功能价值，其功能包括视功能、美容功能、辅助美容功能、维护心理稳定等。

综上所述，可以看出，"交感性眼炎"在病因、发病机制、临床症状、体征、辅助检查、鉴别诊断等诸多方面尚无确定性和特异性，不过一经前人命名，后人长期沿袭下来而已。毫无疑问，把偶然事件不加鉴定地误判为普遍性规律弊多利少。事实上，偶合或巧合在物质世界运动变化中大量存在。信手举个例子：在医院中，抢救室里有人死亡，分娩室里有人出生，甚至动物室里也有新的生命问世。没必要惊呼："咋那么巧呢？"

30%以上的 VKH 双眼不同时发病。上百种病因中，25% 为特发性无特异性。与所谓"交感性眼炎"鉴别诊断很不现实。不能确诊的名词不具备成其为一种眼病的基本条件。

（崔　浩）

第三节　葡萄膜囊肿和肿瘤

> **病例**　朱某，男性，56 岁。因"左眼前黑影遮挡 2 个月"来就诊。患者于 2 个月前无明显诱因自觉左眼的颞侧视野有黑影遮挡，视物不清。否认全身性疾病和外伤史。眼科检查：视力：右眼 1.0，左眼 1.0；眼压：右 14mmHg，左 13mmHg。右眼前节和眼底检查未见明显异常。左眼：外眼未见异常，眼球向各方运动不受限；角膜透明，前房深度正常，晶状体透明；散大瞳孔检查眼底见视盘边界清，鼻侧视网膜灰黑色隆起，表面异常血管扩张，隆起下方视网膜呈灰白色隆起，黄斑区可见中心凹反光。眼部 CT 显示左眼球内占位性病变。眼部 A/B 型超声检查显示左眼鼻侧周边脉络膜实性占位病变，伴继发性视网膜脱离。
>
> **讨论题**　1. 根据患者的年龄、病史及体征，首先应考虑患者是何疾病？还应该做哪些检查？
> 2. 应该与哪些疾病进行鉴别诊断？主要的治疗原则是什么？

一、虹膜囊肿

虹膜囊肿（iris cyst）是由于虹膜隐窝封闭使液体贮积而形成的。随着临床检查技术的飞速发展，许多既往忽视的隐匿性小囊肿得以发现。

【分类】　分为原发性和继发性两大类。原发性虹膜囊肿包括后部虹膜色素上皮囊肿、虹膜基质囊肿和游离囊肿（free floating cysts）。虹膜后部色素上皮囊肿占到原发性虹膜囊肿的 50%~60%，依囊肿的位置进而分为中央型（位于瞳孔缘附近）、中间型（位于虹膜根部和睫状体之间）和周边型（位于虹膜睫状沟）。虹膜基质囊肿起源于虹膜基质，占原发性虹膜囊肿的 20%~30%，可以是先天性或后天性的，10% 以上的病例在 10 岁以前发现，儿童比成人病程进展更快一些。游离囊肿较少见，占原发性虹膜囊肿的 5%~10%，可位于前房或玻璃体腔内。虹膜囊肿中更为常见的是继发性虹膜囊肿，按病因可分为外伤后植入性、炎症渗出性、药物性、肿瘤性和寄生虫性。其中以外伤后植入性虹膜囊肿最常见，是由眼球穿通伤或内眼手术时，结膜或角膜上皮细胞通过伤口进入前房，种植于虹膜并不断增生所致（图 14-12）。常见于长期的低眼压、伤口哆开或伤口漏，也可见于穿透性角膜移植术、屈光性手术、青光眼手术和白内障手术等术后。

【临床表现】　原发性虹膜囊肿临床症状主要取决于病损的部位和大小，多数无症状，进展较慢，在常规体检中被发现。也有因为视轴遮挡造成视力下降，或继发青光眼或葡萄膜炎后出现角膜失代偿、疼痛、眼红和畏光等症状。继发性虹膜囊肿通常有外伤、手术和炎症等病史，症状通常比原发

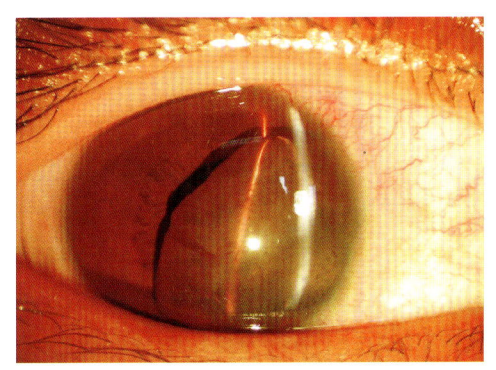

图 14-12　外伤性植入性虹膜囊肿
可见右眼鼻侧虹膜囊腔样隆起，占据前房约 1/2，遮挡瞳孔区，囊肿前表面菲薄

性虹膜囊肿重，可以出现在外伤或手术后1～20年。虹膜囊肿依类型可位于虹膜前面或后面，表现为虹膜局限性囊腔样隆起，呈孤立性或分叶状的。位于前面者容易及早发现，囊肿的前表面虹膜菲薄。位于虹膜后者向后房伸展，散瞳时可能在瞳孔区被察觉，虹膜后有黑色隆起物，易被误诊为黑色素瘤。

【诊断】 充分掌握虹膜囊肿的临床表现以及超声活体显微镜（UBM）的特征有助于鉴别原发性和继发性虹膜囊肿，并区分虹膜囊肿和实体瘤。UBM检查表现为虹膜形态异常变化，并伴有异常隆起。虹膜囊肿外有一薄的囊壁，而囊肿内为无回声区，边界清晰，与周围组织能明确分辨（图14-13）。部分囊肿内呈"蜂窝状"或多囊壁分隔样改变。其他的辅助检查手段包括A/B超、CT以及组织学检查。

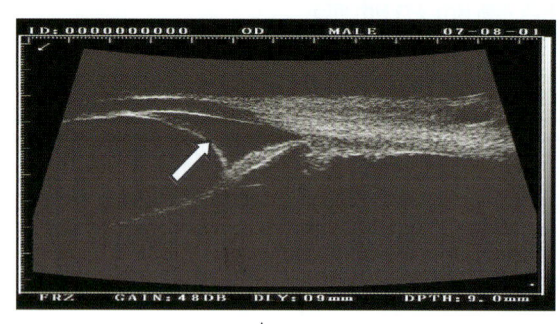 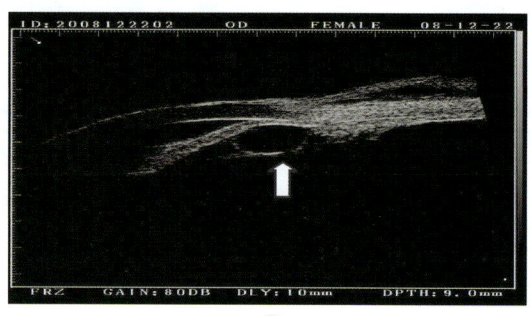

图14-13 虹膜囊肿UBM图像

UBM显示囊肿外有一薄的囊壁（箭头），囊肿内为无回声区，边界清晰。A．前部型；B．后部型

【治疗】 虽然原发性和继发性虹膜囊肿的病因和患病率明显不同，但治疗措施基本相似。无症状、非进展性的虹膜囊肿可观察。当虹膜囊肿增大占据前房1/2以上，或导致反复发生虹膜睫状体炎，或虹膜囊肿接触到角膜导致角膜内皮失代偿，或囊肿堵塞房角引起难以控制的继发性青光眼，此时可考虑采用干预治疗，目前多采用激光或手术治疗。原发性虹膜囊肿的预后较为乐观，复发率低；相反，继发性虹膜囊肿复发率较高，并发症多，长期预后不如原发性虹膜囊肿好。

二、脉络膜血管瘤

脉络膜血管瘤（choroidal hemangioma）为先天性血管发育畸形，多发生于青年人，发病年龄多在30～40岁，单眼多见。无家族遗传性倾向。大多数为海绵状血管瘤，而毛细血管型血管瘤极为罕见。

【临床表现】 脉络膜血管瘤常发生于视盘或黄斑周围，可为孤立性，表现为淡红色的圆形或近似球形隆起（图14-14）；也可为弥漫性，表现为广泛、边界不清的番茄色扁平增厚。因血管组织结构异常及其通透性增加可引起浆液性视网膜脱离和视网膜下渗出，导致视力持续减退，或因继发顽固性青光眼而失明。影响视力的因素包括肿瘤大小、瘤体距离黄斑中心凹的距离、是否伴有广泛视网膜脱离等。

【诊断与鉴别诊断】 超声、CT、MRI和FFA/ICGA检查有助于诊断。FFA典型表现为动脉前期肿瘤区域粗大的血管快速充盈，整个造影过程均呈现强荧光。ICGA更具有诊断价值，典型表现为整个瘤体早期弥漫性强荧光，后期染料自瘤体快速消退。临床上应与其他眼内占位病变或变性疾病相鉴别，主要有脉络膜黑色素瘤、脉络膜转移癌、视网膜母细胞瘤以及出血性或渗出性视网膜色素上皮脱离等。

【治疗】 本病为良性病变，以往多采用激光光凝术或巩膜外冷凝术治疗。近年来，经瞳孔温热疗法（TTT）和光动力疗法（PDT）显示了治疗该病的优势。对较厚的血管瘤可能需要多次治疗，以使血管瘤完全闭塞。

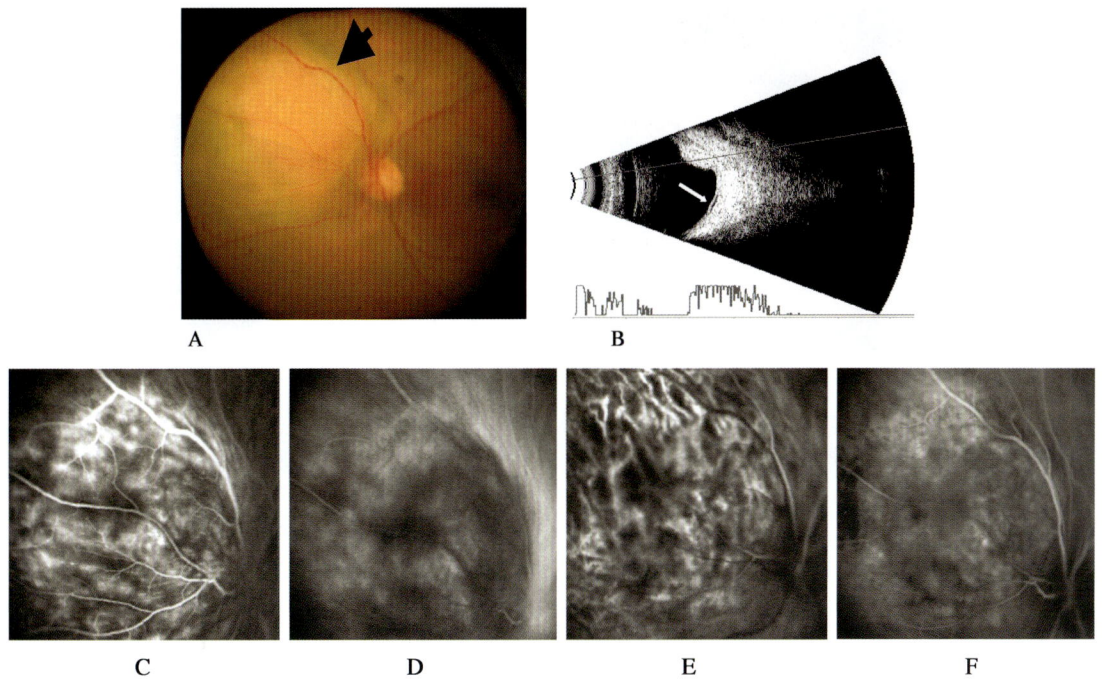

图 14-14 脉络膜血管瘤

A. 彩色眼底像，示视盘鼻上方孤立性橘红色隆起（黑箭头），伴渗出性视网膜脱离；B. A/B 型超声检查可见鼻上方凸向玻璃体腔的实性隆起，其下有视网膜脱离（白箭头）；C-D. 荧光素眼底血管（FFA）造影像，显示脉络膜血管瘤强荧光，荧光素渗漏；E-F. 吲哚青绿血管造影（ICGA）像，显示血管瘤早期呈斑驳状强荧光，晚期呈特征性染料自血管瘤内快速清除。

三、脉络膜恶性黑色素瘤

脉络膜恶性黑色素瘤（malignant melanoma of the choroid）是成年人最常见的眼内原发性恶性肿瘤，恶性程度高。患病率在我国居眼内恶性肿瘤的第二位，仅次于视网膜母细胞瘤。多见于中、老年人，常为单侧性。

【临床表现】 如果肿瘤位于眼底周边部，早期可无自觉症状；肿瘤位于眼底后极部者，由于肿瘤侵犯黄斑部常有视力下降、眼前黑影或视物变形等。肿瘤增大引起继发性视网膜脱离时，可导致严重视力下降。根据肿瘤生长情况可分为结节型和弥漫型两种。结节型多见，表现为眼底后极部灰褐色或灰黑色肿块，发展较慢；一旦玻璃膜被破坏，肿瘤在视网膜下迅速扩大，形成一个头大、颈窄、底部宽广的蘑菇状肿物（图14-15）。晚期因肿瘤坏死，瘤体或表面的血管破裂而致视网膜或玻璃体内渗出或出血。瘤体周围常有渗出性视网膜脱离。弥漫型者较少见，肿瘤沿脉络膜水平面发展，呈普遍性增厚而隆起不明显，或仅有病变部位色泽暗淡，色素紊乱，类似脉络膜视网膜炎改变。可穿破巩膜转移至眼眶、视神经，或随血流转移至肝、肺、脊髓和肾等。预后险恶。可因渗出物、色素及肿瘤细胞阻塞房角，肿瘤压迫涡静脉，或肿瘤坏死大出血等引起继发性青光眼。多数肿瘤因血供不足而坏死引起严重葡萄膜炎、眼内炎或全眼球炎，此又被称为伪装综合征（masquerade syndrome）。

【诊断与鉴别诊断】 早期诊断有时较困难。需与脉络膜血管瘤、脉络膜视网膜炎、脉络膜脱离、脉络膜良性黑色素细胞瘤、湿性年龄相关性黄斑变性、脉络膜出血和脉络膜转移瘤等鉴别。必须详细询问病史和家族史，进行细致的眼部及全身检查，进一步做巩膜透照、超声、FFA/ICGA、CT 和 MRI 等检查，以助鉴别。经典的 A/B 型超声检查可探及蘑菇形肿块及脉络膜凹陷等特征性形态，彩色超声多普勒检查可显示肿瘤内异常血流信号，超声微泡技术的应用对区别良性和恶性占位性病变有帮助。FFA/ICGA 对肿瘤内异常血管的显示是其与其他脉络膜

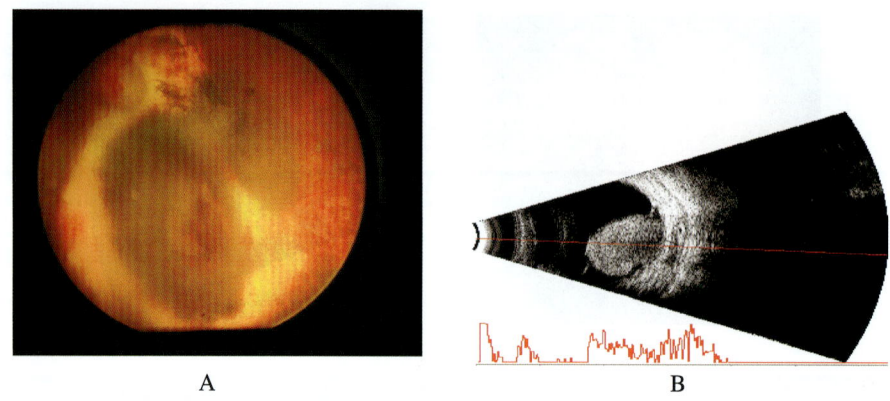

图 14-15 脉络膜黑色素瘤

A. 眼底像，见后极部视盘下方灰黑色肿块；B. A/B 型超声检查像，可见由球壁凸向玻璃体腔的蘑菇状肿物

肿瘤、尤其是良性肿瘤鉴别的重要依据。CT 检查表现为边界清楚等密度或略高密度半球形肿块，增强扫描有助于诊断。MRI 具有较好的敏感性，由于瘤体内黑色素物质的顺磁作用，形成独特的 MRI 表现，T1WI 显示高信号、T2WI 显示低信号。若高度怀疑此病，可针吸活检行细胞学检查，做病理诊断，但易引起扩散。

【治疗】 应根据肿瘤大小、位置、形态、生长速度、患眼及对侧眼的视力、患者年龄、全身情况和心理因素等选择合适的治疗方案。早期的中小肿瘤可行局部激光光凝术、局部冷凝术、经瞳孔温热疗法（TTT）、光动力疗法（PDT）或局部手术切除术等，也可用放射性核素敷贴及 X 线刀治疗。肿瘤的个性化治疗及联合疗法正成为治疗脉络膜恶性黑色素瘤的新趋势。

眼球摘除术已不再是脉络膜恶性黑色素瘤首选的治疗方法，目前主要适用于大肿瘤、继发性青光眼或视网膜全脱离、无视功能者；或肿瘤虽不大，但患者异常恐惧、其他治疗方法失败或复发者。对中等肿瘤和小肿瘤，保留眼球甚至一定的视功能是治疗的目标。

当肿瘤已穿破巩膜致眶内蔓延时，考虑做眼眶内容物剜除术，术后放射治疗。应定期严密随访。有全身转移者，由相关学科会诊治疗。

四、脉络膜转移瘤

脉络膜转移瘤（metastatic carcinoma of the choroid）是其他脏器的恶性肿瘤通过血行转移至脉络膜所致，发生于一眼或双眼，约 25% 双眼发病。多见于成年女性，以乳腺癌和肺癌转移最多见，其他有消化道癌、肾癌、前列腺癌、甲状腺癌和肝癌等。

【临床表现】 转移癌最常通过视神经周围的睫状后短动脉进入后极部脉络膜，在此浸润生长形成病灶，故患者主诉有视力下降、中心暗点或闪光感等。由于转移性癌生长较快，可压迫睫状神经，早期就有剧烈眼痛和头痛。眼底表现为后极部视网膜下灰黄色或黄白色结节状的扁平隆起（图 14-16），晚期可发生广泛性视网膜脱离。

【诊断及鉴别诊断】 有恶性肿瘤病史，尤其双眼发病、多灶病变者，宜考虑脉络膜转移瘤的诊断。注意询问原发肿瘤病史或手术史，仔细搜寻原发病灶及身体其他部位转移灶。CT 或 MRI 扫描、A/B 型超声检查以及 FFA/ICGA 都缺乏特异性，但综合判断可能有助于诊断。临床上也有不少患者以眼部症状为首诊，而后发现身体其他器官原发肿瘤，最后确诊为脉络膜转移瘤者。

【治疗】 一般多为癌症晚期，治疗应根据全身状况、原发肿瘤情况进行放疗或化疗。由于脉络膜位于血-眼屏障之外，全身治疗药物容易弥散进入脉络膜。对于全身化疗反应良好者，无需联合局部治疗。若化疗期间瘤体不断增大，或仅为眼部孤立的转移癌，可考虑眼局部治疗，包括放射治疗、激光或冷凝治疗、或局部肿瘤切除术。除非为解除患者痛苦，眼球摘除术已无治疗意义。

第十四章 葡萄膜疾病

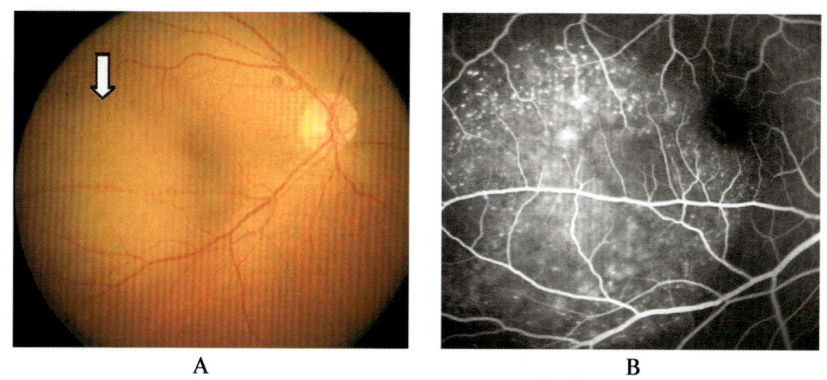

图 14-16 脉络膜转移瘤

A. 眼底像，可见黄斑颞侧视网膜下灰黄色结节状扁平隆起；B. FFA 显示瘤体呈斑驳状强荧光

五、脉络膜骨瘤

脉络膜骨瘤（choroidal osteoma）是一种罕见的眼内良性肿瘤，以在视盘周围出现海绵状骨质为特征。多认为是一种骨性迷芽瘤。偶尔在家族中发现，呈常染色体显性遗传。组织病理学显示脉络膜骨瘤由成熟的骨质构成，包括致密的骨小梁及衬以内皮的大血窦和毛细血管组成。本病多见于 20～30 岁的健康青年女性，男女发病率为 1：9，75% 为单眼发病。无种族差异。患者多以无痛性视力下降、也有以中心视物模糊和视物变形为主诉就诊。部分患者是在常规体检时发现的。眼底检查可见后极部靠近视盘的区域有黄白色或橘红色、卵圆形或地图状轻微隆起的脉络膜肿物，具有实体感，生长缓慢，可见色素沉着，肿块边缘不规则，有些可见伪足。有时可伴发脉络膜新生血管，或伴有出血性及浆液性视网膜脱离。FFA/ICGA、超声、OCT 及 CT 检查有助于诊断。骨瘤内含有大量钙质，密度很高。CT 检查对脉络膜骨瘤的诊断有重要的价值。CT 图像中与骨质密度相同的眼球后极部病灶是脉络膜骨瘤特征性的表现（图 14-17）。目

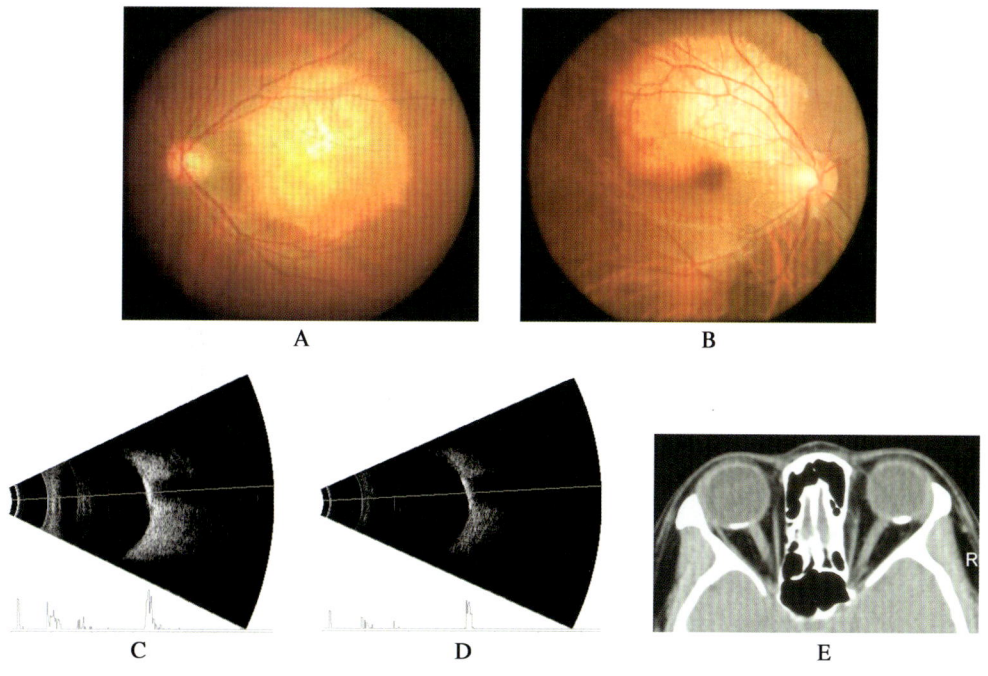

图 14-17 脉络膜骨瘤

A、B. 眼底像，可见双眼后极部有黄白色、地图状轻微隆起的脉络膜肿物；C、D. A/B 型超声检查，可见后极部球壁呈钙化状轻微隆起；E. 眼眶 CT，示双眼球后壁有与骨质密度相同的高密度影

前尚无特殊治疗，无症状的脉络膜骨瘤以临床观察为主；出现脉络膜新生血管者可考虑激光光凝术、PDT或玻璃体内注射抗新生血管药物治疗。

（王雨生　郭长梅）

第四节　葡萄膜先天异常

一、先天性无虹膜

先天性无虹膜（congenital aniridia）是一种少见的眼部先天畸形，由于视杯前部的生长和分化障碍，虹膜不能充分发育所致，与染色体11p13上PAX6基因的缺失相关。双眼受累，可为散发或呈家族遗传。家族性者为常染色体显性遗传。临床表现为极度的大瞳孔，外观看不到虹膜，裂隙灯显微镜检查可直接见到晶状体赤道部、悬韧带及睫状突。在前房角镜下，能见到隐藏在角膜缘后的虹膜残基；阻塞房角者可发生继发性青光眼。有时肉眼就可观察到前房角有短小虹膜组织结节，称为部分性无虹膜。本病常伴有角膜、前房、晶状体、视网膜、黄斑和视神经发育异常。因无虹膜遮光，患者有畏光症状。常有眼球震颤和各种眼部异常引起的低视力。为减轻畏光不适，可戴有色眼镜或中央透明、周围遮光的角膜接触镜。

二、葡萄膜缺损

葡萄膜缺损（coloboma of the uvea）是由于胚胎发育过程中视杯下方胚裂闭合不全所致，包括虹膜缺损（coloboma of the iris）、睫状体缺损（coloboma of the ciliary body）和脉络膜缺损（coloboma of the choroid）三种。每种可单独发生，也可2～3种缺损同时存在。

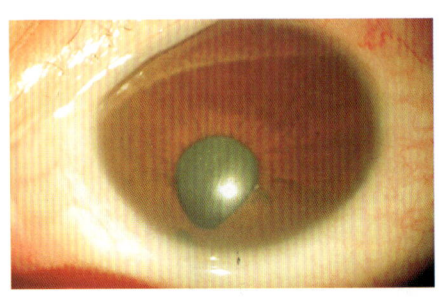

图14-18　虹膜缺损

可见位于下方偏内的虹膜部分缺损，瞳孔呈梨形，尖端向下，下方见虹膜孔洞

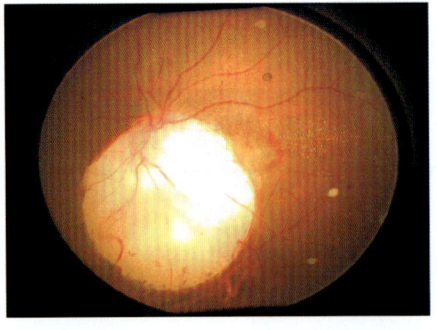

图14-19　典型性脉络膜缺损

可见眼底下方透见白色巩膜背景的圆形缺损区，累及视盘，缺损的边缘界限清楚

1. 虹膜缺损　分为典型性和单纯性两种。典型性虹膜缺损是位于下方偏内的完全性虹膜缺损，瞳孔呈梨形，尖端向下，与手术切除者不同之处在于缺损边缘为色素上皮所覆盖（图14-18）。常伴有其他眼部先天畸形。单纯性虹膜缺损为不合并其他葡萄膜异常的虹膜缺损，表现为瞳孔缘切迹、虹膜孔洞、虹膜周边缺损、虹膜基质和虹膜色素上皮缺损等，多不影响视力。

2. 睫状体缺损　睫状体缺损部两侧的睫状突增生，两层外胚叶组织折叠并突入玻璃体腔呈息肉状，有时可形成较大的上皮性囊肿。缺损区底部有疏松血管性结缔组织，有的可突起成峰。

3. 脉络膜缺损　为较常见的先天性眼底发育异常，多双眼发病。依据缺损所在部位可分为典型性和非典型性两型。一般认为其原因主要是原发性胚裂闭合异常，中胚层过度发育及色素上皮分化不良。脉络膜缺损多数伴发其他发育异常，如眼球内陷、小眼球、小角膜、虹膜缺损、视神经与黄斑部发育不良、眼球震颤等。典型性脉络膜缺损常表现为眼底鼻下方有透见白色巩膜背景的缺损区，通常呈局限的椭圆形，有些可累及部分或全部视盘（图14-19）。缺损区的前端可延伸至眼底下方周边，偶尔累及睫状体和虹膜。缺损的边缘多数界限清楚，并常有色素沉着。有时缺损区内隐约可见粗大稀少的脉络膜血管。非典型脉络膜缺损发生在眼底的非胚裂位置，一般范围较典型者小，多为孤立的缺损，不累及视盘，经常显出凹陷而边缘清晰的巩膜暴露区，发生于黄斑者称为黄斑缺损，中心视力丧失。脉络膜缺损患者常并发视网膜脱离，其发生裂孔源性视网膜脱离的几率约为 4%～40%。

三、永存瞳孔膜

永存瞳孔膜（persistent pupillary membrane）不再称瞳孔残膜（residual membrane of the pupil），是眼内常见的先天异常，为胚胎时期晶状体表面的血管膜吸收不全的残迹，有丝状和膜状两种。一般一端起自一侧的虹膜卷缩轮跨越瞳孔附着在对侧虹膜卷缩轮处或附着于晶状体前囊（图 14-20），富于伸缩性。与炎症后虹膜后粘连（瞳孔缘粘连在晶状体前囊）迥异。永存瞳孔膜通常不影响视力和瞳孔活动，不需要治疗。少数黏附在晶体前囊的瞳孔残膜可以引起小的前极性白内障。大片或较厚的瞳孔残膜影响视力者，可手术切除或激光治疗。

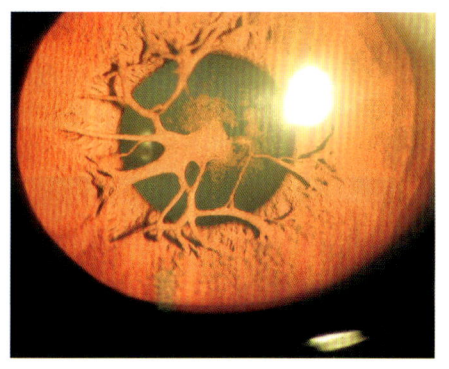

图 14-20　永存瞳孔膜

可见起自一侧虹膜卷缩轮的条索部分跨越瞳孔附着在对侧虹膜卷缩轮处，部分附着于晶状体前囊

思考题

1. 虹膜囊肿的种类和治疗原则有哪些？
2. 脉络膜恶性黑色素瘤的临床表现、诊断要点及治疗原则是什么？
3. 葡萄膜组织常见的先天异常。

（王雨生　郭长梅）

第十五章 视网膜病

第一节 概　述

视网膜病的基本病理改变除视网膜血管病变外还包括由血液循环障碍及血-视网膜屏障破坏所引起的水肿、渗出、出血及新生血管膜、增生膜等视网膜增生性病变和视网膜色素改变以及神经组织变性等，与正常眼底有明显差异（图15-1，正常眼底）。

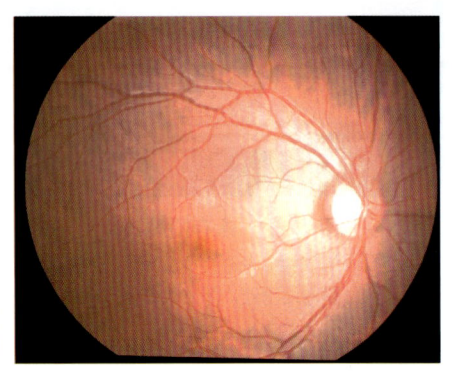

图15-1　正常眼底

1. 视网膜水肿　①细胞内水肿：由于视网膜滋养动脉阻塞，其供血区域的视网膜细胞缺血、缺氧，双极细胞、神经节细胞及神经纤维层肿胀、混浊。②细胞外水肿：血-视网膜内屏障受损，血浆成分渗漏到视网膜神经上皮层，形成水肿。黄斑区神经纤维呈放射状排列，渗液积聚其间，表现为花瓣状外观，称为囊样黄斑水肿（cystoid macular edema，CME）。

2. 硬性渗出（hard exudate）　慢性视网膜细胞外水肿的渗液缓慢吸收后，残留的脂质、胆固醇以及变性的巨噬细胞沉积于视网膜外丛状层，形成形态大小各异，边界清晰的黄白色沉着物；可彼此融合，为片状、环状或弧形排列。黄斑区的硬性渗出沿放射状神经纤维分布为星芒状或扇形。如果视网膜血管停止渗漏，硬性渗出最终可被吸收。

3. 棉绒斑（cotton-wool spot）　毛细血管前小动脉阻塞，导致视网膜神经纤维层的小片梗死，轴浆运输阻断而形成。其形态不规则，大小不等，边界不清，状似棉花或绒毛。一旦血管重新开放，棉绒斑可消退。

4. 视网膜出血　根据出血部位不同有：①深层出血：来源于视网膜深层毛细血管，位于视网膜外丛状层和内核层之间，范围局限，眼底可见暗红色小圆点状出血。多见于静脉性损害的疾病，如糖尿病性视网膜病变。②浅层出血：位于视网膜神经纤维层，来自视网膜浅层毛细血管。出血沿神经纤维的走行分布，眼底可见线状、条状以及火焰状的鲜红色出血，多见于动脉性损害，如高血压视网膜病变、视网膜静脉栓塞等。③视网膜前出血：出血突破视网膜内界膜，积聚于视网膜内界膜与玻璃体后皮质之间，多位于后极部、表现为上方有一液平面的半月形出血。④玻璃体积血：来自视网膜新生血管的出血，或视网膜前出血突破内界膜与玻璃体后界膜进入玻璃体。⑤视网膜色素上皮下出血：来源于脉络膜新生血管，出血位于视网膜色素上皮下，眼底可见局限性、边界清、暗红或乌黑的隆起，要与脉络膜黑色素瘤相鉴别。

5. 视网膜新生血管及脉络膜新生血管　①视网膜新生血管（retinal neovascularization）：为视网膜大面积毛细血管闭塞，导致视网膜缺血、缺氧，产生并释放血管内皮生长因子，刺激新生血管产生。新生血管沿视网膜表面生长，容易出现渗漏和出血，伴纤维结缔组织长入，引起增生性玻璃体视网膜病变以及牵拉性视网膜脱离。②脉络膜新生血管（choroidal neovascularization）：为Bruch膜因变性、老化或外伤等原因而破裂，如果破裂处位于眼球后极部，尤其是黄斑区，脉络膜毛细血管即可借此长入视网膜色素上皮下，形成脉络膜新生血管，出血、机化，最终形成瘢痕，损害中心视力。

6. **视网膜增生膜** 出血、外伤、炎症等多种原因均可在各种细胞因子参与下引起增生性玻璃体视网膜病变。如神经胶质细胞增生、视网膜裂孔所致视网膜色素上皮细胞异位化生为成纤维样细胞等。

7. **视网膜色素改变** 视网膜色素上皮可因多种原因萎缩、色素脱失、色素增生及色素颗粒迁移，眼底出现色素紊乱、不规则色素沉着等。亦可有遗传性视网膜变性。

8. **神经组织病变** 视网膜同样具有白质（视网膜丛状层和神经纤维层）、灰质（光感受器及神经节细胞）和神经胶质（Müller细胞和星形细胞），许多累及神经系统的疾病都伴有视网膜的改变。

（唐罗生）

第二节 视网膜血管病

> **病 例** 男性患者，70岁，双眼视力逐渐下降2年，左眼视力剧降3个月，伴红肿痛5天就诊。近8年患者自觉乏力、多饮、多食、多尿。视力：VD = 4.7；VS=F/20cm。眼压 TR：15mmHg；TL：40mmHg。
>
> **讨论题** 1. 该患者的进一步检查是什么？
> 2. 可能的诊断是什么？
> 3. 请推测该患者的病程及发病经过。

一、视网膜动脉阻塞

【**病因及发病机制**】 视网膜中央动脉阻塞（central retinal artery occlusion，CRAO）为视网膜中央动脉血流突然阻断所致视网膜内层缺血性病变。多发生在老年人。后果极为严重，是致盲的眼科急症之一。主要病因为栓塞、动脉管壁改变、血栓形成、血管痉挛等。致病因素包括：①动脉粥样硬化：常为筛板水平的视网膜中央动脉（central retinal artery，CRA）粥样硬化栓塞所致。②视网膜中央动脉痉挛：见于血管舒缩不稳定的青年人，早期高血压患者，也可发生于有动脉硬化的老年人。③视网膜中央动脉周围炎：与全身性血管炎有关。④CRA外部压迫：如青光眼、视盘埋藏性玻璃疣、眼眶创伤、球后肿瘤或出血压迫等。⑤凝血病：抗凝血酶Ⅲ缺乏、黏性血小板综合征等。⑥栓子栓塞：约20%～40%的CRAO眼视网膜动脉系统内可查见栓子。根据栓子的来源可分为心源性栓子（钙化栓子、赘生物、血栓、心脏黏液瘤脱落物）、颈动脉或主动脉源性栓子（胆固醇栓子、纤维素性栓子及钙化栓子）和其他来源的栓子，如下鼻甲或球后注射药物偶可形成血栓。

【**临床表现**】 取决于受累血管。

1. 视网膜中央动脉阻塞（central retinal artery occlusion，CRAO）

通常在几秒内出现无痛性视力丧失。部分患者可先出现一过性黑矇。多数患眼视力仅为数指、手动，甚至无光感。阻塞早期眼底外观可能正常但已存在传入性瞳孔障碍；视盘苍白，视网膜动脉变细，血柱色暗。视网膜水肿，灰白色。黄斑中心凹光反射消失。因中心凹处视网膜较薄，内层缺如，显现脉络膜红色背景。与其周围灰白色的视网膜形成鲜明对比，称为"樱桃红点"（cherry-red spot）（图15-2）。荧光素眼底血管造影（FFA）显示脉络膜充盈时间正常，视网膜动脉充盈延迟，视盘因逆行充盈而呈现强荧光，视网膜毛细血管无灌注。由于视网膜内层缺血，双极细胞受损，视网膜电图的b波振幅下降，a波正常。数周后，视网膜水肿逐渐吸收，

第十五章 视网膜病

颜色恢复。但视网膜内层已坏死、萎缩,视功能很难恢复。视网膜血管变窄,伴白鞘,甚至形成白线状,黄斑"樱桃红点"消失,此时视网膜动脉血流恢复,FFA 可无异常表现。

2. 视网膜分支动脉阻塞(branch retinal artery occlusion,BRAO)

好发于颞侧,尤其是颞上支动脉。根据阻塞的部位及程度,患者视力、视野可有不同程度的改变,患者主诉眼前有暗影。眼底可见病变区视网膜水肿,呈扇形或象限形灰白色(图 15-3)。偶尔可查见栓子堵塞的部位。视野缺损,FFA 显示阻塞动脉及相应回流静脉充盈迟缓,晚期管壁荧光素着染。

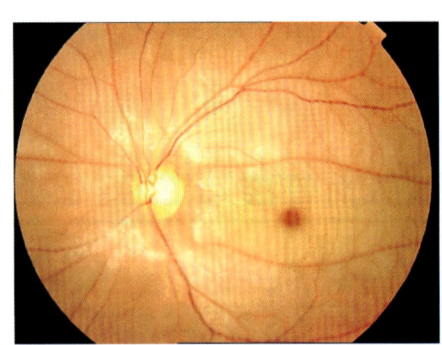

图 15-2　CRAO
左眼视网膜弥漫性水肿,黄斑中心凹呈樱桃红点

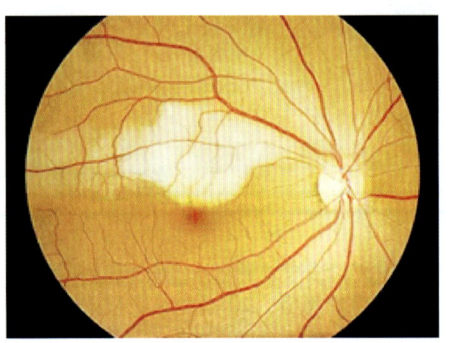

图 15-3　BRAO
右眼黄斑上方视网膜扇形水肿

3. 睫状视网膜动脉阻塞

发病率约占视网膜动脉阻塞的 5%。睫状视网膜动脉来源于睫状后短动脉的分支,解剖上不属终末动脉,彼此间有吻合,发生阻塞的机会相对较少,其发病率亦相对较低。但由于该动脉对供应黄斑区范围的血流有重要的临床意义,故一旦睫状视网膜动脉发生阻塞,就会引起视盘黄斑之间的视网膜急性缺血,导致视力严重受损。

4. 视网膜毛细血管前微动脉阻塞

常为全身疾病的眼底表现,多见于糖尿病、高血压、肾病性视网膜病变及系统性红斑狼疮、白血病等引起的眼底改变。阻塞处视网膜水肿、混浊、梗死,形成棉绒斑。一般数周至数月后消退。可查见相应的视野缺损。荧光素眼底血管造影显示微动脉阻塞处斑片状无灌注区,晚期出现荧光渗漏。

【治疗】　视网膜对局部缺氧极其敏感,如果血运被完全阻挡超过 90 分钟,几乎不可能恢复视力。治疗愈早,效果愈好。应争取时间,尽快恢复视网膜血液循环及其功能。按摩眼球、前房穿刺及药物降低眼压;吸入亚硝酸异戊酯或舌下含服硝酸甘油,或吸入 95% 氧气与 5% 二氧化碳混合气体扩张血管,增加血流量;此外也可应用支持疗法,全身使用糖皮质激素,加强神经营养,中药活血化瘀,溶纤抗凝;同时寻找病因,积极消除致病因素。

二、视网膜静脉阻塞

视网膜静脉阻塞(retinal vein occlusion)是常见的视网膜血管病,好发于中老年。根据血管阻塞部位分为中央静脉阻塞(central retinal vein occlusion,CRVO)、半侧静脉阻塞和分支静脉阻塞(branch retinal vein occlusion,BRVO)。根据病变严重程度可分为非缺血型(又称静脉淤滞型)及缺血型。

【病因及发病机制】　视网膜静脉阻塞常为多因素致病,与高血压、动脉硬化、糖尿病、血液高黏度等密切相关。①血管外压迫:高血压和动脉硬化的患者,其视网膜静脉常在视神经内或视网膜动、静脉交叉处受其邻近硬化动脉的压迫而阻塞。②静脉血流淤滞:视网膜动脉灌注压不足、眼压增高及血黏滞度增高,亦可导致静脉回流不畅,发生淤滞、堵塞。③血管内壁损害:常见于视网膜血管炎症。

【临床表现】 ①视网膜中央静脉阻塞,主要发生在筛板或其后水平,多发生在50岁以上的中老年人。视力不同程度下降。眼底表现为以视盘为中心,大面积火焰状视网膜内出血沿静脉分布;各象限视网膜静脉迂曲、扩张,节段性埋藏在视网膜内,呈腊肠状、结节状的"断裂"表象;视网膜水肿,以后极部、视盘周围最为显著(图15-4);可发生神经纤维层的变性、坏死,出现棉绒斑(图15-5);病程较久者,可见视网膜硬性渗出,黄斑弥漫性或囊样水肿(CME),严重影响视力。②视网膜分支静脉阻塞,比中央静脉阻塞更常见。常在视网膜动静脉交叉处发生阻塞。视功能受损的程度取决于阻塞分支的大小及其所在的位置。阻塞区域视网膜静脉扩张、淤血、纡曲,视网膜出血、水肿、渗出。可引起黄斑囊样水肿以及硬性渗出。

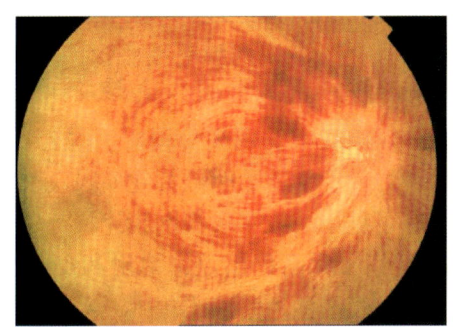

图 15-4 CRVO
右眼可见沿迂曲扩张的视网膜静脉分布火焰状视网膜内出血

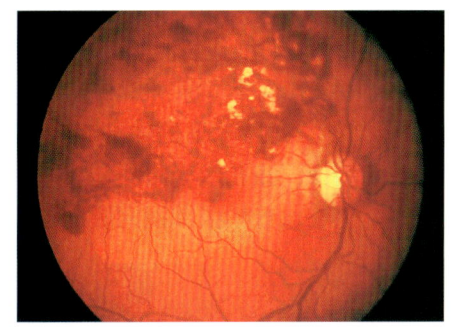

图 15-5 BRVO
右眼颞上视网膜分支静脉栓塞,阻塞静脉迂曲扩张,相应引流区见视网膜浅层出血及棉绒斑

【并发症及诊断】 CME是常见的并发症,引起视力下降的主要原因。缺血型CRVO在发病3个月左右,易发生虹膜新生血管,导致新生血管性青光眼,最早在1个月内即可发生新生血管性青光眼。若有大片毛细血管无灌注区亦会产生视网膜新生血管,反复出血最终导致牵拉性视网膜脱离。荧光素眼底血管造影可协助疾病分型,指导治疗和评估预后。

【治疗】 眼科治疗的重点在于预防和治疗并发症。对CME可玻璃体腔注射糖皮质激素,效果明显但易复发,亦可行黄斑区格子样光凝。对缺血型视网膜静脉阻塞应在FFA指导下对视网膜毛细血管无灌注区行激光光凝,必要时行全视网膜光凝。对玻璃体积血、牵拉性视网膜脱离者可行玻璃体切割术。非缺血型视网膜静脉阻塞亦可能转变为缺血型,应长期随访。

三、视网膜血管炎

视网膜血管炎(retinal vasculitis)可以是许多疾病的眼部表现,如结核、梅毒、寄生虫、病毒等。感染性疾病和内分泌疾病、结节病、多种综合征及其他免疫功能异常等。但多数视网膜血管炎患者并无全身疾病的表现。病理改变为血管壁及其周围组织早期的多形核白细胞浸润,慢性期和晚期的淋巴细胞、浆细胞、类上皮细胞及巨细胞浸润,最终血管壁破坏,管腔变窄和阻塞,终为结缔组织取代。视网膜动静脉均可受累。

视网膜静脉周围炎(periphlebitis of retina)又名Eales'病、特发性视网膜血管炎,部分患者结核分枝杆菌素皮肤实验阳性。是一类主要影响成人周边视网膜的特发性阻塞性血管疾病。好发男性青壮年,双眼可先后发病,表现为反复发生的视网膜周边部小血管闭塞,管周可见白鞘伴视网膜小片出血,进而无灌注区形成,产生新生血管(图15-6)。病变早期患者仅觉眼前漂浮物，大量玻璃体积血时可导致无痛性视力急剧下降。部分患者出血可吸收，视力可部分恢复，随病程进展，反复玻璃体积血。最终因牵拉性视网膜脱离导致视力丧失。FFA 显示受累小血管管壁着色，周边大片无灌注区，新生血管渗漏。

【治疗】 视网膜血管炎患者首先应治疗系统性疾病。Eales'病可给予糖皮质激素全身及局部治疗，在 FFA 指导下对病变区行激光光凝，玻璃体切割术可用于清除顽固的玻璃体积血及机化组织或牵拉性视网膜脱离。

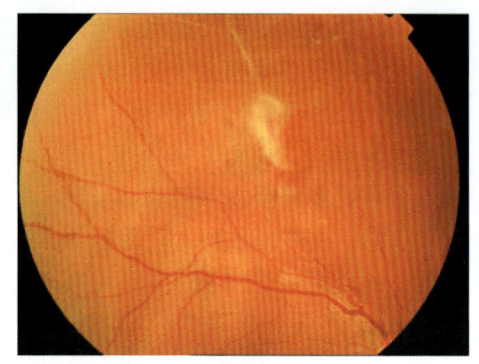

图 15-6　视网膜静脉周围炎
右眼病变位于颞侧周边，可见管周白鞘

四、Coats 病

Coats 病以视网膜毛细血管扩张伴血浆渗漏为特征，又名视网膜毛细血管扩张症（retinal telangiectasis），好发于男性儿童和青少年，多 10 岁前起病，单眼发病。

【临床表现】 本病最常见的体征是白瞳和在常规检查中发现视力损害。因起病年龄小，往往由于外观见斜视、瞳孔区变白或体检中单眼低视力就诊，就诊时已为晚期眼底改变。标志性的眼底改变是毛细血管扩张和视网膜内渗出。眼底可见单块或多块视网膜片状黄白色脂质沉着、视网膜外层大面积出血、渗出和点状胆固醇结晶。视网膜血管扭曲，管腔不规则、毛细血管呈囊状或球形扩张（图 15-7）。荧光素眼底血管造影可发现这种特征性改变。扩张的血管内皮屏障功能受损，发生渗漏，可引起浆液性视网膜脱离，也可因大面积视网膜无灌注、缺血，发生视网膜新生血管、增生性玻璃体视网膜病变及全视网膜脱离。并发症包括葡萄膜炎、新生血管性青光眼、白内障等。

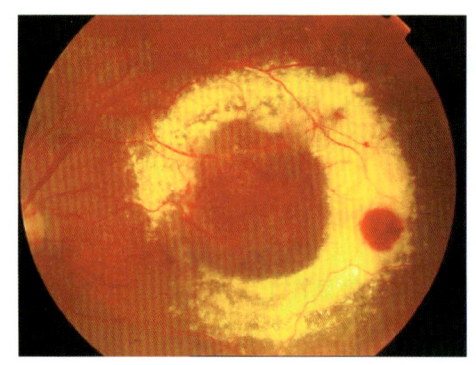

图 15-7　Coats 病
左眼病变血管扭曲，串珠状，视网膜深层大量黄白脂性渗出

【鉴别诊断】 儿童患者须与先天性白内障、视网膜母细胞瘤、早产儿视网膜病变、眼内炎等引起儿童"白瞳"的其他眼病相鉴别。成年患者应与 Eales'病相鉴别。

【治疗】 Coats 病自然病程差。治疗的主要目的是消除所有异常血管和无灌注区。糖皮质激素可促进水肿与渗出的吸收，疾病早期激光光凝或冷凝治疗视网膜毛细血管扩张区可阻止病情进展，已发生视网膜脱离者可考虑行玻璃体手术联合术中视网膜光凝。视力预后差。

（唐罗生）

五、糖尿病性视网膜病变

糖尿病性视网膜病变（diabetic retinopathy，DR）是发达国家 20～74 岁年龄组首要致盲眼病，也是近年来我国发病率急剧升高的主要眼病之一。其基本病理基础是视网膜微循环异常。早期的病理改变有毛细血管内皮细胞基底膜增厚、周细胞丧失、自动调节功能失代偿；随后内皮屏障功能损害、血液成分渗出、毛细血管闭塞，广泛的视网膜缺血缺氧引起视网膜水肿和新生血管形成。慢性黄斑囊样水肿、新生血管引起的玻璃体积血和牵拉性视网膜脱离是糖尿病患者视力低下或失明的三大主要原因。

【临床表现及分期】 早期可无自觉症状，病变累及黄斑后视力不同程度下降。按病变严重程度，DR 分为非增生性 DR（nonproliferative diabetic retinopathy，NPDR）（图 15-8，15-9）和增生性 DR（proliferative diabetic retinopathy，PDR）（图 15-10，15-11）NPDR 的眼底改变主要有：微血管瘤、视网膜深层和浅层出血、硬性渗出；随病程发展，毛细血管闭塞与视网膜缺血可引起神经纤维层梗死（棉绒斑）、视网膜内微血管异常及静脉串珠样改变等也称为增生前期病变。PDR 除以上病变外，最主要标志是新生血管形成，可表现为视网膜新生血管、视盘新生血管、视网膜前出血、玻璃体积血机化及牵拉性视网膜脱离等。缺血区视网膜产生的新生血管因子经玻璃体进入前房，可致虹膜、房角新生血管形成以及新生血管性青光眼。黄斑水肿可发生于 DR 的任何时期，随病变严重程度而增加。散瞳眼底镜检查联合荧光素血管造影更易发现眼底病变，光学相干断层扫描（OCT）检查对糖尿病黄斑水肿及其类型等的判定有极高价值表 15-1（图 15-12，15-13，15-14，15-15）。

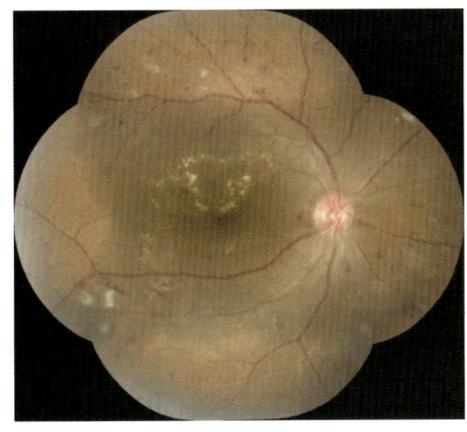

图 15-8　NPDR

右眼视网膜微血管瘤、出血、硬性渗出、棉絮斑

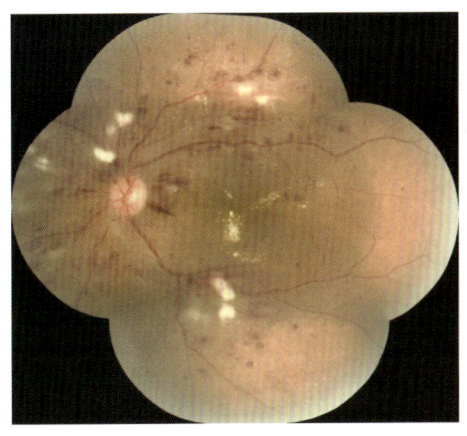

图 15-9　NPDR

左眼视网膜微血管瘤、出血、硬性渗出、棉絮斑

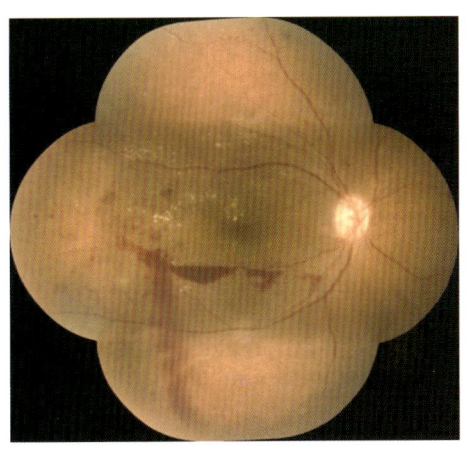

图 15-10　PDR

右眼视网膜微血管瘤、出血、硬性渗出和视网膜前出血

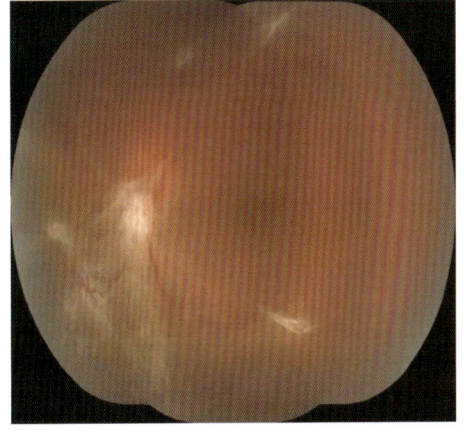

图 15-11　PDR

左眼与视盘相连的新生血管增殖膜及玻璃体出血

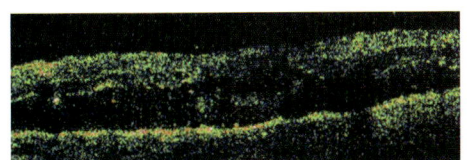

图 15-12　黄斑水肿：视网膜海绵样肿胀

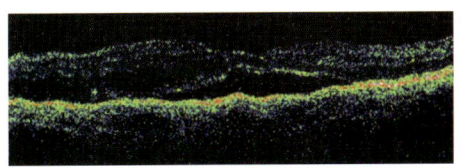

图 15-13　黄斑水肿：脑神经上皮浆液性脱离

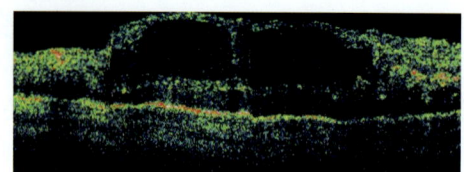
图 15-14 黄斑囊样水肿

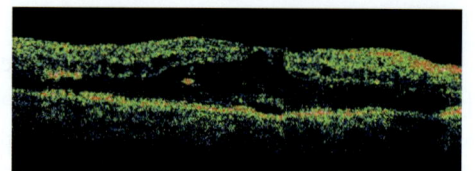
图 15-15 三种基本改变同时存在的黄斑水肿

表15-1 糖尿病性视网膜病变及黄斑水肿国际分级标准（2002年）

糖尿病性视网膜病变分级	散瞳眼底镜改变
无明显视网膜病变	无异常
轻度NPDR	仅有微血管瘤
中度NPDR	微血管瘤及轻度NPDR
重度NPDR	有以下任一改变，但无PDR表现 1. 4个象限都有20处以上的视网膜内出血 2. 2个以上象限有静脉串珠样改变 3. 1个以上象限有明显的视网膜内微血管异常
PDR	以下一种或多种改变 新生血管、玻璃体积血、视网膜前出血
糖尿病性黄斑水肿分级	
无明显黄斑水肿	后极部无明显视网膜增厚和硬性渗出
轻度黄斑水肿	远离黄斑中心的后极部视网膜增厚和硬性渗出
中度黄斑水肿	接近黄斑中心的视网膜增厚和硬性渗出
重度黄斑水肿	累及黄斑中心的视网膜增厚和硬性渗出

【治疗】 ①全身治疗：首先治疗原发病，严格控制血糖、血压、血脂等系统指标。②眼科治疗：尽早行眼底病变筛查，定期复查随诊，发现 PDR 和重度 NPDR 患者须行全视网膜光凝；有临床意义的黄斑水肿应行黄斑光凝；对不吸收的玻璃体积血、牵拉性视网膜脱离等应行玻璃体切割术。③加强 DR 危害性宣传，倡导眼科与内分泌科等多学科合作综合防治。

（张福燕）

六、其他视网膜血管病

1. 视网膜蔓状血管瘤（racemose hemangioma） 为先天性视网膜动、静脉吻合，分为动、静脉之间有异常毛细血管丛和动、静脉直接交通，有时广泛而复杂，自视盘发出的一条或几条扩张的动脉向视网膜内延伸，与视网膜静脉吻合，视力减退，可伴有中枢神经系统病变。

2. 视网膜大动脉瘤（retinal macroaneurysm） 视网膜大动脉瘤是视网膜动脉第三分支以前的血管局灶性梭形或囊状扩张，与高血压、动脉硬化等有关。主要临床特点：①瘤体破裂出血；②管壁渗漏导致蛋白和脂质渗出；③黄斑水肿。可合并有瘤体周围毛细血管床的渗漏、扩张及视网膜动脉或静脉阻塞（图15-16），荧光素眼底血管造影有助诊断。可行激光光凝。

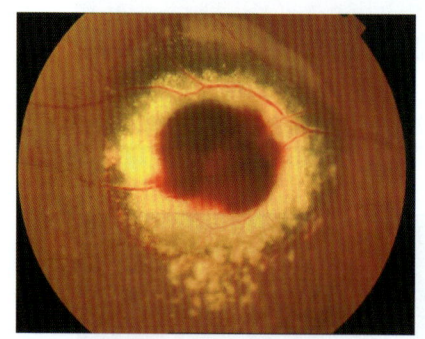
图 15-16 视网膜大动脉瘤
右眼颞上分支动脉瘤体出血，周围黄白色脂质沉积

（唐罗生）

第三节 黄斑病变

> **病例** 患者龚某，女，58岁，因左眼视物变形伴视物模糊4个月就诊。眼科检查：右眼视力4.9，左眼视力4.6，双眼前节未见异常。
>
> **讨论题**
> 1. 患者病史是否全面？
> 2. 需完善哪些检查？
> 3. 患者可能的诊断是什么？

一、中心性浆液性脉络膜视网膜病变

中心性浆液性脉络膜视网膜病变（central serous choroidoretinopathy，CSC）好发于20~50岁青壮年健康男性。多单眼发病，通常表现为自限性疾病，可复发，多次复发后视力预后差。

【病因】 发病诱因常为紧张、劳累、情绪波动及糖皮质激素的全身大量使用。

【临床表现】 患眼中央暗影，视物变暗、变形、变小、变远伴视力下降。眼前节无特殊表现，后极部眼底可见圆形或椭圆形盘状浆液性视网膜脱离，大小约1~3PD，黄斑中心凹反射消失，视网膜下可有黄白色点状沉着（图15-17）。FFA检查显示静脉期一个或数个荧光素渗漏点，呈喷射状上升或墨渍样改变（图15-18）。

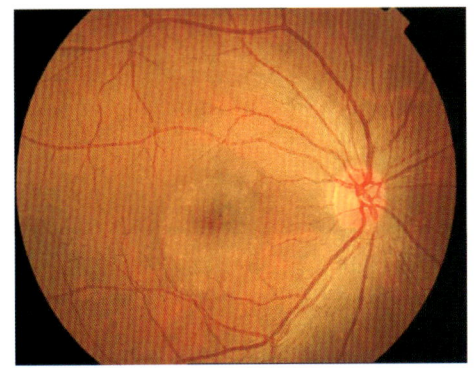

图15-17 中心性浆液性脉络膜视网膜病变
右眼黄斑区见一盘状浆液性脱离区，约3PD大，中心凹反射消失，病变区视网膜下见黄白色点状沉着

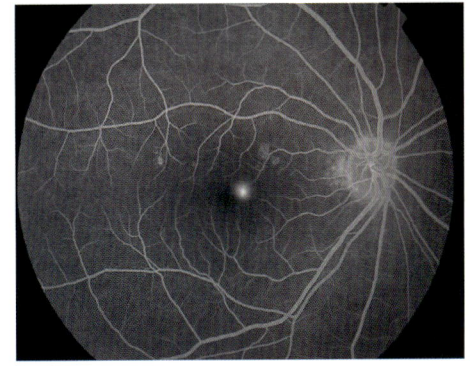

图15-18 中心性浆液性脉络膜视网膜病变FFA造影
示中心凹鼻侧出现一荧光素渗漏点，呈墨渍样扩大

【诊断与鉴别诊断】 病史及眼底改变，必要时联合FFA、ICGA检查即可诊断。应特别注意与孔源性视网膜浅脱离相鉴别，需扩瞳仔细检查全视网膜。还应与后极部的炎症与感染性疾病相鉴别。

【治疗】 多数患者3~6个月可自愈，禁用糖皮质激素及血管扩张剂，积极消除诱因。长时间未愈或反复复发者可考虑激光治疗，如渗漏点距中心凹200μm以外，可予以氩激光光凝封闭渗漏点，若渗漏点距中心凹200μm以内则需行光动力治疗（photodynamic therapy，PDT）。当前随着激光技术的完善，亦有人主张将早期激光治疗作为此病的首选治疗，从而缩短病程，恢复最佳视功能，减少并发症。

二、年龄相关性黄斑变性

年龄相关性黄斑变性（age-related macular degeneration，AMD）是导致不可逆盲的主要原因。好发于50岁以上中老年人，双眼先后或同时发病。

【病因】 该病与遗传因素、黄斑长期慢性光损伤、黄斑部代谢异常密切相关。

【临床表现】 干性年龄相关性黄斑变性（non-neovascular age-related macular degeneration）又称萎缩性 AMD。早期大多无任何症状，随病情进展，中心视力减退。眼底可见黄斑区色素紊乱，中心凹光反射减弱或消失。后极部视网膜分布大小不一的黄色斑点及玻璃膜疣（drusen）。可出现边界清晰的地图状萎缩（geographic atrophy）（图15-19）。玻璃膜疣呈圆形、黄色，位于后极部外层视网膜下，由脂质等代谢产物沉积于 Bruch 膜内层（增厚）和 RPE 基底膜之间形成。荧光素眼底血管造影早期可见玻璃膜疣的强荧光及色素脱失区窗样缺损的强荧光，晚期因脉络膜毛细血管萎缩而呈现弱荧光区（图15-20）。湿性年龄相关性黄斑变性（neovascular age-related macular degeneration）早期即出现视物模糊、变形、眼前固定黑影及阅读困难，中心视力减退明显且发展迅速，晚期严重损害视功能。眼底检查可见黄斑部脉络膜新生血管，黄斑区中心凹或中心凹旁视网膜神经上皮下的灰白色或黄白色不规则病灶（图15-21），伴有玻璃膜疣、色素斑块、色素脱失、视网膜下积液、出血、视网膜水肿、脂质渗出。色素上皮下的出血和渗出可导致视网膜色素上皮脱离。久则瘢痕化，形成机化膜或皱缩性瘢痕。FFA 见视网膜下新生血管膜荧光素渗漏（图15-22）。

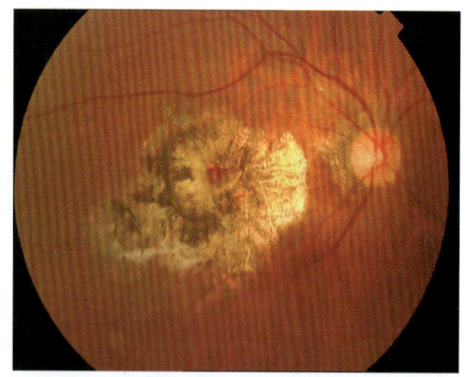

图 15-19　干性 AMD
右眼眼底可见边界清晰的地图状萎缩

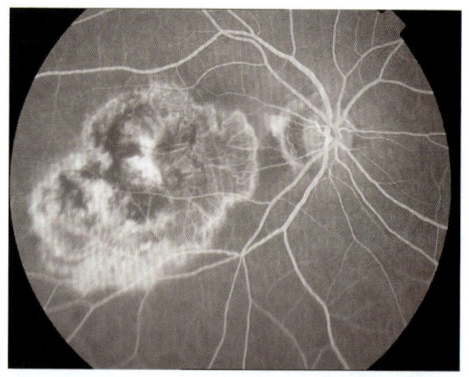

图 15-20　干性 AMD 的 FFA 造影
FFA 示右眼后极部大片窗样缺损间有色素性荧光遮蔽

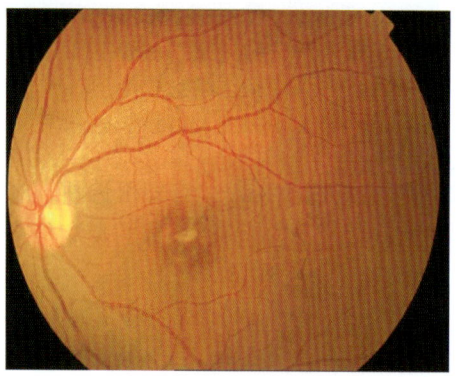

图 15-21　湿性 AMD
左眼黄斑区视网膜下黄白色不规则病灶

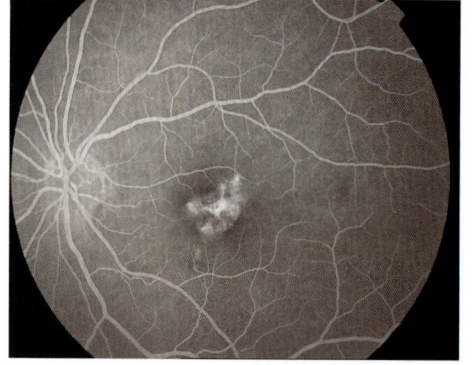

图 15-22　湿性 AMD 的 FFA 造影
FFA 示左眼视网膜下新生血管膜及荧光素渗漏

【诊断与鉴别诊断】 荧光素眼底血管造影、吲哚青绿脉络膜血管造影和光学相干断层扫描检查有助诊断。湿性 AMD 应特别与脉络膜黑色素瘤仔细鉴别。

【治疗】 对干性 AMD 萎缩者治疗效果不佳，应给予低视力矫正。对湿性 AMD 主要是去除或抑制黄斑部脉络膜新生血管。激光光凝、光动力疗法（photodynamic therapy，PDT）、手术疗法均有一定价值。抗 VEGF 药物为新生血管性眼病的治疗开辟了新的方向。

【预防】 有 AMD 家族史的健康老年人及一眼已患 AMD 的患者另一健康眼均需定期检查眼底，并可补充叶黄素及锌剂。

三、囊样黄斑水肿

【病因及发病机制】 囊样黄斑水肿（CME）并非一种独立眼病，常由以下几种情况引起：①视网膜血管病最常见，如视网膜静脉栓塞、糖尿病视网膜病变、视网膜血管炎等；②葡萄膜炎；③内眼术后，最多见于白内障术后，称为 Irvine-Gass 综合征；④其他眼底病，如原发性视网膜色素变性和毛细血管扩张症等。CME 发病机制是由于病变累及黄斑区毛细血管发生渗漏，液体积聚于黄斑区视网膜外丛状层，该层 Henle 纤维放射状排列，将积液分割呈囊状。囊样黄斑水肿可继发黄斑囊肿或黄斑裂孔。

【临床表现】 视物变形及渐进性中心视力下降。

【诊断】 眼底检查除原发病外可见后极部视网膜水肿、反光增强、中心凹反射消失。FFA 检查在造影晚期可见特征性放射状排列的花瓣状强荧光（图 15-23）。光学相干断层扫描（OCT）亦可明确诊断（图 15-24）。

【治疗】 首先治疗原发病；可行玻璃体腔内糖皮质激素治疗，亦可行黄斑部格栅样激光治疗；有玻璃体牵拉者可考虑玻璃体切割术。

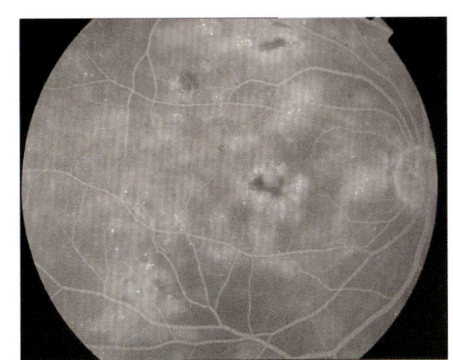 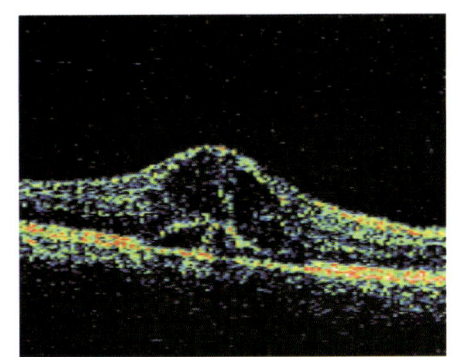

图 15-23　CME 的 FFA 造影　　　　　图 15-24　CME 的 OCT 图像
右眼 FFA 造影晚期荧光素在囊腔内积存，呈花瓣　　OCT 示右眼黄斑隆起呈多囊样改变，中心凹消失
样高荧光

四、视网膜营养不良（retinal dystrophy）

视网膜营养不良是指视网膜色素上皮和神经上皮进行性萎缩。

（一）卵黄样黄斑营养不良

卵黄样黄斑营养不良又称 Best 病，多发病于幼年及青年，为原发于视网膜色素上皮层的常染色体显性或隐性遗传性疾病，亦有散发。分 5 个阶段。0 期：黄斑区相对正常，但眼电图有异常；Ⅰ期：黄斑区出现斑点状色素紊乱；Ⅱ期：黄斑区出现典型的卵黄样病灶；Ⅲ期：卵黄样病灶囊内的物质外流；Ⅳ期：黄斑区色素上皮萎缩，形成瘢痕及视网膜下新生血管。0～Ⅱ期视力损害轻微，Ⅲ期、Ⅳ期视力减退明显。荧光素眼底血管造影时，病灶区由于卵黄样物质遮挡而表现为弱荧光；卵黄样物质部分或全部吸收后，由于色素上皮萎缩，在病灶区可出现强荧光。若发生视网膜下新生血管，则有荧光素渗漏。视野可见中心暗点，视网膜电图正常，眼电图异常。

（二）Stargardt 病

原发于视网膜色素上皮层的常染色体隐性遗传性疾病，亦有常染色体显性遗传、性连锁遗传、线粒体遗传或散发病例的报道。双眼发病，10 岁左右即可出现视力减退，且随年龄增加进行性下降，伴有色觉障碍。早期黄斑区色素紊乱，呈颗粒状，中心凹光反射消失，后极部金箔样反光；随病程进展，可在赤道部以后视网膜出现许多形态不一的弥漫性黄色斑点，称之为眼底黄色斑点症（fundus flavimaculatus）（图 15-25）。视野检查有中心暗点，视觉电生理及暗适应检查亦多有改变。荧光素眼底血管造影在黄斑区呈一横椭圆形强荧光区。脉络膜荧光遮蔽（dark choroid）是视网膜色素上皮细胞内大量脂褐质沉积所致。

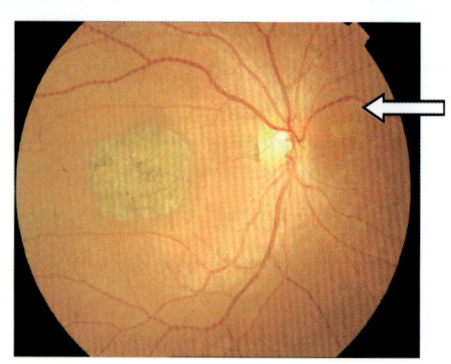

图 15-25　Stargardt 病

右眼后极部金箔样反光，黄斑中心凹光反射消失，白色箭头示黄色斑点

（三）视锥细胞营养不良

视锥细胞营养不良是指累及视锥细胞功能的遗传性视网膜变性。10 岁前后开始出现进行性视力减退，畏光，晚期黄斑区出现靶心状变性（bull's eye maculopathy）。荧光素眼底血管造影可见黄斑区斑驳状透见荧光。色觉检查、明适应视网膜电图及闪光视网膜电图明显异常。

五、黄斑裂孔

黄斑裂孔（macular hole）是黄斑视网膜神经上皮层全层缺失。

【病因及发病机制】　黄斑裂孔按病因分为继发性和特发性。①继发性黄斑裂孔多由高度近视、CME、眼外伤、黄斑变性等引起。②无其他眼病时发生的黄斑裂孔称特发性黄斑裂孔，多见于 50 岁以上的老年女性健康眼，其发病与玻璃体后皮质对黄斑区的切线方向牵引力相关。

【临床表现】　患眼视力下降，有中心暗点。眼底查见黄斑裂孔，有时伴有视网膜脱离。Gass 将特发性黄斑裂孔分为 4 期：Ⅰ期是裂孔前期，此期患者视力稍减或视物变形，中心凹脱离变平，可见黄色斑点或黄色小环，中心凹反射消失；Ⅱ期为早期裂孔，裂孔自一侧偏心开始，呈半月形、马蹄形，<400μm；Ⅲ期可见 >400μm 圆形裂孔，视力显著减退，但玻璃体后皮质仍与黄斑粘连（图 15-26）；Ⅳ期是黄斑裂孔合并玻璃体后脱离，可见 Weiss 环。

【诊断】　OCT 是诊断的最佳武器，它可直观显示黄斑裂孔处的病变情况及玻璃体后皮质与黄斑裂孔的关系（图 15-27）。

【治疗】　继发于高度近视眼的黄斑裂孔往往会发生视网膜脱离，需及时手术。特发性黄斑裂孔一般不发生视网膜脱离，当视力低于 0.3 时可考虑玻璃体切割手术治疗。

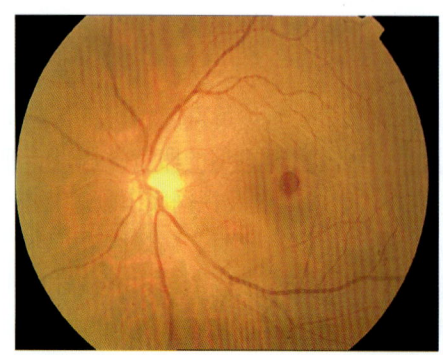

图 15-26　左眼特发性黄斑裂孔　Ⅲ期孔

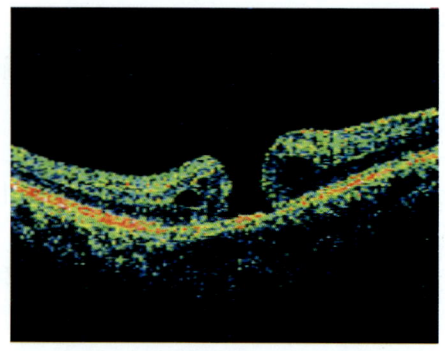

图 15-27　黄斑裂孔 OCT 图像

OCT 示左眼神经上皮层在黄斑区完全断开

六、黄斑视网膜前膜

各种原因引起的视网膜神经胶质细胞和 RPE 细胞移行、增生所形成纤维增殖膜可沿视网膜内表面生长于任何部位，发生在黄斑区则称为黄斑视网膜前膜（epiretinal membrane of macula）。

【病因及发病机制】 根据病因可分为继发性和特发性黄斑视网膜前膜：①继发性黄斑前膜多发生于眼内炎症、眼外伤、眼底血管病变、眼内手术、视网膜冷凝光凝术后等情况。多由玻璃体炎症和血-视网膜屏障的破坏刺激细胞增生所致。②特发性黄斑视网膜前膜多发生于无其他眼病的老年人。推测与玻璃体后脱离时对内界膜的损伤，视网膜神经胶质细胞移行至黄斑前增生及玻璃体后脱离时残留在视网膜表面的细胞增生和纤维化生有关。

【临床表现】 视物变形，中心视力减退。起病初期后极部视网膜反光增强，似玻璃纸样改变，进一步发展为增厚收缩的灰白色纤维膜，牵拉视网膜形成黄斑皱褶（macular pucker）（图 15-28）。FFA 显示后极部视网膜小血管扭曲变形，血管弓向中央移位，出现荧光渗漏（图 15-29）。OCT 检查可显示视网膜前膜的范围和厚度。

【治疗】 无有效药物治疗，仅轻度视力下降或视物变形无需处理，当视物明显变形及视力显著进行性减退（<0.3）可行玻璃体手术剥除前膜。

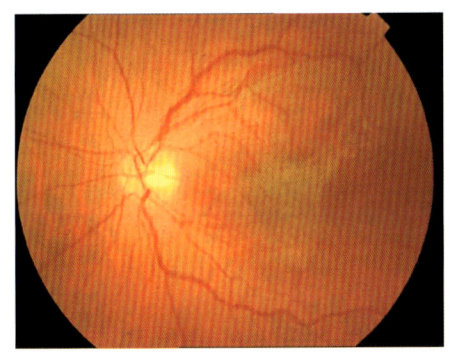

图 15-28 黄斑前膜
左眼眼底可见增厚收缩的灰白色纤维膜，牵拉视网膜形成黄斑皱褶

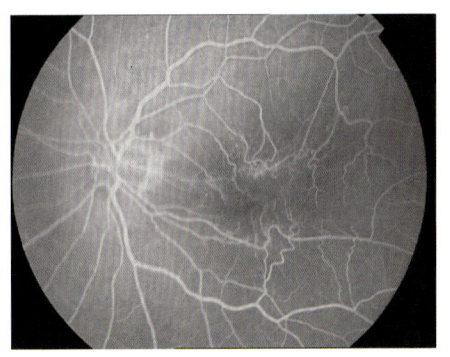

图 15-29 黄斑前膜 FFA 图像
FFA 显示左眼后极部视网膜小血管扭曲变形，血管弓向中央移位，晚期荧光素渗漏

（唐罗生 田 彧）

第四节 视网膜脱离

> 病例 男性，20 岁，大学生，双眼近视 -10.00D。在学校打篮球时不小心被别人肘部击中右眼，外伤后右眼眼前出现漂浮物及闪光感，3 天后右眼下方出现黑影，范围逐渐扩大，下方看不清东西。检查右眼最佳矫正视力 0.02，右眼前节无炎症，玻璃体轻度混浊。视盘颞侧可见弧形斑，上方视网膜呈灰白色隆起，血管爬行其上，11°处可见马蹄孔，下方视网膜呈豹纹状改变，黄斑中心凹反射消失。
>
> 讨论题 1. 高度近视患者眼前突然出现黑影，视力下降首先应考虑哪种疾病？
> 2. 应进一步做什么检查？需要排除哪些眼科疾病？
> 3. 确诊后如何处理？

第十五章　视网膜病

视网膜脱离（retinal detachment，RD）指视网膜神经上皮和色素上皮分离。根据发病原因可分为孔源性视网膜脱离（原发性视网膜脱离）和非孔源性视网膜脱离（继发型视网膜脱离），其中非孔源性视网膜脱离又分为牵拉性视网膜脱离和渗出性视网膜脱离。

一、孔源性视网膜脱离

【病因及发病机制】　孔源性视网膜脱离（rhegmatogenous retinal detachment，RRD）指液化的玻璃体经视网膜裂孔进入视网膜神经上皮下，使视网膜神经上皮与色素上皮发生分离。孔源性视网膜脱离发生的原因主要与玻璃体牵拉及液化、视网膜裂孔形成有关。视网膜裂孔是视网膜神经上皮的全层缺损，形成原因包括视网膜萎缩变性、玻璃体后脱离及牵拉。视网膜裂孔主要分为：①萎缩性视网膜裂孔，多为圆孔，由视网膜萎缩引起；②牵拉性视网膜裂孔，多为马蹄形裂孔，由玻璃体牵拉引起；③锯齿缘离断，多为半月形裂孔，常与外伤有关；④黄斑裂孔，多为圆形孔，常与高度近视黄斑囊样变性、玻璃体牵拉及外伤有关；⑤巨大裂孔，指大于90°圆周的裂孔。

形成视网膜脱离的最常见变性包括视网膜格子样变性、囊样变性、蜗牛迹样变性、视网膜劈裂等。

发生孔源性视网膜脱离的危险因素有：高度近视眼、白内障手术、眼外伤、视网膜格子样变性。

【临床表现】　发病初期多有眼前漂浮物、闪光感，眼前有固定性黑影，范围逐渐扩大。脱离范围累及黄斑时视力明显减退，并出现视物变形、变小、变色等。眼部检查一般眼前节无炎症，玻璃体腔可见色素样漂浮物，脱离的视网膜呈灰白色隆起，血管迂曲爬行（图15-30）。脱离时间较长者视网膜透明度降低，活动度降低，视网膜表面或下方可见纤维增生膜，甚至形成固定皱襞。散瞳后间接检眼镜或三面镜检查一般可发现视网膜裂孔（图15-31），裂孔在脱离视网膜灰白背景下呈红色，最多见于颞上象限。裂孔根据其形态可分为两类：一类为圆孔，主要为视网膜萎缩变性形成（图15-30），部分有盖的圆孔为视网膜牵拉形成；另一类为马蹄孔（图15-32），均为牵拉视网膜引起，典型的马蹄形裂孔有盖瓣、底部和两侧脚三个部分。视网膜脱离早期面积不大者，眼压正常或略偏低，随着脱离范围的扩大眼压随之下降。

特殊类型视网膜脱离有：①锯齿缘离断性视网膜脱离：由锯齿缘离断孔引起。②巨大裂孔性视网膜脱离（图15-33）：由巨大裂孔引起。③无晶状体眼、人工晶状体眼视网膜脱离：裂孔多在周边部，不易发现。④先天性脉络膜缺损伴有孔源性视网膜脱离：裂孔多在脉络膜缺损区边缘。⑤黄斑裂孔性视网膜脱离（图15-34）：多见于高度近视眼，黄斑区脉络膜萎缩，有时在白色的背景下难以辨认，又称"白孔"。⑥脉络膜脱离型视网膜脱离：指伴有睫状体及脉络膜脱离的视网膜脱离，一般眼压很低，眼部有炎性反应。

【诊断及鉴别诊断】　根据眼前有漂浮物、闪光感或固定性黑影及眼底检查视网膜呈灰白色隆起并发现视网膜裂孔可以确诊。当屈光间质混浊看不清眼底时，可做B超协助诊断。

应与下列疾病相鉴别：

1. 视网膜劈裂　系视网膜神经纤维层或外丛状层之间的分离。多为先天性。隆起的视网膜薄而透明，表面常有雪花样斑点，眼球转动时视网膜无抖动，在视网膜内层也可见圆孔。OCT有助于鉴别诊断。

2. 中心性浆液性脉络膜视网膜病变（中浆）　视网膜脱离波及黄斑部时出现的视物变形与视物显小症。荧光素眼底血管造影及OCT有助于鉴别诊断。

3. 实体性视网膜脱离　指眼部睫状体或脉络膜肿瘤引起的视网膜脱离，可行眼部超声或CT扫描加以鉴别。

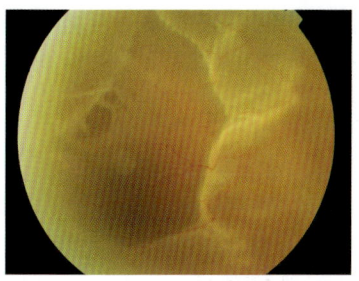
图 15-30 视网膜脱离

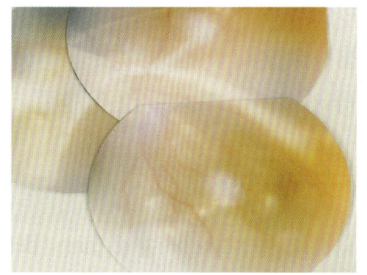
图 15-31 视网膜脱离

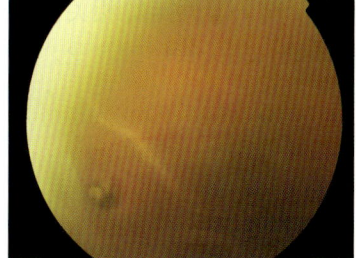
图 15-32 视网膜脱离

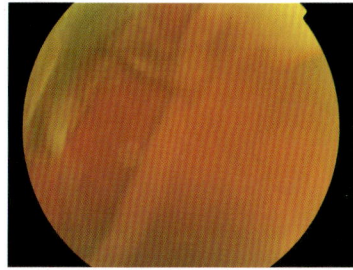
图 15-33 视网膜脱离

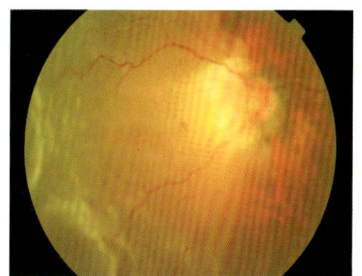
图 15-34 视网膜脱离

4．渗出性视网膜脱离（图 15-35） 脱离的视网膜表面光滑，脱离的部位随体位而改变。需有导致渗出性视网膜脱离的原发病，如后葡萄膜炎、后巩膜炎、妊娠高血压综合征、恶性高血压等。荧光素眼底血管造影检查发现强荧光有助于鉴别。

5．牵拉性视网膜脱离 脱离的视网膜呈帐篷样外观，活动度受到影响，常见于增生性糖尿病性视网膜病变、视网膜静脉周围炎及眼外伤等。

【治疗】 孔源性视网膜脱离的治疗原则为解除牵引、封闭裂孔和限制渗漏。封闭裂孔可采用激光光凝、冷凝的方法使裂孔处神经上皮与色素上皮及脉络膜之间产生炎症反应并粘连。大部分患者可选择巩膜扣带术，要点是术前、术中查清所有裂孔，术中准确定位，手术成功率达 90% 以上。复杂病例需选择玻璃体切除术，解除对视网膜的牵引，玻璃体腔填充气体或硅油使视网膜复位。视力预后与术前黄斑是否脱离及脱离时间长短有关（图 15-36）。

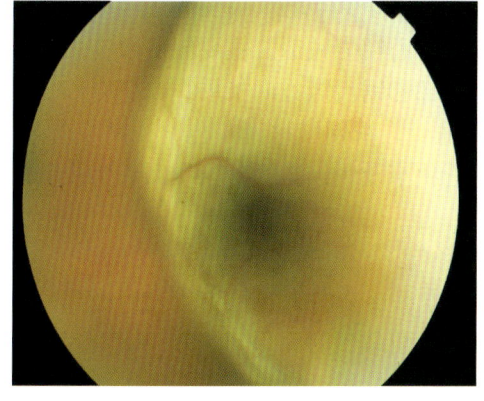
图 15-35 视网膜脱离

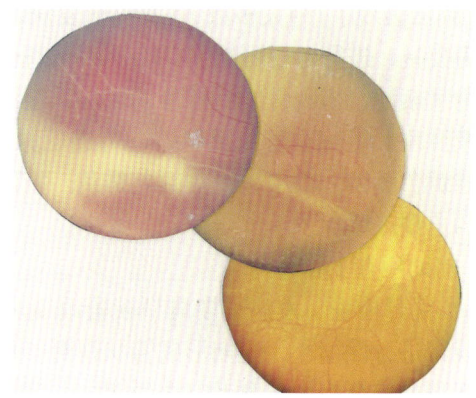
图 15-36 视网膜脱离

二、牵拉性视网膜脱离

牵拉性视网膜脱离（tractional retinal detachment，TRD）指因玻璃体、视网膜增生膜牵拉引起的视网膜脱离。常见于增生性糖尿病性视网膜病变、早产儿视网膜病变、视网膜血管病变并发玻璃体积血及眼外伤等。眼底可见玻璃体混浊，视网膜脱离最高点与增生膜牵拉有关，呈帐篷状外观。大部分眼底可见原发性病变。如伴有严重玻璃体混浊，需借助B超进行诊断。

【治疗】 需行玻璃体切割术复位视网膜。

三、渗出性视网膜脱离

渗出性视网膜脱离（exudative retinal detachment，ERD）指由于视网膜色素上皮或脉络膜病变，产生的液体积聚在视网膜下，使视网膜与其下的色素上皮分离。可分为两种类型，即浆液性视网膜脱离和出血性视网膜脱离，前者可见于后葡萄膜炎、后巩膜炎、葡萄膜渗漏综合征、恶性高血压、妊娠高血压综合征、coats病、脉络膜肿瘤等；后者主要见于湿性年龄相关性视网膜脱离及眼外伤等。眼底一般无视网膜裂孔，重要的是存在全身或眼底相关疾病的改变。

【治疗】 主要针对原发病治疗。

（邢怡桥　梅海峰）

第五节　视网膜色素变性

> **病　例**　男，38岁。因进行性夜间行动困难20年就诊。眼部查体：右眼视力0.3，左眼0.2，矫正不提高。双眼屈光间质清，眼底检查：视盘颜色蜡黄，视网膜呈青灰色，血管极细，赤道部及周边大量骨细胞样色素沉着。双眼管状视野改变，视网膜电图呈熄灭型。

【病因及发病机制】 视网膜色素变性（retinitis pigmentosa，RP）是一组以进行性感光细胞和视网膜色素上皮功能丧失为共同表现的遗传性营养不良性退行病变。近年来我国文献报道的视网膜色素变性遗传学调查结果显示：孤立散发型占相当大比例，其次为常染色体隐性遗传，而常染色体显性遗传及性连锁遗传最少。常染色体显性遗传眼底损害较轻，发展缓慢；性连锁遗传眼底损害重，出现早；常染色体隐性遗传眼底损害介于前两者之间。本病早期主要累及视杆细胞和色素上皮细胞，晚期损坏视网膜所有细胞结构和脉络膜毛细血管。

【临床表现】 绝大多数30岁以前发病，尤以儿童或青少年期双眼发病最常见。主要临床症状为夜盲，进行性视野缺损，晚期因黄斑受累出现中心视力减退。主要眼底改变为赤道部视网膜色素紊乱，出现骨细胞样色素斑块，逐渐向后极部和锯齿缘方向扩展。光感受器、色素上皮以及脉络膜毛细血管广泛萎缩，可透见脉络膜大血管，视网膜呈青灰色，视网膜血管变细，视盘蜡黄色萎缩。其中，视盘颜色蜡黄、视网膜血管狭窄及骨细胞样色素散布，为视网膜色素变性的典型三联症。

【辅助检查】

1. 视野检查　发病早期典型视野改变为环形暗点，逐渐向中心和周边及后极部发展，表现为视野进行性缩小，晚期形成管状视野，但中心视力可较长时间保留，双眼表现对称。最后中心视野亦完全丧失，患者完全失明。

2. 荧光素眼底血管造影检查　由于RPE广泛变性萎缩，造影表现为弥漫性斑驳状强荧光，严重者有大面积透见荧光，色素沉着处为荧光遮蔽，部分病例可见染料渗漏，多见于视盘、血管弓区及黄斑区，可伴有黄斑区花瓣样强荧光。晚期可出现赤道部附近斑片状弱荧光。

3. 眼电生理检查　原发性视网膜色素变性患者ERG出现异常早于典型眼底病变及症状，表现为振幅降低及潜伏期延长，最终为熄灭型。EOG多表现异常。

特殊类型的视网膜色素变性：①中心性视网膜色素变性：又称为反转性视网膜色素变性，

较为罕见,色素沉着始于中心部,黄斑区萎缩变性,有骨细胞样色素堆积。视力和色觉在病程早期即受损,视野常有中心暗点或距中心很近的环形暗点。ERG 可表现为视杆和(或)视锥细胞反应丧失。②扇形视网膜色素变性:色素变性局限于眼底的某 1 或 2 个象限,呈扇形分布或约占半侧眼底,常位于下方 2 个象限。两眼常对称发病。③单侧视网膜色素变性:原发性视网膜色素变性几乎均为双眼发病,单眼发病极罕见。④无色素型视网膜色素变性:除眼底看不到色素沉着外,其他特征与典型原发性视网膜色素变性无差异。⑤白点状视网膜变性:为罕见的家族遗传性视网膜退行变性,眼底表现为广泛散布的白色斑点。

【并发症】 后极部白内障、黄斑囊样水肿、近视等。

【诊断及鉴别诊断】 原发性视网膜色素变性根据双眼对称性发病,进行性夜盲病史,眼底视网膜骨细胞样色素沉着,视野缩小,ERG 异常及暗适应改变可诊断。应与继发性视网膜色素变性鉴别。各种原因如梅毒、结核、病毒感染等所致视网膜脉络膜病变或外伤性脉络膜视网膜病变、自行复位的视网膜脱离等原因导致广泛色素沉着,但继发性色素沉着分布杂乱无章、色素形态不规则,并可发现原发病灶。视网膜电图改变是最重要鉴别诊断依据。

【治疗】 避免光损伤,采用改善视网膜血液循环,营养素、抗氧化剂(维生素 A、维生素 E 等)治疗。低视力者可试戴助视器。

第六节 视网膜肿瘤

> **病 例** 女,8 月龄。因父母发现其左眼闪白光 1 周就诊。眼底检查:左眼底数个巨大白色瘤体,其中最大瘤体直径约 10PD,伴大量视网膜下液及"油脂样"玻璃体腔种植。右眼底不同位置亦可见 4 个大小不一瘤体,其中一个位于视盘旁约 1PD 处,B 超检查左眼球内多个实性占位回声,CT 检查可见左眼球内明显钙化斑。

较常见的是视网膜血管瘤及视网膜母细胞瘤,视网膜血管瘤(hemangioma of retina)属于错构瘤,是起源于视网膜血管的良性肿瘤,临床上分为视网膜毛细血管瘤和视网膜海绵状血管瘤。而视网膜母细胞瘤是婴幼儿眼内最常见的恶性肿瘤,本章主要介绍视网膜母细胞瘤。

【病因及发病机制】 视网膜母细胞瘤(retinoblastoma,RB)是在视网膜发育过程中,由原始神经外胚层组织未成熟的视网膜母细胞形成的原发性眼内恶性肿瘤。RB 基因的缺失或失活是 RB 发生的重要机制。RB 基因是首先分离出的人类抑癌基因,位于 13 号染色体长臂 1 区 4 带(13q14),RB 等位基因同时缺失或变异、失活即导致 RB 产生。

该病分为具有遗传性的生殖细胞型与非遗传性的体细胞型。约 40% 病例属遗传型,由患病父母或父母为突变基因携带者遗传,或由正常父母的生殖细胞突变引起,为常染色体显性遗传,基因缺失或失活发生于胚胎发育的第一次有丝分裂,发病早,多为双侧,视网膜上 RB 为多灶性,易发生其他部位原发性第二肿瘤。60% 为非遗传型,为视网膜母细胞突变所致。体细胞型基因缺失或失活发生在受精期之后的未成熟的视网膜细胞,发病较晚,多为单眼。

【临床表现】 90% 的患儿于 3 岁前发病,单眼或双眼发病,成人发病罕见。患儿就诊时最常见临床表现为白瞳症,其次为眼红、眼痛、眼球变大等。典型眼底表现为一个或多个白色实性瘤体,荧光素眼底血管造影上瘤体呈现强荧光。根据其发展可分为眼内期及眼外期。目前国际眼内期 RB 分期如下:

A 期 远离黄斑中心凹和视盘的视网膜内小肿瘤。所有瘤体最大直径≤ 3mm,局限于视网膜内;所有瘤体距离中心凹> 3mm,距离视盘> 1.5mm。

B期 在A期基础上无大小及位置限制的视网膜内肿瘤。瘤体最大直径＞3mm，或距离中心凹≤3mm，或距离视盘≤1.5mm，且任何与肿瘤相关的视网膜下液不超过瘤体边缘5mm，无玻璃体或视网膜下种植。

C期 伴轻微视网膜下或玻璃体腔种植的瘤体。一个或多个散在瘤体，局限性视网膜下种植距离瘤体边缘5mm以内，或邻近单个瘤体局限性微小玻璃体种植，视网膜下液超出瘤体边缘5mm。

D期 伴明显玻璃体腔或视网膜下种植的弥漫性病变。一个或多个大块、弥漫性分布瘤体，片状视网膜下种植，弥漫性玻璃体腔种植，包括"油脂样"种植或无血管肿块，大量视网膜下液造成全视网膜脱离。

E期 瘤体广泛生长，损害眼球结构或功能，具有以下特征之一：肿瘤接触到晶体；新生血管性青光眼；肿瘤前部到达前部玻璃体表面，累及睫状体或眼前节；弥漫浸润性RB；大量眼球内出血；肿瘤坏死，伴无菌性眼眶蜂窝织炎；眼球痨；影像学表现可疑视神经、脉络膜或巩膜侵犯。

一旦瘤体突破眼球生长即进入眼外期，肿瘤向前发展可突破角膜，形成突出于睑裂肿块；可突破巩膜，侵及球后软组织，形成眶内占位；亦可沿视神经向颅内蔓延生长，后者为最常见扩展途径。晚期，可循血运或淋巴循环转移至全身。

【诊断及鉴别诊断】 根据发病年龄小、临床表现、眼底检查发现白色瘤体、超声显示实性占位、CT显示瘤体钙化斑及MRI等辅助检查进行诊断。该病需与可引起"白瞳症"的其他眼病，如眼内炎、Coat's病、早产儿视网膜病变、原始永存玻璃体增生症、脉络膜肿瘤、眼内囊虫病等相鉴别。

【治疗】 治疗原则包括：首先控制肿瘤生长、转移，挽救患儿生命，其次尽可能保存眼球，保留一定视功能。

目前临床上主要根据肿瘤分期及是否累及双眼采取相应的综合治疗措施，包括激光、冷冻、化疗、眼球摘除等常用治疗手段。A期采用局部治疗方式，包括激光或冷冻治疗；B期及C期可采用局部治疗联合化疗，必要时采用特殊敷贴或介入治疗；D期可试行2～3疗程化疗，根据患儿对化疗反应及对侧眼是否累及，决定是否进行眼球摘除；E期建议眼球摘除，并根据术后病理检查结果决定是否进行化疗。

对于带瘤患者及眼球摘除患者，定期随访。对有家族史的婴幼儿应早期进行眼底筛查。

第七节 视网膜的先天异常

1. 有髓鞘神经纤维（myelinated nerve fibers） 正常情况下，出生后视神经髓鞘止于视盘筛板后端，眼底无有髓鞘的神经纤维。本病发生在出生后1月或数月内，髓鞘扩展到视网膜神经纤维层。可见沿视网膜神经纤维层排列方向分布的白色区域，常与视盘相连，边缘呈羽毛状，浓厚的有髓神经纤维可遮挡光线，使之不能到达感光细胞，从而造成相应的视野缺损。

2. 先天性视网膜劈裂（congenital retinoschisis） 又称X连锁青少年型视网膜劈裂症（X-linked juvenile retinoschisis）常发生于男性青少年，双眼受累多见，为性连锁隐性遗传。病变处视网膜神经纤维层层间分离，均累及黄斑，表现为轮辐状、多囊状或花瓣状病变。可伴玻璃体积血及玻璃体腔半透明膜改变。

3. 家族性渗出性玻璃体视网膜病变（familial exudative vitreoretinopathy，FEV） 双眼发病，可有家族史，眼底表现为颞侧周边部视网膜血管突然中断。可引起视网膜下渗出、新生血管形成，视盘向颞侧牵拉，黄斑异位，严重者出现渗出性视网膜脱离。荧光素血管造影可发现颞侧视网膜无灌注区，周边血管呈"毛刷状"改变，可伴新生血管荧光渗漏。本病眼底特点与早产儿视网膜病变类似，根据其阳性家族史和足月产的特征可与早产儿视网膜病变相鉴别。

（邢怡桥　陈长征）

思考题

1．非增生性糖尿病视网膜病变（NPDR）眼底的主要改变有哪些？
2．简述增生性糖尿病视网膜病变（PDR）分期的典型病变？
3．单眼视力突然完全丧失的原因有哪些可能？如何诊断？处理原则是什么？
4．引起小儿白瞳的眼病有哪些？如何鉴别诊断？
5．对于糖尿病及高血压患者，请给出相宜的眼科建议。
6．可以引起视物变形的疾病有哪些？
7．黄斑部 CNV 治疗新进展是什么？
8．视网膜疾病的辅助检查有哪些？各自优缺点是什么？

第十六章 视路疾病

> **病　例**　于某，女，52岁，因右眼突然视力下降5日就诊。既往高血压、动脉硬化病史3年，此外否认全身其他疾病。眼科检查：视力 R：0.05，矫正不良；L：1.0。眼科查体：右眼无充血，角膜透明，瞳孔圆，直径3.5mm，对光反应存在，晶状体透明，散瞳查眼底视盘轻度肿胀，呈淡红色，边界不清，相邻部位视网膜可见少量线状出血；左眼检查未见明显异常。
>
> **讨论题**　1. 应考虑患者患有何种疾病？
> 　　　　　2. 为明确诊断应进一步进行哪些辅助检查？

第一节　概　述

一、视神经解剖学特点

视神经由视网膜神经节细胞的轴突所构成，是中枢神经系统的一部分。视神经外包绕着由脑膜组织延续而来的同名鞘膜，视神经鞘膜组织所构成的腔隙与脑内相应腔隙相通。

二、临床表现

（一）特殊临床表现

1. **Wernike偏盲性瞳孔强直**　表现为刺激视路病变（视放射以前）相对应部位视网膜时，检测不到瞳孔的对光反应。

2. **相对性传入性瞳孔反应缺陷**　相对性传入性瞳孔反应缺陷（relative afferent pupillary defect，RAPD）以往称作"Marcus Gunn瞳孔"，是指一侧眼视觉信号传递发生障碍时，该眼瞳孔直接对光反应减弱或消失，而间接对光反应正常；另一侧健眼则表现为直接对光反应正常，间接对光反应减弱或消失。

3. **皮质盲**　皮质盲（cortical blindness）是指外侧膝状体以上包括双侧视放射和枕叶病变时发生双眼视觉完全丧失，多因受到毒素影响或血管痉挛缺血而引起的一种中枢性视功能障碍，以血管痉挛性损害最为常见。临床特征为瞳孔对光反应良好，眼底正常，视觉诱发电位检查异常。安通现象为其症状之一，表现为虽然存在视力障碍，但却由于视幻觉，误以为自己有视力。

4. **黄斑回避**　黄斑回避（macular sparing）是指对全盲或同侧偏盲的患者进行视野检查时，中央注视区的视觉功能尚存在，一般可保留2°～5°视野。

在视路疾病中，根据病变部位不同，临床上存在一些具有特征性的表现，见表16-1。

（二）其他临床特点

视路疾病除上述特征性的临床表现外，随着疾病的发展变化，临床上也会出现不同的改变。例如，视交叉疾病随着原发病病灶的变化，视野也会出现相应的改变。当病变影响到鼻下纤维时，会导致双眼颞上象限性视野缺损；当影响到鼻上纤维时，会导致双眼颞下象限性视野缺损。鉴于视放射呈放射状分布，如伤害出现在内囊区，则出现双眼同侧偏盲；出现在颞叶部，则会出现双眼上方象限同侧偏盲；累及顶叶部，表现为双眼下方象限同侧偏盲；枕叶病变如累及后极部，则表现为盲性中央区暗点；累及角回及缘上回病变，出现失读及视觉认识障碍；损及优势半球，则伴有视幻觉；双侧皮质受到损害时，则表现为皮质盲，瞳孔对光反应存在，有安通现象。

表16-1 视路不同部位病变的基本临床特征

病变部位	基本临床特征
视盘	①眼底改变；②视力下降；③视野改变；④瞳孔直接对光反应减弱
球后视神经炎	①RAPD阳性；②视力下降；③中心暗点，视野向心性缩小；④眼球转动痛；⑤后期视神经萎缩
视交叉	双眼颞侧偏盲
视束	双眼同侧偏盲及Wernike偏盲性瞳孔强直
外侧膝状体	双眼同侧偏盲但瞳孔对光反应正常
视放射及枕叶	①双眼同侧偏盲；②有黄斑回避；③多种类型视野缺损；④瞳孔对光反应正常

从视盘至外侧膝状体疾病均可导致视神经萎缩；视束病变到出现Wernike偏盲性瞳孔强直。从外侧膝状体至皮质病变不出现Wernike偏盲性瞳孔强直。

三、视路、瞳孔对光反应路径

视路不同部位受累时典型视野改变，见图16-1～16-3。

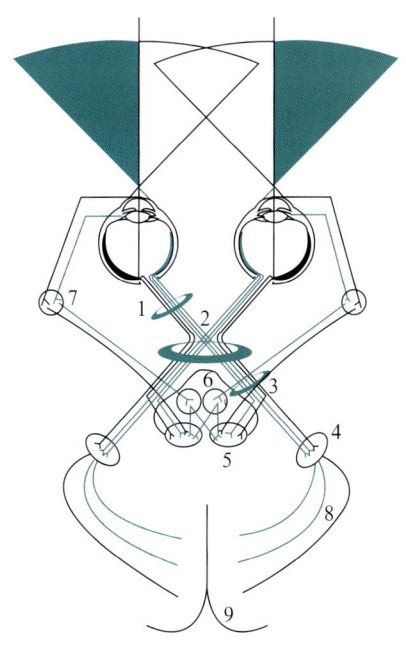

图16-1 视路示意图
1. 球后视神经 2. 视交叉 3. 视束 4. 外侧膝状体 5. 顶盖前核 6. E-W核 7. 睫状神经节 8. 视放射 9. 大脑枕叶纹状区

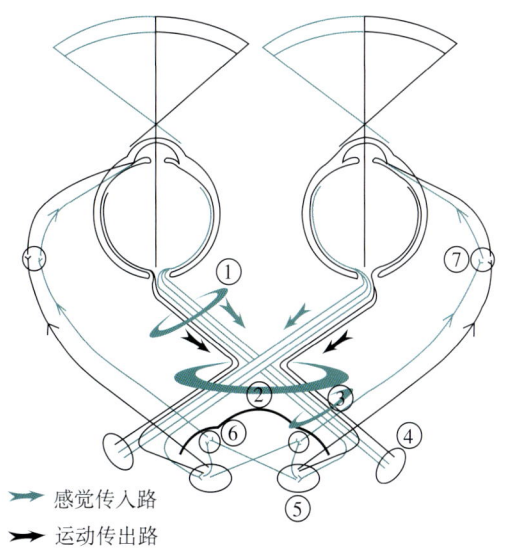

图16-2 瞳孔对光反应路径示意图
①球后视神经 ②视交叉 ③视束 ④外侧膝状体 ⑤顶盖前核 ⑥E-W核 ⑦睫状神经节

第十六章 视路疾病

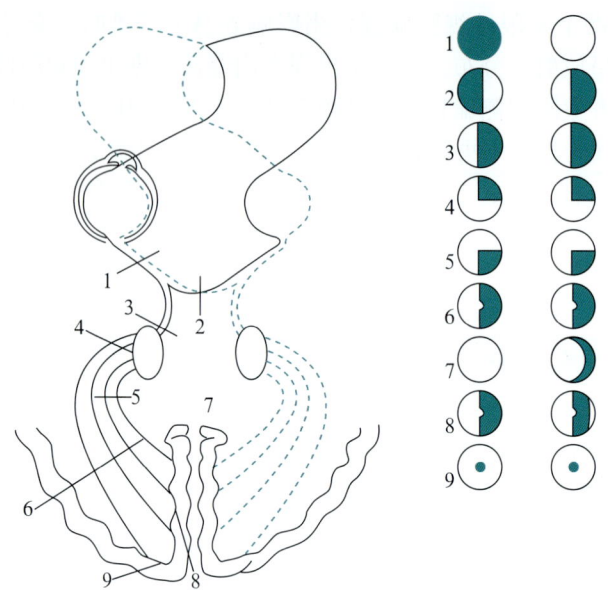

图 16-3 视路不同部位受累时典型的视野改变示意图
1. 球后视神经损伤 2. 视交叉损伤 3. 视束损伤 4. 部分视辐射损伤
5. 另一部分视辐射损伤 6. 单侧视辐射损伤 7. 8. 9. 视皮质不同部位损伤

四、诊断要点

通过详细的病史采集，认真的眼部检查，结合各项相关检查手段所得出的结果，进行综合判断、分析，经鉴别诊断得出正确结论。常用的检查方法除眼部专科情况检查外，根据需要可进行视野、视觉诱发电位（VEP）、眼底荧光血管造影（FFA）、超声波、X线、CT、MRI等仪器设备检查。

五、治疗原则

1. 针对病因进行治疗，如控制炎症、增加血液供应、手术切除肿瘤组织等。
2. 营养神经治疗。
3. 中西医结合治疗。

第二节 常见视路疾病

一、视神经炎

视神经炎（optic neuritis）是指视神经的各种感染性炎症、非特异性炎症及脱髓鞘性疾病，根据炎症发生的部位分为球内段的视盘炎（papillitis）与球后视神经炎（retrobulbar neuritis），大多单侧发病，前者多见于儿童，后者多见于青壮年。

【病因】 尽管临床上有近半数的病例查不出病因，但以下几点作为明确的病因已得到证实：①脱髓鞘性疾病，常见于多发性硬化及视神经脊髓炎；②传染性疾病，常见于麻疹、腮腺炎、水痘等；③眼内、眶内、鼻窦、口腔或脑膜的炎症；④自身免疫性疾病，常见于系统性红斑狼疮、干燥综合征、结节病、Behcet 病、Wegener 肉芽肿等。

【临床表现】 视力急剧下降，可于 48 小时内出现严重视力障碍，甚至无光感；通常 1~2 周时视力损害最严重，之后视力可逐渐恢复，部分患者 1~3 个月视力恢复正常。单眼发病者出现 Marcus-Gunn 瞳孔，患眼瞳孔较健眼瞳孔散大。双眼发病者两侧瞳孔均可表现为较正常时扩大，直间接对光反应迟钝，甚至消失。视盘炎时眼底检查可见视盘充血水肿、出血改变。视盘呈轻中度隆起，视网膜静脉迂曲扩张，视网膜邻近视盘处可见出血、渗出、水肿等改变。球后视神经炎虽早期无眼底改变，但部分患者诉及有眼球转动及眶深部疼痛感，后期出现视盘萎缩。

【诊断】 ①眼部检查：出现上述临床表现中所见改变；②视野检查：出现中心暗点、视野向心性缩小或哑铃形暗点等异常改变；③ VEP 检查：P_{100} 波潜伏期延长、振幅降低。④其他检查：MRI 对早期发现多发性硬化有意义；脑脊液检查有助于为视神经脱髓鞘提供依据；血液和脑脊液的细菌学、病毒学及免疫学等检查有助于诊断急性特发性脱髓鞘性视神经炎。

【治疗】 部分患者未经治疗便可自行恢复。为缩短病程，降低复发概率，可根据情况使用糖皮质激素冲击疗法。对既往有多发性硬化或视神经炎病史的患者，复发期可应用糖皮质激素冲击疗法，或酌情选择免疫抑制剂、丙种球蛋白等，恢复期可使用 B 族维生素及血管扩张剂。

二、前部缺血性视神经病变

前部缺血性视神经病变（anterior ischemic optic neuropathy，AION）为营养视盘筛板前区及筛板区睫状后小血管分支狭窄或梗死，致使相应部位供血不足引起的一组综合征。

【病因】 动脉硬化、动脉炎、动脉栓塞、低血容量、血液黏稠度增加、眼内压增高等诸因素导致血管供血不足。

【临床表现】 突发无痛性视力急剧下降，甚或消失。发病年龄多见于 50 岁以上。眼底检查可见视盘水肿，边界不清，相邻部位视网膜可见少量线状出血改变。

【诊断】 ①眼底检查：出现上述改变；②视野检查：显示与生理盲点相连扇形或象限性视野缺损；③ FFA 有助于确诊。

【治疗】 针对病因进行治疗，改善血液供应；降低眼内压有助于血管扩张，增加血液供应；全身合理应用糖皮质激素抑制炎性渗出、水肿等病理改变。

三、视神经萎缩

视神经萎缩（optic atrophy）是由于视网膜神经节细胞轴突受损变性，神经胶质增生所致。分为原发性与继发性两类。

【病因】 引起视神经萎缩的原因较多，如颅内病变、视神经病变、视网膜病变、某些全身性疾病等。

【临床表现】 原发性视神经萎缩：视盘颜色淡或苍白，边界清晰，筛孔可见。继发性视神经萎缩亦表现为视盘颜色变淡或苍白，视盘边缘不清晰，由于神经胶质增生致使视盘筛孔不清。此外，尚可见眼底原发病痕迹。

【诊断】 ①根据眼底检查一般可作出诊断；②原发性视神经萎缩可通过视野、VEP、CT、MRI 等辅助检查确诊。

【治疗】 积极治疗原发病，营养神经。

四、视盘水肿

视盘水肿（papilledema）是指当颅内压或眶内压升高超过眼内压时，压力经脑脊液传至视盘处，导致视盘血液循环受阻而产生的非炎性水肿。

【病因】 颅内占位性病变、炎症、外伤、脑积水等各种原因所导致的颅内压增高，眶内占位性病变、恶性高血压等均可引起视盘水肿。增高的颅内压经蛛网膜下腔通过脑脊液传递至视盘处。眼内压过低也可引起视盘水肿的发生。

【临床表现】 阵发性眼前发黑或视力模糊，可持续数秒，常由姿势改变而突然引发，或有精神症状，伴头痛、复视、恶心、呕吐等。慢性视盘水肿可引起中心视力严重丧失。眼底改变：早期视盘明显隆起，边界模糊，视盘表面及周围可见出血、渗出改变，晚期则可出现继发性视神经萎缩。

【诊断】 ①根据临床表现；②视野检查 早期生理盲点扩大，持续进行性加重者视野向心性缩小，特别是鼻下方；③ CT 或 MRI 有助于查找视盘水肿的病因。

【治疗】 针对原发病及营养神经治疗。

五、视神经肿瘤

主要为视神经胶质瘤（glioma of optic nerve）和视神经脑膜瘤（meningioma of optic nerve）。前者多发生于儿童，后者多发生于成人。临床表现为视力逐渐减退，眼球突出及眼眶临近组织受累。治疗方法包括手术、放疗及康复性疗法。

六、视盘发育异常

指在胚胎时期发育异常导致的一组疾病，均不属于常见性多发性疾病，常见以下几种：

1. 视神经缺损（coloboma of optic nerve） 为胚胎时期眼泡胚裂闭合不全所致，常伴有脉络膜缺损，视盘变大，缺损区多位于鼻侧，淡青色，凹陷大而深。

2. 视神经发育不良（optic nerve hypoplasia） 多由妊娠期使用某些药物引起，表现为灰色小视盘，可有黄色外晕环绕而形成"双环征"。

3. "牵牛花"综合征（morning-glory syndrome） 典型的眼底表现酷似一朵牵牛花，视盘比正常扩大 3~5 倍，漏斗状，周边粉红色，底部被白色绒样组织填充。

4. 视盘玻璃膜疣（optic disc drusen） 指有玻璃样物质出现在视盘处，位于浅表处的表现为半透明发亮的圆形小体，有的簇拥在一起形如桑葚，位于深层者视盘稍扩大，局部隆起，边界不整齐。

5. 视盘小凹（optic pit） 是神经外胚层发育缺陷所致，小凹多见于视盘颞侧或颞下方，呈圆形、三角形或多角形，常被灰白色纤维胶质覆盖。

思考题

1. 瞳孔对光反应的临床意义有哪些？
2. 不同部位视路损害的典型视野改变是什么？
3. 视神经炎和前部缺血性视神经病变如何进行鉴别诊断？

（李富强　苏冠方）

第十七章 屈光不正

> **病例** 周XX，男性，7岁，家长发现其有"斗鸡眼"而来就诊。经检查，眼生理及眼底正常。视力OD：4.8/4.8（远/近），OS：4.7/4.8（远/近）。自然状态验光OD：+1.75 = 4.8，OS：+2.50 = 4.8，睫状肌麻痹验光OD：+3.50D = 4.8；OS：+4.25D = 4.8。
>
> **讨论题** 1. 如何诊断和鉴别诊断？
> 2. 如何处理？

第一节 概 述

当光从一种介质进入另一种不同折射率的介质时，光线将在界面发生偏折现象，该现象在眼球光学中称为屈光。若在眼调节放松的状态下，无穷远处物体所成的像没有准确聚焦在视网膜上，即称为"屈光不正"；而此时若正好聚焦在视网膜上，则称为"正视"。

一、眼的屈光和屈光力

屈光力大小可以用焦距（f）来表达，即平行光线经某透镜后聚焦为一点，该点离透镜中心的距离为焦距。在眼球光学中，应用屈光度（Diopter，简写D）作为屈光力的单位，屈光度为焦距（以米为单位）的倒数，即屈光度（D）= $1/f$。

为了便于理解，还可将眼球简化为单一光学面，这种简化的眼球称为"Emsley简略眼"（Emsley'sreduced eye）（图17-1），即将眼球总屈光力（非调节状态下）定为60D，眼球屈光介质的平均折射率为1.336，前焦距为-16.67mm，后焦距为22.27mm。

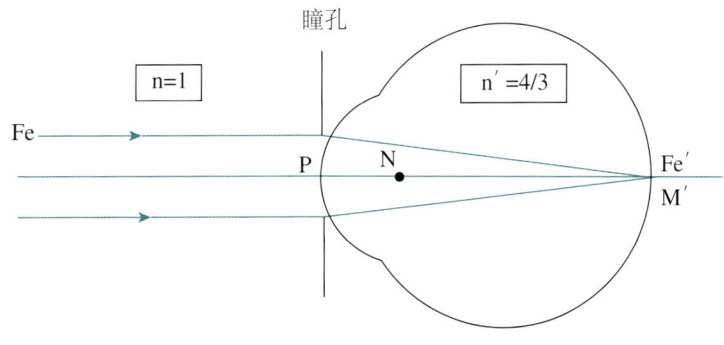

图17-1 Emsley简略眼

二、眼的调节

①调节：为了看清近距离目标，需增加晶状体的曲率（弯曲度），从而增强眼的屈光力，使近距离物体在视网膜上成清晰像，这种为看清近物而改变眼的屈光力的功能称为调节（accommodation）（图17-2）。②调节幅度、调节与年龄：眼所能产生的最大调节力称为调节

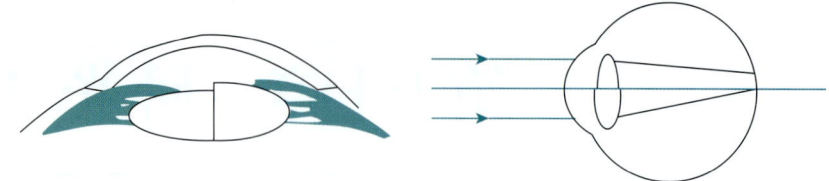

图 17-2　调节作用的机制

幅度。调节幅度与年龄密切相关，青少年调节力强，随着年龄增长，调节力将逐渐减退而出现老视。③调节范围：眼在调节放松（静止）状态下所能看清的最远一点称为远点，眼在极度（最大）调节时所能看清的最近一点称为近点。远点与近点的间距为调节范围。

第二节　正视、屈光不正与老视

一、正视

当眼调节静止时，外界的平行光线（一般认为来自5m以外）经眼的屈光系统后恰好在视网膜黄斑中心凹聚焦，这种屈光状态称为正视（emmetropia），即正视眼的远点为无穷远（图17-3）。

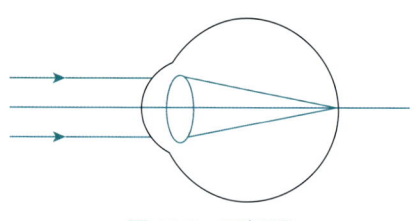

图 17-3　正视眼

二、近视

在调节放松状态下，平行光线经眼的屈光系统后聚焦在视网膜之前，称为近视（myopia）（图17-4）。

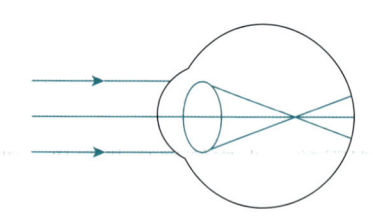

图 17-4　近视

根据屈光成分分类：①屈光性近视：主要由于角膜或晶状体曲率过大，屈光力超出正常范围，而眼轴长度在正常范围；②轴性近视：眼轴长度超出正常范围，角膜和晶状体曲率在正常范围。

根据近视度数分类：①轻度近视：< −3.00D；②中度近视：−3.00D ~ −6.00D；③高度近视：> −6.00D。

【临床表现】

1. 远距视物模糊，近距视力好，注视远处物体时眯眼。
2. 由于看近时不用或少用调节，易引起外隐斜或外斜视。

3. 近视度数较高者，除远视力差外，常伴有夜间视力差、飞蚊症、漂浮物、闪光感等症状，并可发生程度不等的眼底改变，如近视弧形斑、豹纹状眼底、黄斑部出血或形成新生血管膜，可发生形状不规则的白色萎缩斑，或有色素沉着呈圆形黑色斑（Fuchs 斑）。

【治疗】 临床上矫治近视均是通过将入眼光线进行发散后聚焦在视网膜上，可以是以光学镜片的方式，如框架眼镜或角膜接触镜，可以改变角膜屈光力方式，如角膜塑型术（OK 镜）或角膜屈光手术，也可以通过改变晶状体的屈光力方式，如眼内屈光手术。

三、远视

当调节放松时，平行光线经过眼的屈光系统后聚焦在视网膜之后，远视眼（hypermetropia 或 hyperopia）的远点在眼后，为虚焦点（图 17-5）。

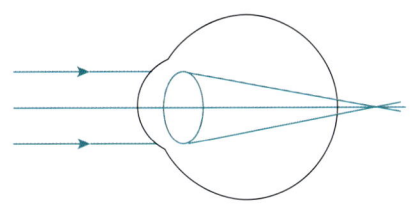

图 17-5 远视眼

当远视度数较低时，患者可以利用其调节能力，增加眼的屈光力，将光线聚焦在视网膜上，从而获得清晰视力。但由于频繁并过度使用调节，远视者视疲劳症状比较明显。

根据远视度数分类：①低度远视：＜+3.00 D。②中度远视：+3.00 D～+5.00 D，视力受影响，并伴有不适感或视疲劳症状，过度使用调节还会出现内斜；③高度远视：＞+5.00 D，视力受影响。

能被调节所代偿的那一部分远视，称为隐性远视。

【临床表现】

远视与年龄

＜6 岁时：低中度远视者无任何症状，因为调节幅度很大，近距阅读的需求也较少。高度远视者通常是在体检时发现，或伴有调节性内斜而被发现。调节性内斜表现为近距内斜大于远距内斜，由高调节性集合／调节比例（AC/A）引起。远视的正确矫正可以减少调节，从而减少调节性集合而消除或减少内斜。

6～20 岁：近距阅读需求增大，特别在 10 岁左右时，阅读量增加，阅读字体变小，开始出现视觉症状。

20～40 岁：近距阅读时出现眼酸、头痛等视疲劳症状，部分患者老视提前出现，这是因为随着年龄增长，调节幅度减少，隐性远视减少，显性远视增加。

＞40 岁：调节幅度进一步下降，隐性远视转为显性远视，这些患者不仅需要近距阅读附加（add），而且还需要远距远视矫正。

【治疗】 远视眼用凸透镜矫正，矫治的方式可以是框架眼镜或角膜接触镜；也可以通过手术矫治，如角膜屈光手术和眼内屈光手术。

四、散光

眼球在不同子午线上屈光力不同，形成两条焦线和最小弥散斑的屈光状态称为散光（astigmatism）。

散光类型：分为规则散光和不规则散光。最大屈光力和最小屈光力主子午线相互垂直者为

第十七章 屈光不正

规则散光,不相互垂直者为不规则散光角膜白斑所致的乱反射情况之外。规则散光又分为顺规散光(astigmatism with the rule)、逆规散光(astigmatism against the rule)和斜向散光(oblique astigmatism)。最大屈光力主子午线在(90±30°)位置的散光称为顺规散光,最大屈光力主子午线在(180±30)°称为逆规散光,其余为斜向散光。根据两条主子午线聚焦与视网膜的位置关系(图17-6),分为五种散光:

【治疗】 单纯散光用柱镜矫正,复合或混合散光用球柱镜来矫正。

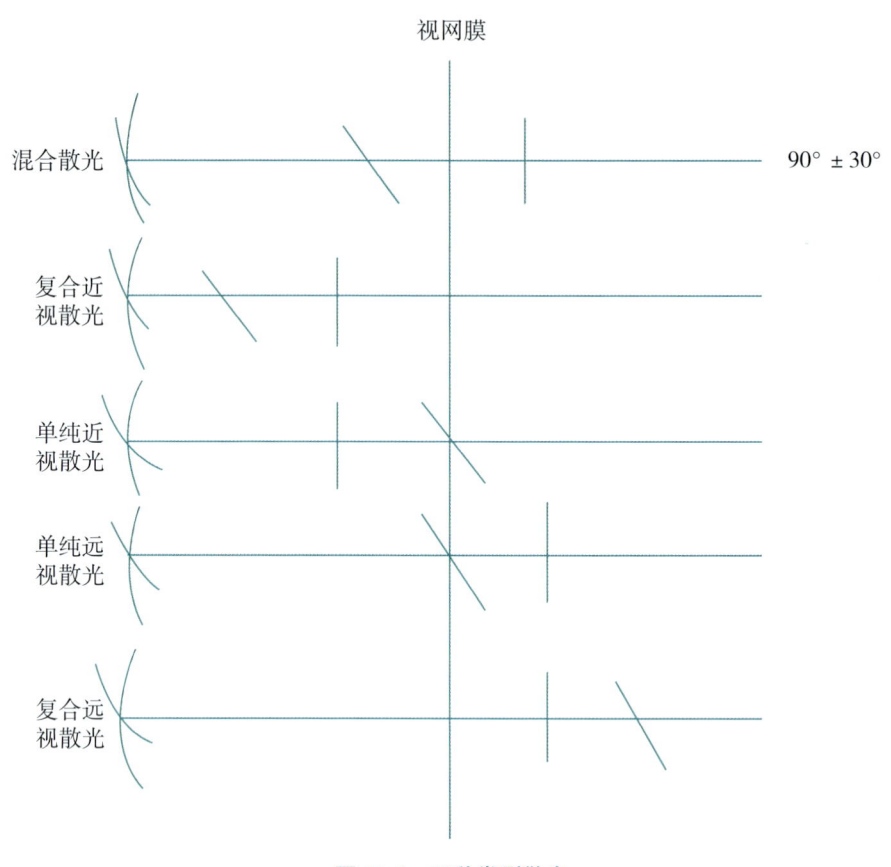

图17-6 五种类型散光

五、屈光参差

双眼屈光度数不等者称为屈光参差(anisometropia),当双眼屈光差异超过1.00 D者,在双眼矫正或非矫正状态下有可能会出现以下问题。

由于人眼调节活动是双眼等同性的(Herring's law),在非矫正状态下眼通过调节来获得清晰视力,此时屈光参差者若一眼清晰聚焦,其另一眼则常处于视觉模糊状态。如屈光参差的远视患者,低度数眼或正视眼清晰聚焦,而其度数较高眼则为模糊像,很容易成为弱视。而屈光参差的近视患者,正视眼用于注视远处目标,近视眼用于注视近距离,一般不会引起弱视,但由于缺乏融像机会,因此,容易出现双眼视异常。

当屈光参差者屈光不正完全被矫正时,双眼视网膜上所成的像的大小存在差异,即不等像(aniseikonia),有可能造成融像困难,从而出现相关融像困难症状如头晕、阅读模糊等。一般情况下,屈光参差度数相差超过2.50 D以上并使用配戴框架眼镜矫正者通常会出现类似融像困难症状。

【治疗】 对屈光参差者进行屈光矫正时,需考虑矫正方法的视网膜像放大率。

六、老视

老视是一种生理现象,不论屈光状态如何,每个人均会发生老视。随着年龄增长,晶状体逐渐硬化,弹性减弱,睫状肌的功能逐渐减低,从而引起眼的调节功能逐渐下降。这种由于年龄增长所致的生理性调节减弱称为老视(presbyopia),俗称老花。

老视的症状:①视近困难;②阅读需要更强的照明度;③视近不能持久。

第三节 屈光检查步骤

完整的验光过程包括三个阶段,即初始阶段、精确阶段和终结阶段(表17-1)。

表17-1 验光过程的三个阶段及其方法

阶段	内容
第一阶段 (初始阶段)	目的: 检查者主要收集有关被测者眼部屈光状况的基本资料,根据这些资料,预测验光的可能结果 方法: 检影验光或电脑验光:初步获得眼屈光信息 角膜曲率计检查:获得角膜散光信息 镜片测度仪检测:获得习惯性矫正状态信息
第二阶段 (精确阶段)	目的: 对从起始阶段所获得的预测资料进行检验 方法: 综合验光仪:通过主觉验光的标准流程和步骤,获得被测者最佳视力的处方
第三阶段 (终结阶段)	目的: 个性化调整和评定,获得最终处方 方法: 综合验光双眼平衡测量:获得双眼调节等同 试镜架测试:个性化调整,达到配戴清晰和舒适

第四节 屈光不正非手术矫治

一、框架眼镜

框架眼镜是最传统、最经典的屈光矫治方法,框架眼镜主要使用球镜、柱镜或球柱镜(现多为环曲面)。球镜用于矫正单纯远视或近视;正球镜用于矫正单纯远视;负球镜用于矫正单纯近视;柱镜或球柱镜用于矫正散光。

二、角膜接触镜

角膜接触镜从材料上分为软镜和硬镜。

1. 软镜　由含水的高分子化合物制成,镜片透氧性与材料的含水量和镜片厚度有关。软镜直径一般为13.5~14.5mm,后表面曲率半径为8.4~8.8mm。

软镜易产生蛋白等镜片沉淀物,配戴不当常引起巨乳头性结膜炎(GPC)、角膜炎症等并发症。目前认为软镜更换周期不宜过长。

2. 硬镜　目前所用的硬镜一般是指硬性透氧性接触镜（rigid gas-permeable contact lens，RGP），由质地较硬的疏水材料制成，其透氧性较高。

普通设计的硬镜一般直径较小，为9.2～9.6mm，后表面曲率与角膜前表面相匹配。

硬镜的特点是透氧性强、抗蛋白沉淀、护理方便、光学成像质量佳，但验配较复杂、配戴者需要一定的适应期。

3. 角膜塑型镜　角膜塑型镜实际上是硬镜的一种特殊设计：使用特殊设计的高透氧硬镜，通过机械压迫、镜片移动的按摩作用及泪液的液压作用达到压平角膜中央形状，达到暂时减低近视度数的作用，该方式称为角膜塑型术（orthokeratology，OK）。验配较复杂，使用不当易引起严重并发症，应严格控制使用，须在医疗机构中由专业医疗人员进行规范验配。

第五节　屈光手术

角膜屈光手术是通过手术的方法改变角膜前表面的形态，以矫正屈光不正。其基本方法是通过去除部分角膜组织或在角膜上做不同形状的切口松解角膜纤维的张力等方法，以使角膜前表面变平或变陡。角膜屈光手术按照手术方法的不同可分为：

1. 激光角膜屈光手术　准分子激光屈光性角膜切削术（PRK）：PRK手术所产生的屈光力变化是通过激光切削改变了角膜前表面曲率。

2. 准分子激光上皮下角膜磨镶术（LASEK）　LASEK在制作角膜上皮瓣时利用酒精对角膜上皮细胞层基底膜的化学作用，使上皮细胞层基底膜内形成缝隙而完整分离，后续的准分子激光脉冲直接作用到角膜前弹力层和基质层，进行切削以矫正近视、远视及散光。

3. 机械法准分子激光角膜上皮瓣下磨镶术（Epi-LASIK，又称为微型角膜刀准分子激光角膜上皮瓣下磨镶术）　Epi-LASIK采用角膜上皮分离器取代酒精制作上皮瓣，避免了酒精的刺激作用和制作上皮瓣带来的一些并发症。

4. 准分子激光原位角膜磨镶术（LASIK）　LASIK先在角膜上用特制的微型角膜板层刀（microkeratome）做一个带蒂的角膜瓣，掀开后在暴露的角膜基质床上进行准分子激光切削，以矫正近视、远视及散光。

非激光角膜屈光手术包括：放射状角膜切开术（RK）、角膜基质环植入术（intrastromal corneal ring segments，ICRS）。

眼内屈光手术：①屈光性晶状体置换术（refractive lens exchange，RLE）是以矫正屈光不正为目的摘除透明或混浊的晶状体，植入人工晶状体的一种手术方式；②有晶状体眼人工晶状体植入术分为前房型植入和后房型植入两大类。

理论上有晶状体眼人工晶状体植入术可以矫正的屈光力范围是+10.00 D ～ -20.00 D（根据不同产品选择），屈光状态稳定，不宜或不愿接受眼镜或接触镜，有接受屈光手术愿望者。由于有晶状体眼手术的目的之一是为了保留调节力，年龄较轻者更能获得益处。

第六节　进展与趋势

近视眼发生和发展机制的研究一直是眼科学家研究的重要课题，如何安全有效地矫正近视是临床研究的焦点。①近视发生的机制研究：近视眼的发生、发展机制至今尚未完全明了。目前的研究结果表明近视眼的发生机制包括遗传和环境因素。②屈光矫治的安全性和有效性：现代眼视光学的重要目标之一就是通过各类屈光矫治方法，达到看得清楚、看得舒服、看得持久的最佳视觉状态。"安全性"和"有效性"作为综合评价指标近来被普遍应用。"安全指数"表达了屈光矫治后是否存在眼病理改变，"有效指数"表达了矫治后是否达到预期效果。

1．框架眼镜　框架眼镜的安全性主要体现在抗辐射镜片和防护眼镜的研制开发上，尤其是对于青少年极为重要。在户外活动时视野内的发光物体或光源会引起不适性眩光。

对于渐变多焦点镜片，从最初无法配戴的"象鼻式"设计至目前的更加符合眼球正常生理的新一代设计，使得"视觉矫正"领域的有效性概念得到延伸，这一进步不仅使老视者视觉质量提高，还被用到了青少年近视研究、视觉疲劳研究中。

关于减少像差，在屈光手术中波前像差引导的激光矫治术、非球面人工晶状体的发展等，就是引用了消像差理论。

2．角膜接触镜　随着现代高科技的发展，角膜接触镜在材料和设计上不断的改进。由于镜片材料的发展和改进，使得高透氧成为可能，新一代可长戴镜片通过 FDA 批准进入市场。

RGP 的安全性和优良的光学特性，使之可以用来矫正角膜不规则散光和圆锥角膜，亦可以应用于对儿童近视的矫正。近几年，由于 RGP 材料的改进、电脑设计的应用和角膜地形图仪的出现，使得角膜塑型镜在镜片设计、矫正效果和预后方面均有了很大进步。

3．屈光手术

（1）表面切削方式：在 Bowman 膜上进行切削的一类方式（如 PRK、LASEK 和 Epi-LASIK）近年来成为热点，进入又一轮发展高潮。表面切削方式的角膜可切削余地大，余留角膜床更多，或对眼球无吸引的影响，无角膜瓣并发症，术后像差小，受个人操作影响小，因此在控制 Haze 和疼痛的各种方法综合作用下，改良的 PRK 等表面切削方式有东山再起的可能。

（2）LASIK 方式：虽然发现不少问题，LASIK 仍是目前的主流术式，是目前最成熟、应用最广泛的角膜屈光手术，人们从各个角度不断解决问题，不断加以完善，使之趋于理想。如最新的前弹力层下屈光性角膜磨镶术（SBK）、飞秒激光（Femtosecond Laser）技术制作出的角膜瓣表面平滑、厚薄均匀，一般而言其精确程度高于传统角膜板层刀。

（3）准分子激光技术：准分子激光机近年来所发展的关键技术为：准分子激光对角膜组织定量和定位的切削作用，激光切削斑变小和飞点切削，切削过程中中心定位和自动跟踪系统。

（4）光致角膜塑型术（Corneal Cross Linking）是一种全新概念的治疗手段，其原理是在角膜基质加入某种物质，经某一特定波长的光波照射使之与角膜胶原成分产生交联以改变或增强角膜张力和曲率，达到治疗圆锥角膜或矫正近视的效果，已研究多年，现已进入临床研究阶段，可能在屈光手术领域掀起又一场革命。

（5）眼内屈光手术：角膜屈光手术现在的目标是通过个性化切削提高视功能，但有可能最终部分地被晶状体置换术所取代，而非球面晶状体、调节性晶状体以及正在研发中的光控调整性晶状体和记忆性晶状体可能是消除屈光不正和老视的最佳选择。有晶状体眼人工晶状体植入术的手术设计和手术方法也在同步发展，尤其在针对高度屈光不正者矫治中显示出了激光手术无法达到的视觉效果。

思考题

1．某眼中屈光力为 60D，眼轴为 20mm，问该患者可能会有哪些症状？

2．为什么现代的近视激光手术大部分都在角膜进行？

3．一位正视者想看清 25cm 处的物体，该眼需做出的调节力是多少？双眼处于如何位置？

4．某孩子妈妈来找您抱怨，说：一位医师告诉她，她小孩有近视还有散光。但另一位医师告诉她，她小孩有远视还有散光。她都糊涂了，到底怎回事。假若两位医师都正确，会是怎样？您如何解释？

5．有些近视患者上了年纪后，看书不用老花镜，大家都说：近视眼可能不会"老花"，你是怎么看的？

（瞿　佳）

第十八章　斜　视

> **病　例**　一个12岁的小姑娘，由母亲带来就诊，小姑娘留有长长的刘海，遮住一侧眼部及面部，孩子讲话时低头不愿与人直视，追问病史，其母亲诉4、5岁时发现阳光下喜闭右眼，疲劳时可见右眼向一侧偏斜，当时曾带孩子就诊，未给予特殊处理，嘱其定期复查，必要时手术治疗，其家长因恐惧孩子手术而一直未再就诊，后发现孩子眼睛偏斜越来越明显，导致孩子经常受到同学的嘲笑，学习成绩也不如以前，此次孩子自己要求到医院就诊。
>
> **讨论题**　1. 小姑娘为什么要留有长长的刘海，遮住一侧眼部及面部？孩子讲话时为什么低头不愿与人直视？
> 2. 此患者的可能诊断是什么？需要进一步做哪些检查？
> 3. 应如何治疗？
> 4. 最佳手术时机是什么时间？

第一节　眼外肌解剖与眼球运动

一、眼外肌解剖

两眼各有6条眼外肌，其中4条直肌，2条斜肌（见眼部解剖）。直肌止点距角膜缘不同（图18-1）。各眼外肌均有各自功能（图18-2，图18-3，图18-4，表18-1）。当眼球运动离开第一眼位时，眼外肌因其收缩方向与视轴角度的变化，其主要作用和次要作用也发生相应的改变。

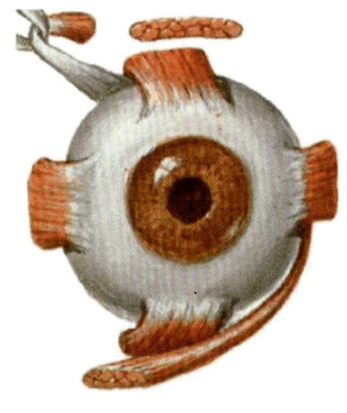

图 18-1　眼外肌正面观

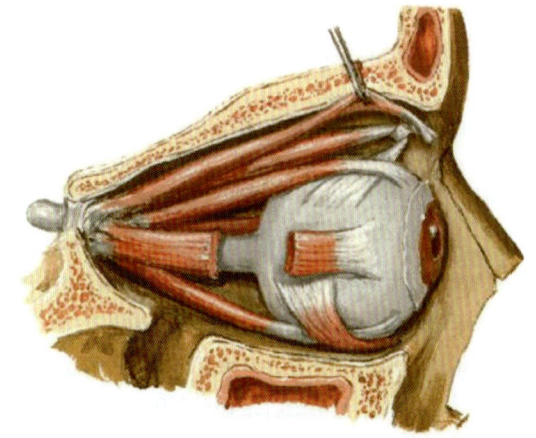

图 18-2　眼外肌侧面观

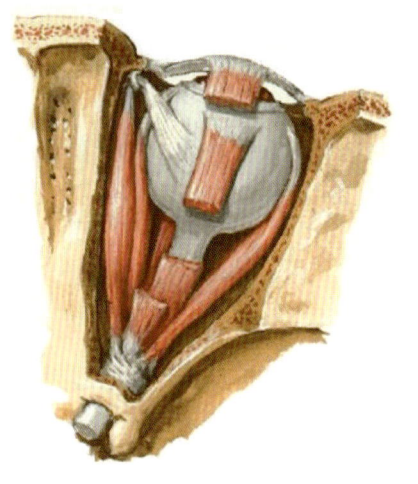

图 18-3 眼外肌上面观

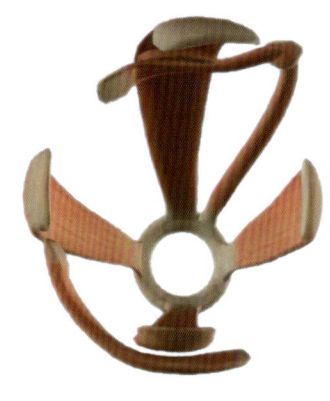

图 18-4 眼外肌 Z 字总腱环模式图

表18-1 各眼外肌运动主次要作用

眼外肌	主要作用	次要作用
外直肌	外转	无
内直肌	内转	无
上直肌	上转	内转，内旋
下直肌	下转	内转，外旋
上斜肌	内旋	下转，外转
下斜肌	外旋	上转，外转

二、拮抗肌、协同肌、配偶肌

1. 拮抗肌（antagonist）同一眼作用方向相反的眼外肌互为拮抗肌。如：内直肌与外直肌，上直肌与下直肌，上斜肌与下斜肌即互为拮抗肌。

2. 协同肌（synergist）同一眼向某一方向注视时具有相同运动方向的肌肉为协同肌。如：上转时上直肌和下斜肌，下转时下直肌和上斜肌为协同肌。眼外肌可以某个作用是协同肌，而另外一个作用是拮抗肌。例如，上转时上直肌和下斜肌的垂直作用为协同肌，其旋转作用为拮抗肌。

3. 配偶肌（yoke muscles）向某一方向注视时，双眼具有相同作用的一对肌肉称为配偶肌。

三、眼球运动定律

1. 神经交互支配定律（Sherrington's law）眼外肌在接受神经冲动产生收缩的同时其拮抗肌相应抑制。例如，向右侧注视时，右眼外直肌收缩、右眼内直肌抑制，而左眼内直肌收缩和左眼外直肌抑制。

2. 配偶肌定律（Hering's law）两眼向相同方向注视时，相对应的配偶肌同时接受等量的神经冲动。

第二节 双眼视觉

一、正常双眼视觉

1. 双眼视觉（binocular vision）外界同一物体分别投射到两眼的黄斑中心凹及对应点，

经大脑视觉中枢加工整合为单一立体物像的生理过程。

2. 视网膜对应（retinal correspondence） 两眼视网膜具有共同视觉方向的点或区域称为视网膜对应点。两眼黄斑中心凹是具有相同名称的视网膜对应点。

3. 产生双眼视觉的基本条件 两眼视野重合是产生双眼视觉的基础，视野重合的部分愈大，双眼单视范围愈大。具有正常的视网膜对应，同时有健全的同时视觉、融合功能、立体视觉和协调的眼球运动功能。

二、双眼单视功能失调的后果

1. 复视（diplopia） 斜视后，外界同一物体落在两眼视网膜非对应点上，即投射在注视眼中心凹和斜视眼周边视网膜上，中心凹的物像在正前方，周边视网膜的物像在另一视觉方向上，因此一个物体被感知为两个物像，称为复视。复视分为交叉性复视和同侧性复视。交叉复视常常发生在外斜视患者，正前方物体的影像落到注视眼的中心凹，同一物体的影像落到外斜视网膜的颞侧，两只眼视网膜上的两个物像的视觉方向分别位于正前方和外斜眼的鼻侧视野。同侧复视常见于内斜视患者，当注视眼观察前方物体时，物像落在注视眼视网膜的中心凹，主观视觉方向是正前方；同一物体的影像落到内斜眼鼻侧视网膜，其主观视觉方向位于颞侧视野。

2. 混淆视（confusion） 斜视后，外界不同物体分别投射于两眼黄斑中心凹，即在双眼相同的视觉方向上呈现两个无法融合的不同的物像，称为混淆视。

3. 抑制（suppression） 在两眼同时视情况下，主导眼看清物体时，为克服复视和混淆视，另一眼的周边视网膜和中心凹分别被抑制。两眼分别检查视力时，可查出最佳矫正视力。

4. 弱视（amblyopia） 如果斜视仅限于单眼，斜视眼中心凹的抑制会导致视力发育障碍，矫正视力下降，形成斜视性弱视。

5. 中心旁注视（eccentric fixation） 弱视程度加重后，受累眼丧失中心注视能力，形成偏心注视。

6. 异常视网膜对应（anomalous retinal correspondence，ARC） 发生斜视后（主要是内斜视），在两眼同时视情况下，主导眼中心凹与斜视眼周边视网膜可能产生新的对应关系，形成异常视网膜对应。

第三节 斜视概述

斜视为眼科常见病、多发病，与视光学、神经眼科学和小儿眼科学等学科交叉，是一组与双眼视觉和眼球运动相关的疾病。

在向前方注视时眼外肌保持平衡，打破融合后两眼均无偏斜的倾向，称为正位视（orthophoria）。能够被双眼融合控制的潜在的眼位偏斜，称为隐斜视（phoria，heterophoria，latent deviation）。不能被双眼融合控制的眼位偏斜，称为显斜视（tropia，heterotropia，manifest deviation）。

一、斜视的分类

斜视（strabismus）分为：隐斜视、间歇性斜视和恒定性斜视；根据第一斜视角与第二斜视角是否相等分为：共同性斜视和非共同性斜视；根据注视情况分为：交替性斜视和单眼性斜视；根据发病年龄分为：先天性斜视（婴儿型斜视）和获得性斜视；根据偏斜方向分为：水平斜视（horizontal strabismus）、垂直斜视（hypertropia）、旋转斜视（cyclodeviation）和混合型斜视。

二、相关概念

1. Kappa角 为瞳孔中线与视轴（注视目标与黄斑中心凹连线）的夹角。用点光源照射角膜时，反光点位于瞳孔正中央，为瞳孔中线与视轴重合，即零 Kappa 角。反光点位于瞳孔中线鼻侧，给人以轻度外斜视的印象，此为阳性 Kappa 角（正 Kappa 角）；反光点位于瞳孔中线颞侧，为阴性 Kappa 角（负 Kappa 角），给人以内斜视的错觉。

2. 融合（fusion） 两眼同时看到的物像在视觉中枢整合为一个物像称为融合，含两种成分：①感觉融合（sensory fusion），将两眼所见的物像在大脑视皮层整合成为一个物像；②运动融合（motor fusion）：存在于有自然或者诱发分离的趋势时，通过集合运动使相同的物像落在并且保持在两眼视网膜对应区域。

3. 主导眼（dominant eye） 两眼在同时视物时，起优势作用的眼。

4. 三棱镜度（prism diopter，PD） 用于测量斜视度的单位。光线通过三棱镜在 1m 处向基底偏移 1cm 为 1PD。1 圆周度大约等于 1.75PD。

5. 第一斜视角（prism deviation） 麻痹性斜视以正常眼注视时，麻痹肌所在眼的偏斜度。第二斜视角（secondary deviation）：麻痹性斜视以麻痹肌所在眼注视时，正常眼的偏斜度。

6. 第一眼位（primary position） 双眼注视正前方时的眼位。第二眼位（secondary position）双眼向右上、右下、左上、左下注视时的眼位。

三、临床表现

一眼偏斜，共同性斜视时，第一斜视角与第二斜视角相等；非共同性斜视时，第一斜视角与第二斜视角不等；复视和眩晕，代偿头位，眼球运动受限。

四、治疗

斜视确诊后即应开始治疗。早期矫正斜视预后较好。非手术疗法有斜视的光学矫正、药物治疗和视功能矫正训练即眼外肌运动训练。手术治疗的方法有肌肉减弱术、肌肉加强术和肌肉移位术。

第四节 基本检查方法

检查包括基本状况检查、斜视角检查、眼球运动功能检查、眼球的感觉功能检查。

一、基本状况

（参见第四章，仔细了解病史）

二、斜视角检查

1. 角膜映光法（Hirschberg test） 患者注视 33cm 处的点光源，观察反光点偏离瞳孔中心的位置，判断斜视度。双眼角膜反光点位于瞳孔中央为正位，若一眼角膜反光点偏鼻侧为外斜，反之为内斜；反光位于瞳孔缘者为斜视 10°～15°，位于角膜缘者为 45°，位于瞳孔缘与角膜缘之间者为 30°。该方法比较简便，需注意瞳孔大小。

2. 三棱镜加角膜映光法（Krimsky test） 患者注视一个点光源，三棱镜置于斜视眼前，逐渐增加度数至角膜反光点位于瞳孔中央，所需三棱镜度数即为斜视偏斜度。

3. 三棱镜加遮盖试验（prism plus cover testing） 检查时让患者分别注视 33cm 和 6m 处

目标，将三棱镜置于斜视眼前，交替遮盖两眼，逐渐增加三棱镜度数至眼球不再移动为止。此时所用三棱镜度数即为所检查距离和注视方向的斜视度。可以用单眼遮盖去遮盖检查，应检查裸眼与戴镜、看近与看远的斜视角。

4. 同视机法　用同时知觉画片检查斜视度，检查时一眼注视画片中心，检查者把对侧眼镜筒调整到被查眼反光点位于瞳孔中央处，在刻度盘上可以直接读取斜视度数。此检查结果为他觉斜视角（客观斜视角）。

5. 遮盖法（cover test）　遮盖是打破融合的方法之一，通过遮盖判断是否存在斜视以及斜视的性质。遮盖去遮盖（cover uncover test）：用遮眼板遮盖任意一眼，遮盖时观察对侧眼是否有眼球移动，如果有眼球移动，说明对侧眼存在斜视；如果对侧眼无眼球移动，说明对侧眼处在注视位。然后观察去除遮眼板后被遮眼的变化。如果被遮眼有返回注视位的运动，说明被遮眼为隐斜视，如果被遮眼停在某一偏斜位置上，提示被遮眼有显斜视。如果两眼分别遮盖时，对侧眼均无眼球移动，说明无显斜视。

6. 三棱镜加马氏杆（Maddox rod）法　在暗室被检者分别注视33cm和5m的点光源，马氏杆置于一眼前，所见物像为一亮线，另一眼注视光点，若亮线恰好通过所见光点，则为正视，否则有斜视。

三、眼球运动功能检查

1. 单眼运动检查　检查时遮盖一眼，另一眼追踪向各注视方向移动的视标，如发现任何眼球运动的减弱，则提示向该方向运动的肌肉力量不足，或存在限制因素。

2. 双眼运动检查（binocular eye movements, versions and vergences）①双眼同向运动：单眼运动不能显示眼外肌运动功能不足时，用双眼同向运动检查，可以发现相对功能不足的肌肉和相对亢进的配偶肌。②双眼异向运动：双眼异向运动包括集合（convergence）和分开（divergence）运动，临床上多检查集合功能。③集合近点检查（near point of convergence, NPC）：被检查者注视正前方一个可以引起调节的视标，视标逐渐向鼻根部移近，至患者出现复视或一眼偏离集合位，集合功能不能维持的最近距离称为集合近点，正常值为7cm。随年龄增长，集合近点逐渐后退。

四、立体视检查

立体视检查（stereopsis testing）立体视的检查包括随机点立体图和非随机点立体图两类。水平视差（horizontal visual disparity）是产生立体视的基础。患者戴偏振光镜或红绿眼镜，观察特殊印制的图片（具有水平视差），对立体视进行定量检查。正常值为40～60秒弧（seconds of arc）。非随机点立体图存在单眼线索，假阳性率较高。

第五节　共同性斜视

一、共同性内斜视

共同性内斜视（concomitant esotropia）的主要特征是眼位偏向鼻侧，眼球运动不受限制，斜视角不因注视方向的改变而变化，第一斜视角等于第二斜视角。分为先天性内斜视、调节性内斜视和非调节性内斜视。

【分型】

1. 先天性（婴儿型）内斜视　为生后6个月内发病。无明显屈光异常。交替性斜视者无弱视。斜视度数较大。有时合并下斜肌功能亢进、DVD 和眼球震颤等。

2．屈光性调节性内斜视（accommodative esotropia due to hyperopia） 发病平均年龄为 2 岁半。有中度或高度远视性屈光不正。散瞳后或戴镜可以矫正眼位。单眼内斜视可合并弱视，眼球运动无明显受限。

3．高 AC/A 型调节性内斜视（accommodative esotropia due to high AC/A） 此类内斜视的斜视度看近大于看远（≥ 15PD）。看远时可以为正位。可以有远视性屈光不正。此类斜视 10 岁后有自愈趋势。

4．混合型调节性内斜视（mixed accommodative esotropia） 为屈光性调节性内斜视与高 AC/A 型调节性内斜视合并存在的病例，此类内斜视两种调节因素均存在。有远视性屈光不正，戴镜后斜视度减少，说明有屈光性调节因素。但是戴镜后看远斜视度明显减少，看近仍有较大度数内斜视，看近大于看远（≥ 15PD），说明还有高 AC/A 因素。

5．部分调节性内斜视（partially accommodative esotropia） 发病年龄与屈光状态同屈光性调节性内斜视。散瞳或戴镜后斜视度数可以减少，但不能完全矫正。单眼斜视也可合并弱视。眼球运动无明显受限。

6．基本型内斜视（basic esotropia） 斜视常在 2 岁以后出现。没有明显调节因素。单眼斜视可合并弱视。无明显远视性屈光不正，视远与视近斜视度相同。

7．急性共同性内斜视（acute comitant esotropia） 与融合机制突然破坏，引起眼外肌的功能不平衡有关，发病急，突然出现复视。多发生在 5 岁以后，因双眼视功能已健全所以才有复视。眼球运动无受限。

8．周期性内斜视（cyclic esotropia） 3～4 岁发病。内斜视呈周期性出现，一般为隔日斜视。在不出现之日可能仅有轻度斜视或隐斜。日久可形成恒定性斜视。周期性内斜视患者中偶见弱视，V 型斜视常见。在内斜视不存在时，患者可有正常的双眼视和较好的立体视。

9．感觉剥夺性内斜视（sensory deprivation esodeviation） 儿童期的各种眼病如白内障、角膜白斑、视神经萎缩、眼外伤等造成单眼视力丧失或明显视力下降后出现此类斜视。屈光参差性弱视在这类内斜中常见。

【治疗】 非手术治疗：①正位训练；排除病因；②戴镜；③三棱镜矫正；④手术矫正眼位。

二、共同性外斜视

共同性外斜视（concomitant exotropia）眼位偏向颞侧，眼球运动不受限制，斜视角不因注视方向的改变而变化，第一斜视角等于第二斜视角。

【分类分型】

1．基本型　视远与视近的斜视度基本相等。

2．分开过强型　视远斜视度明显大于视近斜视度（≥ 15△）。

3．集合不足型　视近斜视度明显大于视远斜视度（≥ 15△）。

4．假性分开过强型　视远斜视度明显大于视近，但单眼遮盖 1 小时或双眼配戴 +3D 球镜后，视远、视近时的斜视度相等。

5．先天性外斜视　生后 6 个月以内发病，大角度的外斜视。

6．感觉性外斜视　由原发性感觉缺陷包括屈光参差以及白内障、无晶状体眼、视网膜病变或其他器质性原因所致的单眼视觉障碍所致的外斜视。受累眼呈恒定性外斜视。治疗以手术为主。

7．继发性外斜视　内斜视手术矫正眼位后继发的外斜视。治疗以手术为主。

【治疗】

1．非手术治疗　①集合训练；②戴镜，矫正屈光不正；③斜视度数变小，可用三棱镜矫正。

2．手术治疗　早期手术，以利双眼视功能恢复。

第六节 非共同性斜视

根据眼球运动限制的原因分为两种，一种是由于神经肌肉麻痹引起的麻痹性斜视，另一种是由于粘连、嵌顿等机械性限制引起的限制性斜视，常因外伤后组织嵌顿，手术后组织粘连，肌肉变形引起。非共同性斜视的主要特征为：①眼球在某个方向或某些方向存在运动障碍；②斜视角随注视方向的变化而改变，第二斜视角大于第一斜视角；③多有代偿头位；④复视、混淆视和眩晕；⑤眼位偏斜；⑥复像检查异常。

【分类分型】

1. 非共同性内斜视（incomitant esodeviation） ①展神经麻痹（sixth nerve palsy）：展神经麻痹多数为获得性，有外伤史或高热史等。重度内斜视，外转明显受限，严重时外转不能超过中线。②眼球震颤阻滞综合征（nystagmus blockage syndrome，NBS）生后6个月发病，斜视度不稳定，伴有水平冲动性眼球震颤，有代偿头位。

2. 非共同性外斜视 动眼神经麻痹（third cranial nerve/oculomotor palsy）重度外斜视，同时伴麻痹眼的下斜视。受累眼上睑下垂，内转明显受限，内上、外上、外下运动均受不同程度的限制。眼内肌受累时瞳孔扩大，对光反应消失或迟钝。

3. 上斜肌麻痹（superior oblique muscle palsy） 为最常见的垂直旋转性眼外肌麻痹。

(1) 先天性上斜肌麻痹（congenital superior oblique muscle palsy，CSOP）：受累眼上斜视，如果双眼发病则呈交替性上斜视即右眼注视时左眼上斜视，左眼注视时右眼上斜视。双眼运动表现为受累眼内下转时落后，可伴有内上转时功能亢进。

(2) 获得性上斜肌麻痹（acquired superior oblique muscle palsy，ASOP）：突然出现复视。既往照片调查对鉴别先天性或获得性上斜肌不全麻痹具有重要意义。各诊断眼位斜视度检查、复像检查可以确定受累眼和受累肌肉。

4. 双上转肌麻痹（double elevator palsy） 即同一眼的下斜肌和上直肌麻痹。鼻颞侧上转均受限。向上注视时，受累眼眼位更低。有下颌上抬的代偿头位。

5. 下斜肌麻痹（inferior oblique muscle palsy，IOP） 内转时上转受限，牵拉试验是与Brown综合征相鉴别的主要方法，无限制因素者为下斜肌麻痹。

6. AV型斜视（A V Patterns） 为水平斜视的亚型，V型外斜视，上方斜视角大于下方；A型外斜视，下方斜视角大于上方；V型内斜视，上方斜视角小于下方；A型内斜视，下方斜视角小于上方。

【治疗】

1. 针对病因治疗 确定病因，治疗原发病。

2. 非手术治疗 ①药物治疗可使用神经营养药物，如B族维生素、糖皮质激素和抗生素；直肌注射A型肉毒杆菌毒素（botulinum toxin A）；②三棱镜矫正对小度数垂直斜视（一般小于10PD）有较好矫正效果，但对旋转斜视无帮助。

3. 手术治疗 病情稳定半年以上仍有斜视者，手术矫正斜视。

第七节 特殊类型斜视

1. 垂直分离性斜视 主要特点为两眼交替上斜，眼球运动不遵循Hering法则，两眼运动呈分离状态。

2. 先天性眼外肌广泛纤维化综合征 先天性眼外肌广泛纤维化综合征（congenital fibrosis of extraocular muscles，CFEOM）分Ⅰ、Ⅱ、Ⅲ型。Ⅰ型患者MRI研究发现提上睑肌和上直肌发育不良，提示动眼神经上支先天受损，自脑干发出的动眼神经细小，第Ⅳ和第Ⅵ颅神经也存在不同程度的异常。临床表现为先天性双侧上睑下垂、双眼下斜视、被动牵拉试验阳性、双眼上转受限伴不同程度的水平注视运动受限。Ⅱ型是由于脑干运动神经核的异常发育引起。患者双侧上睑下垂、并有大角度的外斜视，水平和垂直眼球运动均严重受限。Ⅲ型是非经典表型。为动眼神经和（或）滑车神经的发育异常造成。患者双侧上睑下垂、双眼固定在下斜和外斜位，双眼眼球运动严重受限。被动牵拉试验阳性。手术目的是矫正或改善第一眼位的斜视和代偿头位，对眼球运动无明显改善；手术原则为受累肌肉大量后徙，不做缩短术。

3．Duane 眼球后退综合征　临床分三型：Ⅰ型，受累眼外转受限，内转无明显限制，可以合并内斜视；Ⅱ型，受累眼内转受限，外转无明显限制，可以合并外斜视；Ⅲ型，受累眼内外转均受限，可以无斜视或合并内斜视或外斜视。

4．甲状腺相关眼病　眼外肌病变为早期水肿，炎细胞浸润，后期纤维化。均为多条肌肉受侵，可先后发病或程度不同。

5．上斜肌肌鞘综合征　上斜肌肌鞘综合征（Brown Syndrome）先天性者为上斜肌肌腱和滑车纤维粘连导致机械性限制眼球内上转；后天性者为上斜肌肌腱或滑车部的肌腱炎症、外伤或继发于上斜肌折叠术后。第一眼位表现为正位或下斜视。受累眼内上转明显受限，外上转接近正常，患眼内转时下斜视逐渐增加。同侧上斜肌正常或轻度亢进。可有下颌上抬的异常头位。需与下斜肌麻痹鉴别。

第八节　眼球震颤

眼球震颤（nystagmus）是一种非自主性，有节律的特征性眼球运动，是由于某些视觉、相关神经或前庭病变导致的眼球运动异常。

1．先天性运动性眼球震颤（congenital motor nystagmus）主要是神经中枢或同向运动传出径路控制机制缺陷，而眼部无异常改变，与遗传有关。为双眼同向眼球震颤，常为水平性的，向上或向下注视时保持水平震颤。表现为钟摆型、冲动型、旋转型，也可以多种类型同时存在于一个患者。

2．感觉缺陷性眼球震颤（sensory defect nystagmus）　继发于黄斑部视物模糊的视觉传入径路缺陷，引起反馈紊乱，造成固视反射发育障碍，使中心凹的微细运动系统（micromovement system）功能丧失，形成眼球震颤。如果出生时视力即丧失，则在3个月时出现眼球震颤。眼球震颤的严重程度取决于视力丧失的程度。此类眼球震颤为钟摆型和冲动型。

3．隐性眼球震颤（latent nystagmus）　为一种水平性冲动型眼球震颤，双眼睁开时无眼球震颤，遮盖一眼时出现双眼眼球震颤，快相指向未遮盖眼即注视眼。也可表现为显性眼球震颤附加隐性眼球震颤，遮盖任何一眼后，眼球震颤振幅增加，视力下降。

4．眼球震颤的治疗　①配镜矫正屈光不正；②三棱镜：利用配戴三棱镜调整眼球在相对静止眼位或行使集合，以消除代偿头位，减轻或抑制眼球震颤，增进视力；③手术治疗：有静止眼位和代偿头位者，手术可改善或消除代偿头位，使静止眼位由侧方移向中央。

思考题

1．共同性斜视的临床表现主要有哪些？
2．斜视检查法有哪些？
3．简述眼外肌有哪些主要及次要作用？
4．共同性斜视与麻痹性斜视的鉴别要点？
5．简述拮抗肌、协同肌、配偶肌。

（王林洪　邵宏超　郝　晶）

第十九章 弱 视

> **病 例** 患者，于某某，男，11 岁，右眼偶然受到光照刺激后不适，于当地某三级甲等医院就医，双眼本身无器质性病变，视力：VD = 0.1（0.1 x + 1.00 DS），Vs = 1.0（1.0 x + 1.0DS），当地眼科诊断为右眼弱视，转来就诊。神经科会诊无异常发现，精神科会诊确定该患者有暗示性，经心理诱导，两周后，右眼视力为 1.0（1.0 x + 1.00 DS）。
>
> **讨论题** 该患者诊断什么病？

【弱视定义】 弱视（amblyopia）是视觉系统发育过程中，受到某些因素的干扰、抑制、视觉剥夺（visual deprivation）而未能得到适宜的视觉信息和视觉刺激形成的发育障碍。

第一节 病因与分类

人类出生之后，视觉系统的结构和功能都有一个继续发育的过程，这一过程的顺利进行，既与先天性遗传因素有关，又与后天发育有关，更需要出生后得到适宜的视觉信息和视觉性刺激，这些视觉信息和视觉性刺激包括光觉、色觉、形觉、双眼单视（如立体视等）。

【病因】 ①视觉剥夺（遮盖）→遮盖（剥夺）性弱视，如角膜混浊、白内障、玻璃体混浊等；②视网膜结像不清→屈光不正性弱视，如远视、近视、散光等各种屈光不正；③单侧眼被抑制→斜视性弱视，如斜视导致复视及混淆视等；④单侧眼抑制及废用→屈光参差性弱视，如屈光参差；⑤视觉感受能力障碍→先天性视觉感受障碍性弱视，如先天性或幼龄期视网膜或视神经病变。

【分类】 按病因分类：①视觉剥夺性弱视，由于屈光间质混浊或视线被遮挡；②屈光不正性弱视（或离焦性弱视），由于远视、近视、散光等导致视网膜上结像不清晰；③屈光参差性弱视，由于双眼屈光能力相差较大，各自视网膜上结像大小差异太大，在大脑视觉中枢不能融合，为减轻不适感而使屈光不正程度较重的一侧受到抑制。长期深度的抑制便产生了质的变化——形成弱视；④斜视性弱视，由于眼位偏斜而产生复视、混淆视、头晕等不适感，为消除症状而斜视眼（非固视眼）形成弱视；⑤感觉障碍性弱视，由于先天性或出生后不久（在视觉发育关键期间）视网膜或视神经接受及传递视觉功能障碍，而产生视觉感受障碍性弱视。

第二节 诊断原则

弱视的诊断应注意按下列原则进行：①发病时间段 在视觉发育未成熟的年龄段，虽然这个年龄段有一定个体差异，但是，每一个体都存在视力发育的关键期。弱视的发病年龄可为诊断提供依据之一。②存在并能检查到引起弱视的原因或危险因素。包括视觉剥夺、屈光不正、斜视、屈光参差、先天性视网膜及视神经异常等眼部本身器质性疾病。③视功能低下，包括中心视力（或矫正视力）、周边视力、双眼视觉功能（如同时知觉、融合及立体视等）。而且要按相应年龄段的标准来衡量。不同年龄段标准不同，不考虑年龄段标准是错误的。④鉴别诊断

第十九章　弱　视

中要排除其他引起视功能低下的疾病，如视神经中枢性病变、癔症性视力低下等。⑤弱视的其他表现，如"拥挤现象"（即辨认单视标的能力较辨认密集排列状态下视标的能力强）。对比敏感度检查及视觉诱发电位检查也有一定意义。⑥瞳孔直接对光反射改变。⑦采用婴幼儿特殊视力检查 - 心理行为学检查方法。⑧诊断弱视的关键是鉴别诊断，或称"排除性诊断"，排除那些引起视力或矫正视力达不到正常的其他原因。不进行鉴别诊断是错误的。⑨现代磁共振视觉中枢显影法。⑩双眼视力相差两行不是弱视的特异性指标。很多其他眼病的双眼视力相差两行以上。

（崔　浩　侯勇生）

第三节　治疗原则

对弱视的治疗要注意下面一些原则：①首先，应针对病因治疗，消除致病因素；②本着"用进废退"——即人体器官适当地行使功能则促进功能增强，不行使其功能则引起功能退化的原理，创造条件，使弱视眼适度地加大行使功能力度，亦即进行视功能训练（training of the visual function）。视功能训练包括单眼远方视力训练、近方视力训练，也包括双眼视觉功能（binocular vision）的训练。远方视力训练是提高远方视力的直接方法和有效方法；③消除视觉剥夺性因素及遮盖性因素，如屈光间质混浊（角膜混浊、先天性白内障、玻璃体混浊）及上睑下垂等；④矫正屈光不正，使视网膜上结像清晰。对儿童与青少年近视或近视散光患者应用睫状肌麻痹剂有助于配镜准确，纠正不良读书写字姿势，治疗假性近视，减轻混合性近视。但对于瞳孔散大的副作用，使其应用明显受到限制。为解决这个难题，可在用药后，应用环遮型隐形眼镜（即光学区内透明，光学区外遮光）或框架式变色镜。环遮镜光学区与正常瞳孔直径一致，不是小孔镜，还可消除相差，增进视力。尤其对屈光参差、双眼不等像者，尽力通过配镜或手术使双侧视网膜上的结像大小一致或接近，以期顺利融像；⑤矫正斜视，使两眼眼位正位或眼位偏斜不超过生理范围；⑥消除健眼对弱视眼的抑制，逐步为建立起双眼单视创造条件。在视功能发育阶段尽快消除一切妨碍视觉性信息传入的因素。使视觉感受系统从视网膜到视中枢充分得到适宜的视性刺激。及时治疗视网膜疾病、视神经疾病等；⑦消除弱视眼视网膜中心凹受到其周围区域的抑制。消除弱视眼受到另一眼的抑制；⑧使弱视眼受到适宜视觉信息的刺激，使其视觉功能受到全面训练，包括光觉、形觉、色觉，特别是包括立体视觉在内的双眼单视功能；⑨遮盖疗法；⑩压抑疗法；⑪后像疗法；⑫海丁格刷法；⑬红光刺激；⑭光栅刺激；⑮综合疗法；⑯反复地、经常地测量视力既能检测视力，也促进视力提高，治疗弱视。

（侯勇生　刘晶晶　崔　浩）

第四节　视觉发育

出生后，存在视觉逐渐发育的过程。影响视觉发育的因素复杂，除先天性因素外，后天得到的视觉信息适宜刺激是十分重要的。正常情况下，没有视觉剥夺性因素，及时矫正屈光不正，及时去除抑制性因素和干扰性因素，幼儿乃至儿童自然得到适宜的视觉信息刺激，视功能逐渐发育达到正常，包括中心视觉、周边视觉、色觉、双眼视功能在内。

儿童视觉发育的关键期是3岁以前。可塑期是12岁以前，12岁以后不是绝对不能增进，但困难增大得多。双眼视觉发育期是6~8岁以前。

不同年龄段视力发育的标准也不同，出生后至2个月以前，有瞳孔反应，有注视现象与

第十九章 弱 视

追随物像能力，出现扫视型眼球运动，2个月至6个月期间，注视性质为中心注视。出现精确的眼球追随运动。6个月至12个月，正常情况下，眼位为正位。3岁至5岁，中心远方视力达Snellen视力表0.5以上。两眼远方视力之差小于视力表上2行视标。5岁以上，远方视力应为0.67以上。不难看出，不考虑年龄视觉发育的因素，一律将视力或矫正视力低于0.8（或0.9）诊断为弱视是不正确的，会产生误诊、误治。可使用不同方法检测儿童视力。

我国目前采用的儿童视力正常值下限为：3岁儿童视力要等于或大于0.5，4～5岁视力要等于或大于0.6，6～7岁时视力要等于或大于0.7，7岁以上视力要等于或大于0.8。双眼视力相差视力表上视标可以达到2行，如一侧视力为1.0，另一侧视力为2.0，皆为正常。

思考题

1. 近视性弱视长期近距离荧光屏训练可能对近视加重产生什么影响？
2. 有一个命题："眼本身无器质性病变，视力或矫正视力达不到0.8为弱视"。试举例说明是否存在一些符合这一命题但不是弱视的疾病或生理状态。
3. 举例说出双眼视力相差两行以上的眼病有哪些？

（侯勇生　崔　欧）

第二十章 眼眶病

眼眶与颅脑、鼻窦和颌面部相毗邻，眼眶病与神经外科、耳鼻咽喉科、颌面外科以及其他全身性疾病有着密切的联系。

第一节 概 述

一、眼眶的应用解剖和生理

眼眶由骨性眶壁围成椎体形，尖端向后，底向前。前端为近方形开口，后端有孔、裂与颅腔沟通，其中有血管、神经通过。眼眶入口横径约40mm，竖径35mm，眶深达40～50mm，眶容积25～30ml。

（一）骨性眼眶

骨性眼眶由7块颅骨构成，包括额骨、蝶骨、颧骨、上颌骨、腭骨、泪骨和筛骨，分为眶内壁、眶上壁、眶下壁和眶外壁。眶内壁由额骨眶突、上颌骨额突、泪骨、筛骨纸板和蝶骨体构成，眶腔与筛窦借菲薄的筛骨纸样板分隔，是眼眶骨折的好发部位，筛窦炎症和肿瘤也容易通过筛骨纸样板侵入眼眶。

眶上壁由前部的额骨眶板和后端的蝶骨小翼构成，呈三角形。滑车是位于眶前部内上方的重要解剖结构，呈U形环，其中有上斜肌腱穿过。通常为软骨结构，但可骨化。眶上壁前缘内上角之后约5mm处，有一半圆形凹陷，名滑车凹，是滑车附着点。眶上壁前端外侧，有一表浅骨凹，名泪腺凹，是眶部泪腺所在位置。泪腺的良性肿瘤可使泪腺凹加深，恶性肿瘤可导致泪腺凹骨质破坏。眶上壁前端内上方为额窦，额窦黏液囊肿和肿瘤可侵犯骨壁蔓延至眶内。眶上壁中段的上方为颅前窝，颅内脑膜瘤可通过眶上壁累及眶内。

眶外壁由颧骨、额骨颧突和蝶骨大翼构成，略呈三角形，尖端向后。眶外缘中点之后骨面上有一隆起，为眶外结节，外眦韧带、外直肌制止韧带、眼球悬韧带和提上睑肌腱膜外角附着于此。眶外壁前端外侧为颞窝，内有颞肌充填。眶外壁后端外侧为颅中窝，神经纤维瘤病蝶骨大翼缺失时，大脑颞叶与眶内组织相毗邻。

眶下壁由上颌骨眶面及腭骨眶突构成，其前端眶下缘由上颌骨和颧骨构成，内侧为泪囊窝，下端与鼻泪管相连，鼻泪管上口后外侧有一浅凹，为下斜肌起点。眶下壁中内侧有眶下沟，向前开口于眶下孔。眶下壁下方为上颌窦，上颌窦恶性肿瘤可通过眶下壁侵入眼眶，此外，眶下壁也是爆裂性骨折的好发部位。

（二）眼眶壁重要的孔、裂

1. 视神经管 由蝶骨小翼的两个根与蝶骨体的外侧面构成，位于眶尖部稍内侧，长4～9mm，宽4～6mm。视神经管沟通眼眶与颅中窝，其中有视神经、眼动脉和交感神经纤维通过。视神经肿瘤向颅内蔓延时，可使视神经管扩大；骨纤维异常增殖症可使视神经管缩小，压迫视神经，导致视力减退及丧失。

2. 眶上裂 是蝶骨小翼下缘和蝶骨大翼上缘之间形成的骨裂，位于眶外壁和眶上壁交界处、视神经管外侧，略呈三角形，下部宽，上部窄，长约22mm，为眼眶和颅中窝的通道，内

第二十章 眼眶病

有第Ⅲ、Ⅳ、Ⅵ脑神经和第Ⅴ颅神经第一支、眼上静脉和交感神经通过。此处炎症、外伤或肿瘤压迫或侵及这些脑神经，可发生眶上裂综合征，包括上睑下垂、眼外肌及眼内肌麻痹、三叉神经眼支分布区感觉消失等。如同时存在视力减退或丧失，称为眶尖综合征。此外，眼眶后部的肿瘤如神经鞘瘤、静脉性血管瘤等，可通过扩大的眶上裂向颅内蔓延。

3. 眶下裂 为蝶骨大翼下缘与上颌骨、腭骨后缘间形成的骨裂，位于眶外壁和眶下壁之间，长约20mm。其中有第Ⅴ脑神经第二支、眶下神经、眶下静脉及副交感神经通过，婴儿时期眼眶毛细血管瘤可通过眶下裂向翼腭窝生长。

4. 眶上切迹（或孔）及眶下孔 分别位于眶上缘和眶下缘内1/3处，均有同名的神经和血管通过。该部位肿瘤、外伤会出现相应神经支配区感觉障碍，眶下沟也是眼眶爆裂性骨折的好发部位。

眼眶其他的重要结构还包括眼眶外上角的泪腺窝、内上角的滑车窝，内侧壁前下方有泪囊窝及鼻泪管。这些骨性孔、裂、窝都是手术的重要解剖标志（图20-1）。

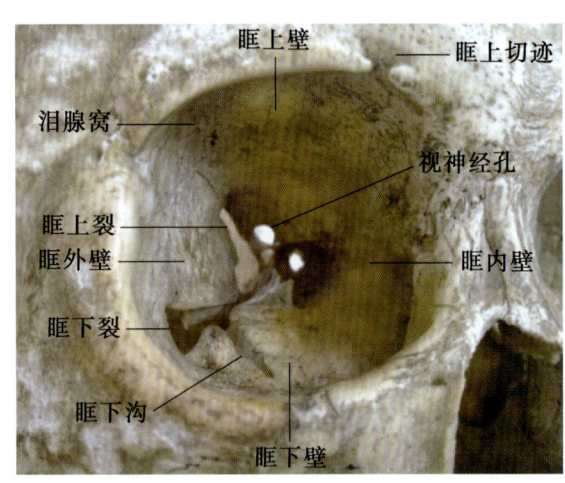

图20-1 骨性眼眶正面观

（三）眼眶内容物及眼眶间隙

眼眶内容物包括眼球、视神经、眼外肌、泪腺、血管、神经、筋膜及脂肪体等软组织结构。视神经表面的鞘膜与同名脑膜延续，具有重要的病理生理意义。眼眶骨膜是黏附于眼眶骨面的一层致密的纤维膜，在骨缘、骨缝及各个孔、裂边缘处与骨粘连紧密，而骨面处粘连松弛。筋膜主要包括眼球筋膜、眼球悬韧带、肌间膜和眶隔，各种筋膜主要起支持作用。根据各膜状组织的位置不同，将眼眶分为4个间隙，各个间隙均有其好发的疾病，不同间隙的病变手术入路也不尽相同。

1. 中央间隙 前部以眼球筋膜、周围以4条直肌及肌间膜为界围成的间隙名中央间隙，也称肌肉圆锥，为眼眶内最重要的间隙，眶内重要结构如视神经、眼球运动神经、感觉神经、自主神经及血管均位于此间隙。视神经肿瘤及绝大多数海绵状血管瘤均发生于中央间隙，最典型的临床表现是轴性眼球突出和视力减退。因该间隙存在大量血管、神经，手术分离时应特别小心。

2. 周围间隙 为中央间隙和骨膜之间的间隙，前界为眶隔，主要为脂肪组织，其中有血管、神经通过，发生于泪腺的肿瘤和部分神经鞘瘤、孤立的神经纤维瘤多位于该间隙，因周围间隙位于眼球周围，病变所导致的眼球突出同时，还伴有眼球向一侧移位。自发性或外伤性出血时，血液可经这一间隙向结膜下及眼睑皮下引流，出现结膜下出血和眼睑淤血。

3. 骨膜下间隙 是位于骨膜和骨壁之间潜在的间隙，正常情况下，除骨缝和骨裂、孔部位，其余部位骨膜与骨壁粘连疏松，外伤造成的出血和鼻窦炎症可导致骨膜和骨壁分离，分别引起骨膜下出血和骨膜下脓肿。另外眼眶皮样囊肿好发于这一间隙；眼眶爆裂性骨折矫正眼球内陷所使用的填置物也置于骨膜下间隙。

4. 巩膜表面间隙 为位于巩膜和眼球筋膜之间的潜在间隙，进入及离开眼球的血管和神经均经过此间隙，眼内炎症和恶性肿瘤眶内蔓延必经巩膜表面间隙。眼眶炎性假瘤时，该间隙水肿，B型超声显示为弧形弱回声，与视神经的弱回声组成"T形征"。

眼眶的动脉供血血管主要是眼动脉，起自颈内动脉，出海绵窦之后前床突下段，在颅内段视神经下方硬脑膜下间隙或硬脑膜鞘内，通过视神经管到达眶尖。眼动脉入眶后在视神经外下方，依次分出视网膜中央动脉、泪腺动脉、睫状后动脉、肌支、眶上动脉、筛后动脉、筛前动脉、眼动脉的终末支额动脉和鼻背动脉。

眼眶的静脉回流有3条途径：①向后经眼上静脉及眼下静脉至海绵窦；②向前经眼静脉与内眦静脉吻合入颜面血管系统；③向下经眶下裂至翼状静脉丛。由于颜面部的深浅静脉与眼静脉相交通，且无静脉瓣膜，故颜面部或鼻窦的感染性病变易侵及眼眶和海绵窦，甚至危及生命。

眼眶的运动神经包括动眼神经、滑车神经和展神经3对颅神经，都是支配眼球运动的神经。眼眶的感觉神经主要是三叉神经的第1支眼神经、交感神经和副交感神经。睫状神经节包括感觉神经、运动（副交感）神经和交感神经3个根。

二、眼眶病的检查与诊断

眼眶病病种繁多，位置深在，临床表现复杂多样；而且与周围器官和全身疾病有着密切联系，因此，需结合病史、体征、全身检查及相关辅助检查来综合分析判断，才能做出正确诊断。

（一）病史及一般情况

1. 年龄、性别及眼别　某些眼眶病有显著的年龄倾向，如毛细血管瘤发生在婴儿期；静脉性血管瘤、横纹肌肉瘤、视神经胶质瘤、绿色瘤等多发于儿童或青少年时期；海绵状血管瘤、泪腺多形性腺瘤多发生于中年；而老年人易患恶性病变。眼眶肿瘤多发生于一侧；泪腺炎、甲状腺相关眼病多累及双侧，可先后发病。

2. 病程　急剧发病者多在1～2天内出现症状，见于眼眶自发性出血、血栓形成、眶内气肿等；亚急性发病在数日内，如儿童横纹肌肉瘤等；慢性发病，但进展较快者常见于恶性肿瘤，如泪腺腺样囊性癌、恶性纤维组织细胞瘤等；良性病变病史较长，可达数年或十余年，如海绵状血管瘤。

3. 症状　疼痛常见于炎症、感染、急性出血和恶性肿瘤等；眼球突出提示眶内占位性病变；视力下降提示视神经病变或病变与视神经、眼球关系密切。

（二）眼部检查和全身检查

1. 眼球突出度测量　眼球突出是眼眶病的重要体征之一。正常眼球突出度取决于眼球和眼眶的相对位置和变化，当眶内容增加或眶腔缩小时出现眼球突出，眶内容增加如肿瘤、眼外肌肥大、眼眶炎症及出血，眶腔缩小多见于骨纤维异常增殖症和骨瘤。高度近视眼轴延长临床上也可表现为眼球突出，但此为假性眼球突出。眼球内陷多见于眼眶爆裂骨折导致的眶腔扩大，或长期存在的眶内肿瘤取出后所致的眶内容减少。测量方法包括Hertel眼球突出计测量、透明尺测量和CT测量。两侧眼球突出度差值大于2mm时，考虑为病理性眼球突出。

2. 眶区扪诊　眶前部肿瘤可扪及肿块，应注意肿物的位置、大小、质地、表面是否光滑、能否推动、有无压痛、搏动或波动感。良性肿瘤多为类圆形，表面光滑，可以推动，无压痛；恶性肿瘤表现为硬性不规则形肿物，表面不光滑，不能推动，可有压痛；具有搏动的肿物多为动静脉血管畸形或供血丰富的肿瘤；而波动感提示炎症后脓肿形成。

3. 眶内压　用来测量、估计眼球后的阻力，粗测用两拇指压迫双侧眼球，也可用眼眶压力计测量。一般血管性肿瘤或囊肿眶内压稍高，而实体性肿瘤眶内压高至眼球不能回纳。

4. 视力和视野　估计视功能损伤的程度。视神经本身的肿瘤早期视力即可减退或丧失，眶内病变侵及视神经者，逐渐出现不同程度的视力减退和视野缺失。血管畸形自发出血患者，数小时内可突发视力丧失。

5. 眼睑及眼表　眼睑及结膜红肿多为炎症表现，眼睑及结膜水肿多见于恶性肿瘤、脑膜瘤、甲状腺相关眼病，后者还同时伴有眼睑回缩、上眼睑迟落征。眼睑及球结膜下淤血多发生于眼眶血管畸形以及自发性出血和外伤导致的眶内出血。眼睑、额部及颞部皮肤增生松弛，伴有皮肤咖啡色素斑，则为丛状神经纤维瘤的表现。

6. 眼底检查　多种眼眶病可引起眼底改变。视神经肿瘤和眶尖部肿瘤可引起视盘水肿或萎缩；视神经鞘脑膜瘤可见视神经水肿性萎缩；眼眶炎性疾病或邻近眼球的肿瘤可导致视网膜水肿、出血，静脉扩张及脉络膜皱褶。

7. 眼球运动　眼眶良性肿瘤早期很少引起眼球运动障碍；炎症或恶性肿瘤早期可侵犯眼外肌或运动神经，导致眼球运动障碍；肥大性肌炎和甲状腺相关眼病等可出现显著的眼球运动障碍。

眼眶病与周围器官及全身疾病有着密切的关系，如鼻旁窦肿瘤可直接蔓延至眼眶，造血系统疾病和组织细胞病可同时累及眼眶，因此在眼部检查的同时，也应进行颅脑、鼻窦、颌面部及肺脏、肝脏、骨髓等详细的全身检查。

（三）影像学检查

1. X线检查　主要显示骨改变，适于发现眶腔容积改变、眶壁结构改变。也可显示视神经孔大小，对判断视神经肿瘤颅内蔓延有价值。

2. 超声检查　超声成像以组织的回声界面为基础，不同的组织结构形成的回声强弱不同，具有良好的软组织分辨率，适用于软组织病变。可以显示病变的位置、形状、边界、内回声、声衰减、可压缩性及继发改变，对某些眼眶肿瘤具有定性诊断意义。临床上常用的超声检查包括A型超声、B型超声、D型超声（Doppler）及三维超声。

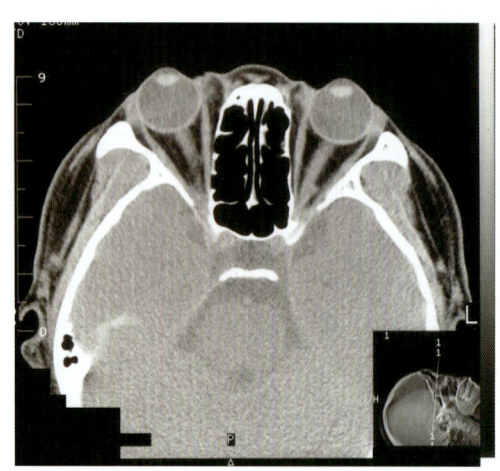

图 20-2　正常眼眶轴位 CT 像

3. 计算机断层扫描　计算机断层扫描（Computer Tomography，CT）是X线多次扫描后经计算机处理形成的断层灰阶二维图像，可同时显示骨骼和软组织，密度分辨率高。不但显示眼眶内改变，还可揭示眶周的继发性改变（图20-2）。三维CT重建可以显示病变的立体定位，尤其对多发性骨折修复重建提供参考。CTA是在CT基础上重点显示血管的一种检查方法，可以显示血管畸形的位置和血管走形。

4. 磁共振成像　磁共振成像（Magnetic Resonance Imaging，MRI）是以射频脉冲激发强磁场中的原子核，引起共振并释放脉冲信号，经过计算机分析处理后，形成的二维灰阶体层图像。MRI成像参数多，软组织分辨率高（图20-3），尤其对眼眶病变颅内蔓延的显示优于CT，但不能显示骨骼。MRA也是显示血管的一种检查方法。

5. 其他影像学检查　包括数字减影血管造影技术（DSA）、放射性核素计算机断层扫描（E-CT）、正电子发射计算机断层显像（PET）、眼眶热像图等。

（四）病理组织学检查

病理组织学检查是诊断眼眶肿瘤最可靠的方法，常用检查方法包括细胞学检查、常规病理组织学检查、特殊染色检查、免疫组织化学和放射免疫组织化学技术、电子显微镜等。取材可为脱落的细胞，也可为穿刺或切开获得的组织块。

（五）实验室检查

实验室检查对眼眶病诊断具有重要意义，如急性化脓性炎症血液中白细胞增多，且多形核

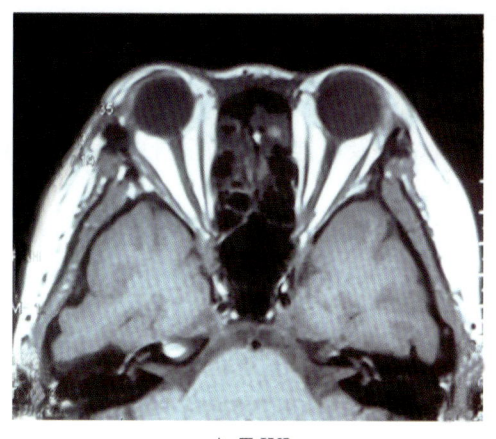 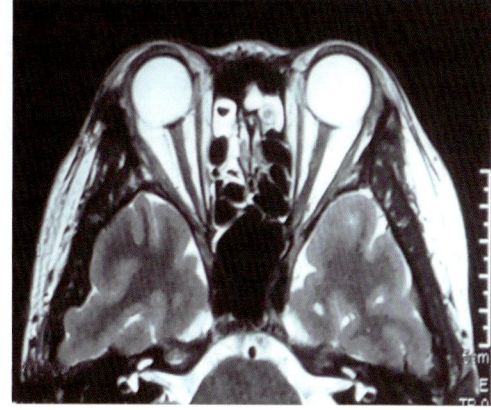

A T₁WI　　　　　　　　　B T₂WI

图 20-3　正常眼眶轴位 MRI 像

白细胞比例增高；造血系统肿瘤末梢血白细胞增多，并见幼稚细胞，骨髓中也有相似改变；甲状腺相关眼病，甲状腺吸收 ^{131}I（碘）率增高、T_3 抑制试验阳性等。临床常用的实验室检查包括血常规和生化检查、细菌培养、病毒分离、免疫组织化学、免疫学、分子生物学及基因诊断等。

三、眼眶病的分类

眼眶疾病按其病因、组织来源可分为：先天性疾病、肿瘤、炎症、外伤和骨折、血管性疾病、眼眶与全身疾病等。眼眶肿瘤分为原发性肿瘤、继发性肿瘤和转移性肿瘤，眼眶炎症又分为特异性炎症和非特异性炎症。

（张　虹）

第二节　眼眶炎症

眼眶炎症可分为特异性与非特异性炎症。特异性炎症是指由具体病原体所引起的炎症，非特异性炎症是指病因不明的眼眶炎性改变或其综合征，如特发性眼眶炎性假瘤、良性淋巴上皮病变等。

一、眶蜂窝织炎

眶蜂窝织炎（Orbital cellulitis）是一种特异的眶部软组织感染性病变，发病急剧，病情凶险。

【病因】　感染源为致病微生物，如细菌、真菌、寄生虫等。这些致病微生物可来自眼眶毗邻结构的感染性病灶，以鼻旁窦最为常见；也可由急性传染病、菌血症、败血症等引起。

【临床表现】　眶蜂窝织炎根据病变累及部位和病变程度可以分成以下 4 种类型，即眶隔前蜂窝织炎、眶隔后蜂窝织炎、眼眶内脓肿、眶骨膜下脓肿。

眶蜂窝织炎可表现为突发性眼部疼痛不适，眼睑红肿，上睑下垂，如果眼睑内脓肿形成，可以触及波动感；可以表现为眼球突出，眼球运动障碍，眼球突出明显者可以导致眼睑闭合不全及暴露性角膜炎的发生；结膜充血水肿、严重者充血水肿的结膜可以突出于睑裂之外，表面可有脓性分泌物；一旦炎症波及眼球壁和视神经，可以引起视网膜脉络膜炎和视神经炎。可因炎症导致眶内压力增高，引起视网膜中央动脉阻塞，甚至导致眶上裂综合征或眶尖综合征。

第二十章 眼眶病

全身可出现发热、恶心、呕吐、头痛、甚至出现谵妄、惊厥、昏迷等中毒症状。病情凶险者,眶内感染可波及海绵窦,海绵窦化脓性病灶可导致感染颅内扩散,也可引发败血症,危及患者生命。

【诊断】 根据眼眶部出现的红肿热痛等感染表现,以及可能伴随的全身中毒症状,结合眼眶部影像学检查和外周血白细胞计数升高等即可明确诊断。

CT扫描可因眶内蜂窝织炎的病程不同而表现不同。早期受累的眶内脂肪表现为斑点状、条纹状高密度影;随着病情发展,眶内密度弥散性增高,正常结构界面消失;脓肿形成后,CT平扫表现为低密度,增强CT可以显示强化的脓肿壁,但脓腔无强化。MRI扫描可以清晰显示眶内炎症的位置、炎症过程以及感染源的部位。局限性眶蜂窝织炎多发生于眶内侧壁与鼻窦相邻处,病变表现为软组织影,呈长T1、长T2信号,边界模糊,常可以显示相邻鼻窦炎症的存在。眶内弥散性蜂窝织炎在对比剂增强T1加权脂肪抑制像上可以表现为眶内组织弥散性、不均匀强化,其内可存在大小不等的不强化的脓腔。脓腔局限时,增强扫描脓腔壁可被强化(图20-4)。

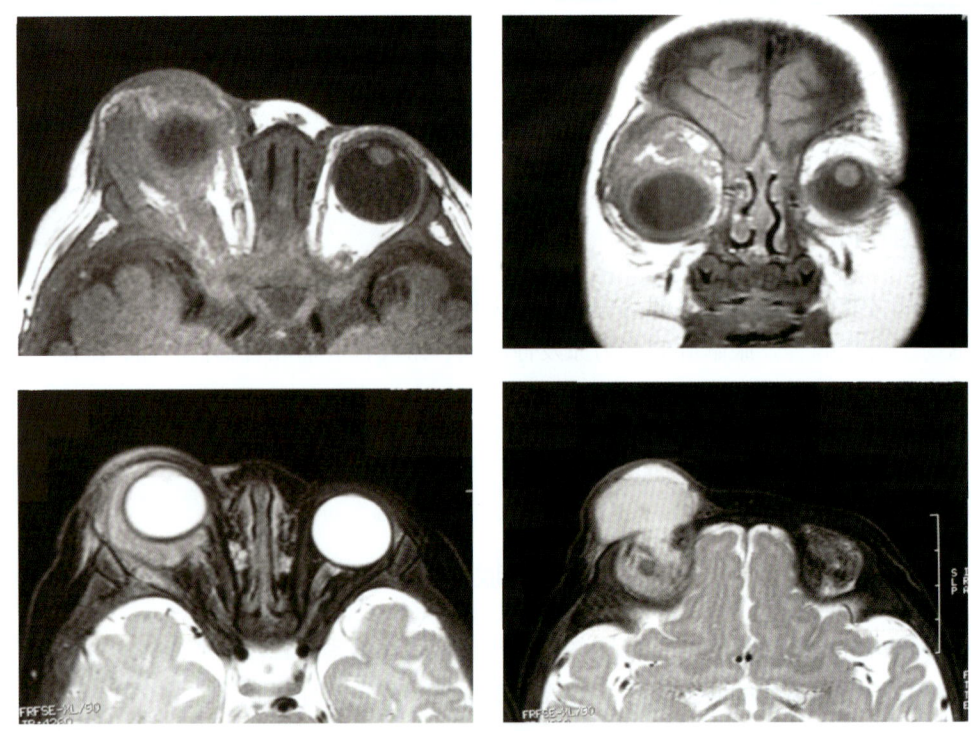

图20-4 右眼眶蜂窝织炎MRI扫描结果
患者右眼上眼睑红肿5天,皮肤触诊波动感(+)。MRI扫描显示右侧眼眶前上方弥漫性软组织影,边界不清,呈长T1、长T2信号,病变累及眼睑、眼上肌群、筋膜囊增厚,界限模糊,脓肿形成。

【治疗】 一旦诊断即应全身应用足量广谱抗生素控制感染;同时取炎症区域内的分泌物行微生物培养及药物敏感试验,根据培养结果及时调整抗生素的种类。如果眶部组织已经形成脓肿,可以切开引流。对于眼球突出明显,有发生暴露性角膜炎者,涂抗生素眼药膏,必要时行暂时性睑缘缝合术。对于炎症导致眶内压明显升高者,可以行眶减压手术,以降低视力损害的风险。积极寻找原发病灶,并请相关科室人员共同处理。

二、特发性眼眶炎性假瘤

特发性眼眶炎性假瘤(idiopathic orbital inflammatory pseudotumor,IOIP),也称特发性眼眶炎症,目前多认为是一种非特异性炎性病变,其发病率约占眼眶病的7.1%。

【临床表现】 本病多见于成年患者，按照临床病程可分为急性、亚急性、慢性和复发性4种类型。IOIP可以累及眶部所有的软组织，根据IOIP累及眼眶部位不同，可以分为以下几种类型。

1. 眶前部炎症主要表现为眼部疼痛、眼睑肿胀、上睑下垂，球结膜充血水肿，严重者结膜突出睑裂之外，有时可伴有前部葡萄膜炎、巩膜炎、眼球筋膜炎和青光眼等。

2. 弥漫性眼眶炎症与眶前部炎症表现类似，但眼球突出明显，病情更严重。CT和MRI扫描可发现眶内弥漫性炎症浸润，眶脂肪水肿。眶内炎性假瘤向颅内蔓延可导致脑垂体功能减退和多发性颅脑神经麻痹。

3. 眼眶肌炎（orbita myositis）主要表现为复视、眼球运动障碍，眼球向受累肌肉支配方向运动时，疼痛增加；部分患者出现上睑下垂；肌肉止点充血水肿，可透过结膜发现暗红色肥大的眼外肌。病变晚期眼外肌可发生纤维化，导致不同程度的眼位固定。炎症可累及多条肌肉，以上方肌群和内直肌受累多见。CT和MRI扫描显示眼外肌肌腱和肌腹弥漫性水肿肥厚（图20-5）。

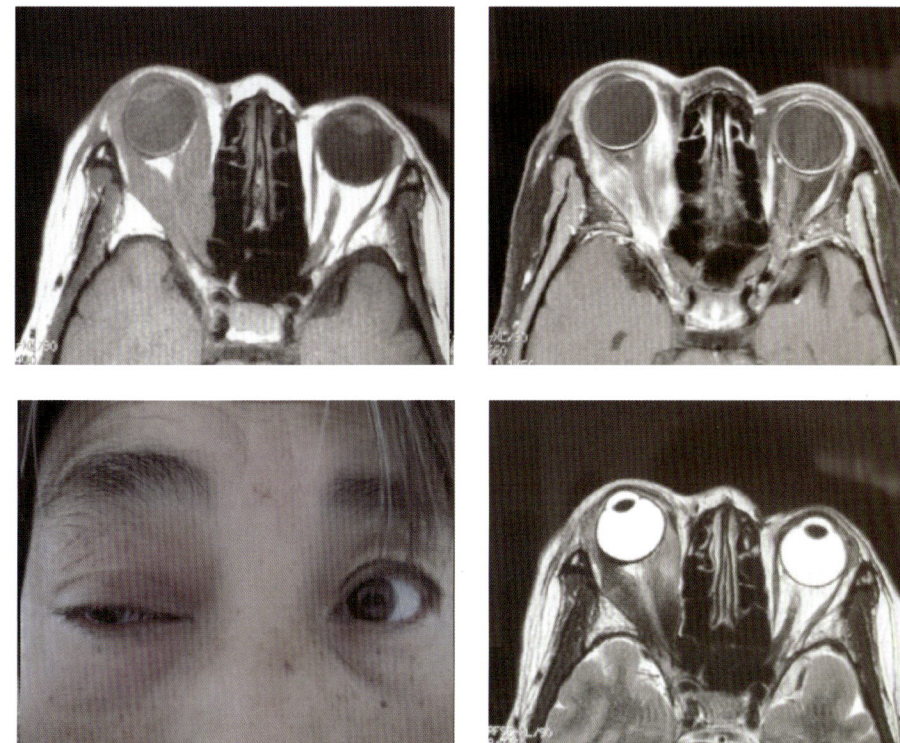

图20-5 眼眶肌炎型炎性假瘤

患者双眼视物重影半年。查体：右上睑下垂，眼球向颞下移位，运动受限。MRI扫描显示右眼内直肌和外直肌肌腱和肌腹肥大，对视神经造成挤压，T1WI呈等信号，T2WI呈低、等信号，增强扫描眼外肌明显强化。

4. 泪腺炎（见本书 第六章 第三节）

5. 巩膜周围炎和视神经周围炎 炎症累及巩膜周围的筋膜和视神经鞘膜，症状以疼痛和视力减退为主。眼底可见视盘充血水肿、静脉迂曲扩张等。病变后期视神经萎缩、视力丧失。CT和MRI检查显示眼球壁增厚，边界模糊，视神经增粗。

6. 眶尖炎症 极少数IOIP患者，其炎性病变主要累及眶尖部，眼球突出一般不明显。患者视功能异常与眼部炎症表现不成比例。患者早期可出现视力下降，视野缺损，相对性传入性瞳孔反应障碍，上睑下垂，眼球运动反射障碍等。CT和MRI扫描可见眶尖部占位呈炎性浸润样改变（图20-6）。

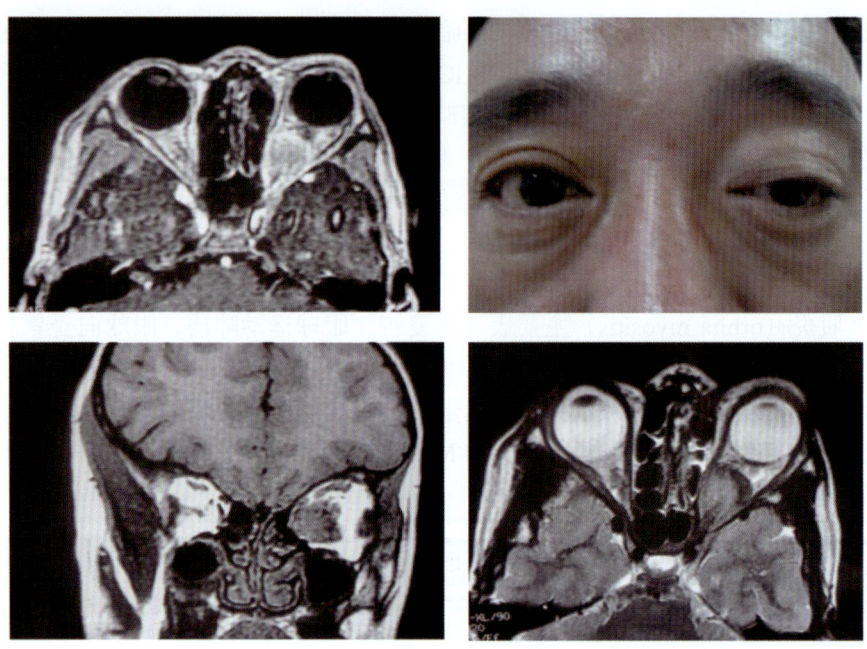

图 20-6　左眼眶尖部炎性假瘤

患者左眼睑肿胀 1 个月，伴眼球运动障碍和视力减退。MRI 扫描显示左眼眶尖区占位病变，T1WI 呈等信号，T2WI 呈等、短信号，可被强化。

7. 硬化性炎症　一般起病缓慢。本型病理组织学改变主要以纤维组织增殖为特征。病程晚期眼位固定，眼球运动明显受限。可出现压迫性视神经病变，导致视神经萎缩，视力严重减退，甚至丧失。

【诊断】　根据患者的临床表现及眼眶影像学检查结果，一般可以做出初步诊断，但明确诊断需要行眼眶病理组织学活检。

【治疗】　特发性眼眶炎性假瘤的临床治疗主要包括药物治疗、放射治疗和手术三个方面。其中，药物治疗最为常用，主要包括糖皮质激素和免疫抑制剂两类。尽管近年来应用包括烷化剂、抗代谢药和单克隆抗体等在内的多种免疫抑制剂的病例报道逐渐增多，但是迄今为止糖皮质激素类药物仍是公认的首选治疗方法。

特发性眼眶炎性假瘤的病理组织学类型与疗效关系较为密切。根据病变情况，可以行手术活检，以明确诊断及病理分型。对于淋巴细胞浸润型炎性假瘤，全身糖皮质激素治疗可使病情明显缓解，也可以采用病变局部注射疗法；纤维组织增殖型对糖皮质激素不敏感。部分患者可考虑免疫抑制剂和放射治疗。对于局限性炎性假瘤，可采取手术治疗。

三、良性淋巴上皮病变

良性淋巴上皮病变（benign lymphoepithelial lesion，BLEL）亦称 Mikulicz 病，是指淋巴细胞弥漫性浸润泪腺和涎腺，导致病变腺体内淋巴细胞增生浸润、腺体实质萎缩、肌上皮岛在腺导管内的增生浸润引起良性病变。在眼部，BLEL 主要累及泪腺组织和眼睑。

【临床表现】　本病多见于中年女性，上眼睑无痛性非充血性持续肿胀，受累泪腺肿大，有时可在颞上眶缘扪及肿大的泪腺。对于泪腺明显肿大者，可以引起眼球突出，以及眼球向鼻下移位。少数患者可以有眼干、眼涩、视力下降等伴随症状。

良性淋巴上皮病变除可以引起眼部组织病变外，还可以累及涎腺等组织，受累涎腺弥漫性、无痛性肿大，少数也可呈结节性肿大，可伴有口干等症状。

近年研究显示 BLEL 是一种 IgG4 相关性疾病，多数患者血浆中 IgG4 浓度升高（≥ 135 mg/dl）。

【诊断】 根据双眼上睑无痛性持续性肿胀，影像学检查显示泪腺肿大，以及血液中IgG4浓度升高，一般可以做出诊断，最终确诊还需要结合病理组织学证据。

【治疗】 目前有关BLEL的治疗尚无统一方案。由于BLEL是一种特发性炎症，与自身免疫有关，故一般给予糖皮质激素类药物进行治疗，但有些患者停药后易复发。近年有学者主张手术切除病变泪腺并辅以糖皮质激素治疗。

四、甲状腺相关性眼病

甲状腺相关眼病（thyroid associated ophthalmopathy，TAO），又称Graves眼病，是成人最常见的眼眶疾病之一，多双眼发病。TAO患者的甲状腺功能可能亢进、低下或正常。TAO可分2型：Ⅰ型主要表现为球后脂肪组织和结缔组织浸润，Ⅱ型主要为眼外肌炎。

【临床表现】 根据TAO病变所累及的范围和病程的不同，临床表现也不尽相同。眼部表现 ①眼睑征：是TAO的重要体征，主要包括眼睑肿胀、眼睑缩退（Dalrymple's征）、上睑迟落（von Graefe's征）和瞬目反射减少，其中以眼睑退缩（图20-7）和上睑迟落为特征性表现。②眼球突出：多为轴性眼球突出。③复视及眼球运动障碍：TAO可以使多条眼外肌受累。受累肌肉以下直肌、上直肌和内直肌多见，外直肌受累较少，受累眼外肌肌腱附着处结膜可水肿，血管纡曲扩张。病变晚期由于眼外肌纤维化，可使眼球固定在某一眼位。④结膜和角膜病变：结膜充血水肿，角膜可发生暴露性角膜炎、角膜溃疡。⑤视网膜

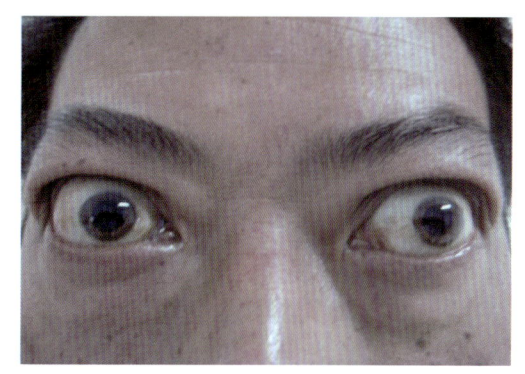

图20-7 TAO患者双眼睑回缩征

和视神经病变：眶内组织水肿压迫，可导致压迫性视网膜和视神经病变发生。患者表现为视力降低，视野缺损；眼底可见视盘水肿或苍白，视网膜静脉迂曲扩张，视网膜水肿、渗出。

全身表现 可伴有甲状腺功能亢进症候群。

【诊断】 根据典型的临床表现、甲状腺激素水平（T3、T4和TSH）以及眼眶影像学检查结果即可确定诊断。

CT扫描可见甲状腺相关性眼病的患者眼外肌出现肥大，病变主要累及肌腹，严重时可导致眶尖区视神经受压。MRI检查可以更为清晰地显示眼外肌及眶内其他软组织的形态（图20-8）。有时根据眼外肌信号的变化，有助于判断病情变化及指导治疗。若眼外肌呈长T1、略长T2信号，提示肌肉处于炎性水肿期，治疗效果较明显；若表现为长T1、短T2信号，提示肌肉纤维化较严重，治疗效果较差。此外MRI在甲状腺相关性眼病的鉴别诊断方面亦有重要帮助。

【治疗】 包括全身治疗和眼部治疗。全身治疗主要针对矫正甲状腺功能异常。眼部治疗主要针对暴露性角膜炎、压迫性视神经病变和严重充血性眼眶病变。主要治疗措施包括眼部保护性治疗、药物抗感染治疗、放射治疗和手术治疗。①眼部保护性治疗，为防治暴露性角膜炎发生，可夜间遮盖睑裂，滴用润滑性滴眼液；必要时可试行睑缘缝合术。②药物治疗，在眼眶病变的急性期，可以采用糖皮质激素或免疫抑制剂，以减轻眼部组织的水肿及压迫性视神经病变。③手术和放射治疗，对于突眼导致角膜损害或压迫性视神经病变严重者，药物治疗无效时，可以采用放射治疗或眼眶减压术，以便尽可能保护和恢复视功能。待病情稳定后，可以采用眼外肌局部注射肉毒杆菌毒素A或眼外肌手术来矫正斜视；对于上睑退缩者，可以采用上睑退缩矫正术来改善外观。

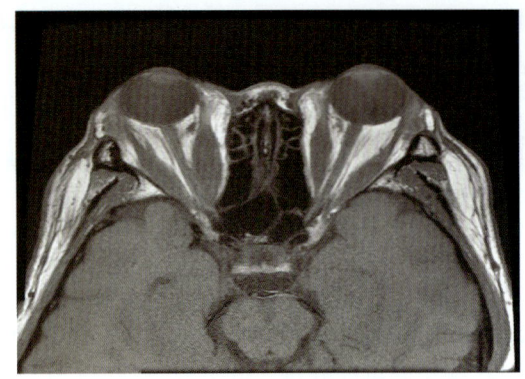 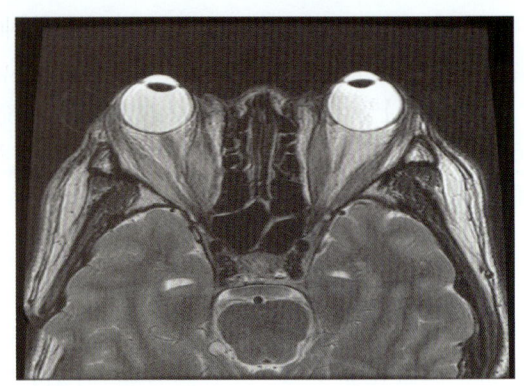

图 20-8　甲状腺相关性眼病患者眶部 MRI 扫描

患者双眼突出 3 个月,甲状腺亢进史半年。MRI 显示双侧眼外肌明显增粗,以肌腹增粗为著,呈等 T1 稍长 T2 信号,边界尚清。

（马建民）

第三节　眼眶肿瘤

　　眼眶肿瘤（orbtial tumor）种类繁多,从组织来源可分为神经源性肿瘤、肌源性肿瘤、血管性肿瘤、淋巴造血系统肿瘤等,从原发部位可分为原发于眼眶的肿瘤、继发于周围结构的肿瘤和全身转移而来的肿瘤。无论何种肿瘤,均可造成不同程度的视力下降和功能障碍,严重者有生命危险。

一、皮样囊肿

　　皮样囊肿（dermoid cyst）是胚胎时期表面外胚层植入或粘连于中胚层所形成的囊肿,是一种发育性囊肿。胚胎时期表面上皮与硬脑膜接触,随着胎儿发育,二者之间形成颅骨,将上皮与脑膜分隔。如二者之间粘连,小块上皮粘着于脑膜或骨膜,出生后继续增长,即形成皮样囊肿。囊肿由囊壁和囊内容构成,复层鳞状上皮内衬囊壁,绕以纤维结缔组织,称为表皮样囊肿（epidermoid cyst）;囊壁除鳞状上皮外,尚有真皮、不等量的皮下组织和皮肤附件,如毛囊、皮脂腺、汗腺等,称为皮样囊肿。囊内容含有豆渣样皮肤角化脱落物、脂肪、毛发和汗液。

　　【临床表现】　皮样囊肿虽起源于胚胎时期,但进展缓慢,多数患者都在成年后被发现,尤其是位于眶深部的皮样囊肿,到老年才出现症状也可见到。单眶发病,没有种族、性别及眼别差异。

　　皮样囊肿多发生于眶外上方颧额缝处骨膜下,症状和体征随病变位置和程度不同而各异,眶前部皮样囊肿儿童期即可出现症状,表现为进展缓慢、无痛性皮下肿物,眶缘饱满并触及扁平状囊性肿物,边界不清,不可推动。较少影响视力,如压迫眼球,可引起屈光不正,视力减退,肿物较大时可引起眼球移位。眶深部皮样囊肿临床特征出现较晚,可有无痛性、进展性眼球突出和眼球移位,如有眼球运动神经麻痹,可伴复视。囊肿压迫视神经,引起原发性视神经萎缩。眶内囊肿压迫骨壁,出现眶壁缺损,肿物向颅内或颞窝生长,颞部扁平隆起,可触及囊性肿物。皮样囊肿自发破裂,囊内容刺激眶内软组织引起炎性反应,或囊肿向表层发展,在眶缘形成瘘管,经常排出液体和豆渣样物。

　　【影像学检查】　X 线只能显示眶壁骨质改变,如骨增生、骨凹陷及骨吸收,不能发现软组织病变。B 型超声可见肿物呈不规则形或类圆形,边界清楚,内回声因囊内容物的性质不同呈多样性,强弱分布不均,声衰减少,具有可压缩性。CT 可同时显示骨质改变和软组织病变,肿物多位于眶外上方,不规则形或类圆形,边界清楚,密度不均,如内容物含有脂质,可见

CT负值区；邻近囊肿的眶壁呈骨增生、压迫性骨凹陷和骨吸收，有骨嵴形成（图20-9）。MRI显示囊肿内信号斑驳不均。

【治疗】 手术切除。术中尽量完整取出肿物。位于骨凹内的囊肿部分，分离时容易破，应尽快去除囊内容物，避免污染整个眼眶，同时彻底切除囊壁。骨凹陷内用苯酚烧灼、75%酒精中和、大量生理盐水冲洗。使用腐蚀剂时注意避免损伤眶内正常组织。

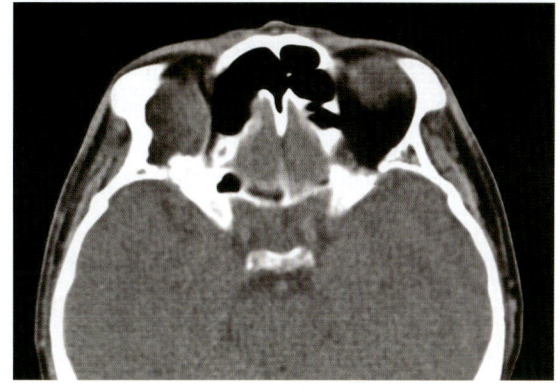

图20-9　皮样囊肿轴位CT像

右眶外上方不规则形占位病变，边界清楚，密度不均质，邻近眶壁骨增生及骨凹陷

二、海绵状血管瘤

海绵状血管瘤（cavernous hemangioma）是成年人最常见的原发性眼眶良性肿瘤，由许多衬有内皮细胞的细小血管腔组成，管壁含有疏松分布的平滑肌和基质，血流缓慢，外包绕完整的纤维包膜，被认为是一种错构瘤。

【临床表现】 肿瘤多发生在30～60岁成年人，无明显性别差异。肿瘤生长缓慢，典型的临床表现为渐进性、无痛性眼球突出，因大多数肿瘤位于肌肉圆锥内，因此眼球突出多呈轴性。肿瘤较大压迫眼球后极部，眼底可见脉络膜皱褶，或因屈光不正而影响视力。位于眶尖部肿瘤，早期引起视力减退或丧失、原发性视神经萎缩。眼球运动多不受限制，但如压迫眼外肌，可出现复视、眼球运动障碍。位于眶隔前的海绵状血管瘤非常少见，可于眶周扪及富于弹性的肿物，皮肤略呈青紫色。

【影像学检查】 A型超声可见肿瘤内波峰较高，反射均匀，波峰顶连线与基线夹角小于45°。B型超声对于海绵状血管瘤具有定性诊断意义，典型表现为类圆形，边界清楚，内回声强且分布均匀，声衰减少（图20-10），具有可压缩性。彩色多普勒超声显示肿瘤内缺乏或仅有少量点状彩色血流信号。CT具有定位诊断意义，显示肿瘤多位于肌肉圆锥内，类圆形，边界清楚，局部可有小的突起，密度均匀。增强CT可见肿瘤内渐进性、不均匀强化。MRI检查肿瘤在T_1WI为中信号，T_2WI为高信号。^{99m}Tc标记红细胞放射核素显像在注射后1min、30min、60min、4h均呈现放射性浓集影，为海绵状血管瘤特有的影像表现，可作为定性诊断。

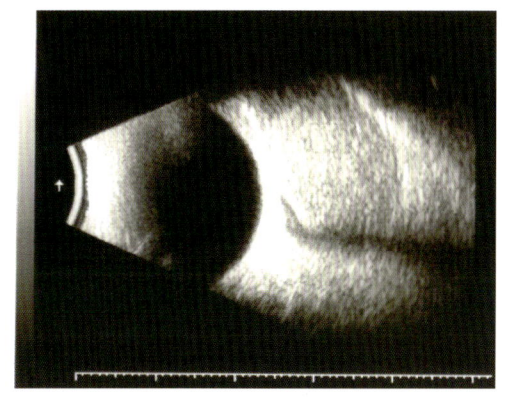

图20-10　海绵状血管瘤B型超声

视神经上方类圆形占位病变，边界清楚，内回声强而分布均匀，声衰减少

【治疗】 肿瘤大小和位置不同采用不同的治疗方案。如肿瘤较小、未出现任何症状和体征，可密切观察。如出现眼球突出等临床症状，可手术切除。根据影像学定位，选择前路或外侧开眶术。如肿瘤位于眶尖部，且CT提示肿瘤与周围组织有粘连可能，为避免并发症，可采用伽马刀放射治疗。

三、眼眶脑膜瘤

眼眶脑膜瘤（orbital meningioma）分为原发于眶内脑膜瘤和继发于颅内脑膜瘤两种，前者多来自眶内段视神经的蛛网膜及眶内异位脑膜细胞；后者多由颅内蝶骨嵴脑膜瘤蔓延而来。

【临床表现】 脑膜瘤多发生于中年女性，偶见儿童。视神经鞘脑膜瘤沿视神经生长，向前至球内段视神经，向后经视神经管向颅内蔓延，早期视神经增粗，视神经纤维受压迫，出现视力减退，视盘水肿，继而视神经萎缩。当肿瘤突破硬膜向眶内生长，导致眼球突出，限制眼外肌运动，出现眼球运动障碍。由于视网膜中央静脉神经鞘内段长期慢性压迫，静脉压逐渐增高，在视网膜中央静脉与脉络膜静脉之间形成侧支循环，于视盘表面出现短粗弯曲的异常静脉血管，称为视网膜睫状静脉。视力减退、眼球突出、慢性视盘水肿或萎缩、视神经睫状静脉称为视神经鞘脑膜瘤四联症。来源于蝶骨嵴脑膜瘤经视神经管或眶上裂入眶，沿蝶骨大翼扁平状生长，肿瘤压迫视神经导致同侧原发性视神经萎缩；当肿瘤生长，体积增大，颅内压增高时，可引起对侧视盘水肿，表现一侧视神经萎缩，另一侧视神经水肿，称为 Foster-Kennedy 综合征。肿瘤累及第Ⅲ、Ⅳ、Ⅵ颅神经和第Ⅴ颅神经眼支，可引起眶上裂综合征。蝶骨嵴脑膜瘤眶内蔓延引起眶骨增生、颞部隆起和眼球突出，眼睑和球结膜水肿常见，而视力减退及眼球运动障碍发生较晚。

【影像学检查】 B型超声显示视神经增粗，肿瘤形状不规则，边界不清，内回声强弱分布不均，声衰减显著，不可压缩。彩色多普勒超声显示肿瘤内部较为丰富的彩色血流信号，呈动脉频谱。视神经鞘脑膜瘤 CT 显示视神经管状、梭形或锥形增粗，车轨征（即沿视神经鞘密度增高，视神经纤维密度偏低，似车轨状）及钙化，向视神经管蔓延者可见视神经管扩大。蝶骨嵴脑膜瘤可见沿增厚的蝶骨大翼，中颅凹和眶内均可见扁平状生长的软组织密度影。MRI 在显示视神经管内病变和颅内蔓延者优于 CT。

【治疗】 早期视力无改变，无眼球突出者可密切观察；出现临床症状和体征者可手术切除。脑膜瘤范围广泛，完全切除困难，且术后视力丧失、肿瘤复发等并发症多见。儿童脑膜瘤倾向于多发，预后差。伽马刀或立体定向放射治疗对脑膜瘤的生长有抑制作用，并能保存有用视力，也是目前治疗方法的选择之一。

四、横纹肌肉瘤

眼眶横纹肌肉瘤（orbital rhabdomyosarcoma）是儿童时期最常见的原发性眼眶恶性肿瘤，多发生于10岁以下。肿瘤恶性程度高，生长迅速，早期发生淋巴和血行转移，预后差。

【临床表现】 典型的临床表现为发病急，类似急性眶蜂窝织炎，有半数患者发病前有外伤史。肿瘤多位于肌锥外间隙，导致眼球突出并向一侧移位，眼睑水肿充血，球结膜高度水肿，突出于睑裂之外，眼睑闭合不全，很快出现暴露性角膜溃疡。位于眶前部的肿瘤，于眶缘处可触及软性肿物，肿瘤坏死球结膜可有结痂破溃（图20-11）。肿瘤增大后患者视力丧失、眼球固定、眶压增高，出现头痛、恶心、呕吐等高眶压症状。如不及时治疗，肿瘤可破坏眶骨壁，向颅内、鼻窦蔓延，并经淋巴、血行转移。

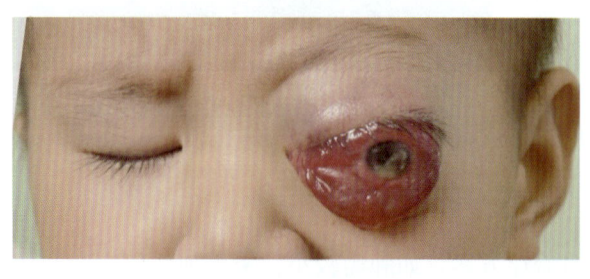

图 20-11 眼眶横纹肌肉瘤外观像

左眼球高度突出，眼睑水肿，球结膜充血水肿，突出于睑裂外，睑裂不能闭合，角膜溃疡

【影像学检查】 B型超声显示肿瘤不规则形或类圆形，边界清楚，内回声弱且分布均匀，声衰减少，不可压缩。彩色多普勒超声显示肿瘤内部非常丰富的彩色血流信号，呈动脉频谱。CT 显示软组织密度影和邻近眶壁虫蚀样骨破坏。有颅内、颞凹或鼻窦内蔓延者，MRI 可清晰显示。

【治疗】 应采用多种方法综合治疗。肿瘤较小者可直接手术切除；肿瘤较大术前先行化疗减容，使肿瘤体积缩小，再行扩大范围肿瘤切除术，术后辅以放射治疗、化学治疗和生物治疗，放射总量不小于 60Gy。

（张　虹）

第四节　眼眶先天性异常

一、先天性小眼球合并囊肿

先天性小眼球合并囊肿（congenital microphthalmos with cyst）是一种先天性眼眶异常，为胚胎发育阶段胚裂未闭合，神经上皮增殖在眼眶形成的囊肿。囊壁由结构不清、发育不良的视网膜自眼球缺损处向眶内突出形成，外层绕以纤维血管组织，内容物为液体，与玻璃体相连。

【临床表现】　出生时即存在，单侧或双侧发病。囊肿位于眶下方，向前隆起，皮肤呈青蓝色，呈囊性感，有透光性。囊肿上方为与之相连的小眼球，小眼球大小不一，角膜小而混浊，眼内结构不清，无视力。有些小眼球被囊肿遮蔽而被埋于眶深部，囊肿可随眼球运动而活动。

【影像学检查】　B 型超声显示前部为小眼球，后部为与之相连的囊肿，呈葫芦状，仔细检查可见其相连处。CT 显示前部为小眼球，有些可见钙化，下方为与之相连的囊性病变。眶腔扩大。MRI 囊肿在 T_1WI 为低信号，T_2WI 为高信号，与玻璃体信号相似。

【治疗】　手术摘除。如眼球接近正常大小，结构完整，可保留眼球，只摘除囊肿；若眼球极小且无功能，将小眼球与囊肿一并摘除，同时安放义眼座，保证眼眶正常发育。

二、脑膜脑膨出

脑膜脑膨出（meningoencephalocele）是由于先天性眶骨缺失，脑膜或脑膜脑组织突入眼眶。根据病变的位置可分为前部膨出和后部膨出；根据突出的内容物可分为脑膜膨出和脑膜脑膨出。

【临床表现】　出生时即可出现临床表现。前部脑膜脑膨出表现为邻近内眦部光滑的、有搏动感的肿物，少数病例发生于双侧。囊肿的搏动感与脉搏一致，压迫可使肿物退回至颅内，隆起度缩小，可出现脉搏减弱、恶心、呕吐、甚至昏迷等脑部症状。可有鼻泪管阻塞，也有些病例儿童时无症状，直到成年后形成继发性筛窦炎才发现原发病变。后部脑膜脑膨出比前部膨出发病慢，眼球向前下方突出、移位，并具有与脉搏一致的搏动。

【影像学检查】　B 型超声显示眶内囊性、无回声病变。CT 扫描是检查脑膜脑膨出的最好方法，它不但可以发现眶骨缺失，还可以显示眶内软组织病变，并能够确定病变的位置、范围。肿物在 T_1WI 和 T_2WI 均显示为中等信号。

【治疗】　手术治疗，应与神经外科医生配合完成。

思考题

1. 引起眼球突出的主要疾病有哪些？
1. 眼眶肿瘤的诊断方法与治疗原则？
1. 影像学检查对眼眶病诊治的重要性？

（张　虹）

第二十一章 眼外伤

> **病 例** 刘某,男,26岁,右眼拳击伤后视力下降3小时就诊。眼科检查视力:右眼光感,左眼1.0。右眼上下睑淤血、肿胀,眼球上转受限。球结膜充血、水肿,上方球结膜下大面积出血,球结膜高度隆起,前房积血约3mm,瞳孔散大约6mm,瞳孔直接与间接对光反应(−)。前房加深,眼底窥不见。眼压:右眼8mmHg,左眼16mmHg。
>
> **讨论题** 1. 还应做哪些检查来确定诊断?
> 2. 如何处置?
> 3. 对可能存在的并发症如何处理?

第一节 概 述

眼外伤(ocular trauma)是指眼球及附属器因外来的物理性、化学性和生物性因素造成组织及功能的损害。

一、眼外伤的临床类型

分类 眼外伤通常按原因分为机械性和非机械性两大类,机械性眼外伤是物理性外伤中的一类。前者包括钝器、锐器和异物伤等;后者包括眼热烧伤、化学伤、辐射伤和毒气伤等。熊咬伤、蜂刺伤、飞虫入眼及植物性眼损伤等,除产生理化损伤外,还会引起生物性反应,特别是感染及过敏性反应。

机械性眼外伤目前国际上已基本上接受了1996年由美国"伯明翰眼外伤命名"(Birminghan eye trauma terminology,BETT)倡导的分类。机械性眼球伤分类:以眼球作为参照组织,把眼球壁(eyeball)限定为角膜和巩膜。将机械性眼球伤分为开放性眼球伤和闭合性眼球伤两大类,各自再进行细分(图21-1)。并按照损伤部位分区。

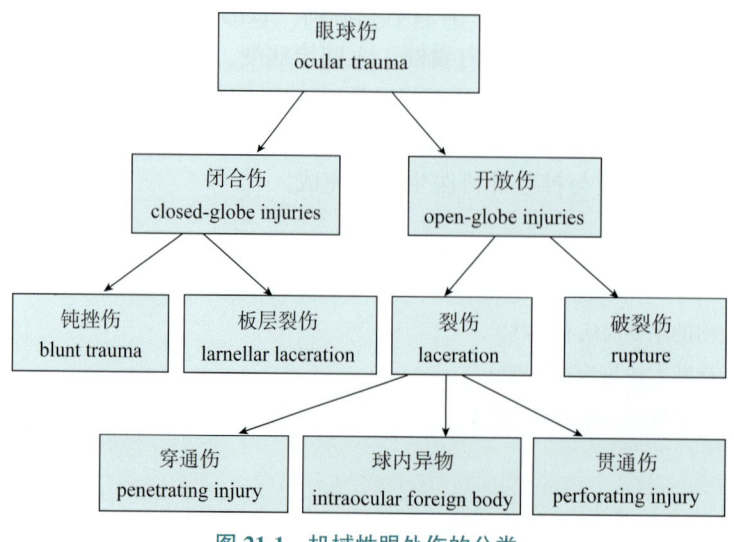

图21-1 机械性眼外伤的分类

开放性眼外伤的分区：Ⅰ区为局限于角膜和角巩膜缘；Ⅱ区为角巩膜缘后5mm范围内的巩膜（即没进入视网膜）；Ⅲ区为角巩膜缘5mm后。如果有贯通伤，则按最后面的伤口定分区。

闭合性眼外伤分区：依位置最靠后的眼后节组织改变来划分。Ⅰ区为局限于球结膜、巩膜和角膜的浅表层；Ⅱ区为晶状体周围组织的损伤以及眼前节结构的改变，即从角膜内皮到晶状体后囊，包括睫状突；Ⅲ区为眼后节，晶状体后囊膜以后的眼内结构，包括睫状体平坦部、视网膜、玻璃体、脉络膜以及视神经的损伤。如果当时情况不容许做眼后节检查，可应用B超帮助损伤分区。

二、常用术语及其定义

机械性眼外伤常用术语及其定义见表21-1。

表21-1　BETT机械性眼外伤的术语及其定义

分类	定义及解释
闭合眼球伤	眼球壁无全层伤口
开放眼球伤	眼球壁有全层伤口
挫伤	没有（全层）伤口 创伤由钝物动能传递引起（如：脉络膜破裂），或使眼球形状的改变（如：房角后退）。损伤可出现在受冲击部位或其他部位
板层裂伤	眼球壁部分损伤
破裂伤	由钝物引起的眼球全层伤口 由于眼内充满不可压缩的液体，撞击的结果眼内压瞬间升高，眼球壁从薄弱点破裂（在被撞击点或其他地方，如眼球其他部分的撞击伤可以引起白内障手术后陈旧伤口破裂），实际上，损伤是由内向外的机械力所造成的
裂伤	由锐物引起的眼球全层伤口，伤口是由外到内的机械力所造成的
穿通伤	进入眼球伤 眼球壁只有入口的损伤，不存在出口，如果有一个以上的伤口，它们必须分别为不同的物体造成 异物存留理论上也是穿通伤，但是由于其具有特别的意义，故单独列出
贯通伤	眼球穿入穿出伤 眼球壁有2个全层伤口（既有入口还有出口），入孔和出口均由同一物体造成
表面异物伤	由致伤物引起的闭合眼球伤 异物位于结膜和（或）角、巩膜但未造成球壁全层损伤，可由钝物和（或）锐物致伤

三、眼外伤的检查注意事项与处理原则

（一）眼部检查注意事项

1．要全面询问病史。包括致伤时间、性质、致伤物特点、致伤力大小、有无异物进入、是否合并系统性损伤、伤前眼部状况及伤后即刻视力、视力丧失的特点、处置经过等。

2．眼部检查时注意避免再次损伤。疑有眼球破裂者，加眼罩保护。检查时不要强行分开眼睑，若眼睑有严重肿胀，最好手术时再检查。对不合作者或儿童可在全麻下检查。

3．如患者合作，应尽可能准确检查双眼视力，瞳孔大小、对光反射，眼球位置、眼球突

出度、眼球运动和眼压情况。

4. 裂隙灯下检查，眼表有无异物、出血和擦伤；注意有无创口、异物伤道、前房积血、虹膜损伤及嵌顿；晶状体位置、透明度及形态改变；有无玻璃体积血等。有时巩膜伤口会被出血的结膜掩盖，要特别警惕巩膜隐匿性创口的可能性。

5. 眼底检查，最好用间接眼底镜，可发现眼后段穿孔伤口或眼内异物。

6. 影像学及视功能检查 CT、B超、X线等检查，除外眼眶骨折、眼内异物的存留与部位，了解眼球壁的完整性。MRI可确定眶内血肿的性质、部位。荧光素眼底血管造影，OCT和SLO检查眼底情况。视野及视觉电生理检查，进一步评价视功能。

（二）眼外伤的处理原则

1. 对化学性烧伤、毒气伤及热烧伤等属于一级急救，应就地先行用大量生理盐水或洁净水冲洗后再进一步处理。复杂眼外伤如眼球挫伤、破裂伤、穿孔或眼内异物伤、眶及视神经管损伤等属于二级急救，应首先进行必要检查，针对伤情制订出可行治疗方案。伤情比较简单的如结膜下出血、眶内血肿等属于三级急救，相对可以从容进行检查治疗。

2. 对合并其他重要器官损伤者，应在抢救生命的基础上行眼科处置。

3. 对开放性眼外伤，需要密闭伤口，要尽快闭合创口，减少眼内容物的丢失。即使严重眼球破裂伤，也应力求组织修复。即使无光感，也要最大限度保留眼球。

4. 眼部复合伤，应先修复眼球，再处理附属器外伤。眼睑裂伤分层次缝合，不可轻易剪除或丢弃组织。泪道损伤应一期修复。

5. 开放性眼外伤，应注射破伤风抗毒血清，合理应用抗生素预防感染。

（滕 岩）

第二节 眼钝挫伤

眼球钝挫伤（ocular blunt trauma）是由机械性的钝力直接伤及眼部，造成眼组织的器质性病变及功能障碍。挫伤除在打击部位产生直接损伤外，钝力通过在眼内和球壁的传递，也会产生间接损伤。

一、角膜挫伤（contusion of cornea）

角膜擦伤（Cornea abrasion）累及角膜上皮组织，出现疼痛、畏光、流泪及眼睑痉挛等眼部刺激症状，累及瞳孔区可影响视力。裂隙灯下可见角膜上皮有片状或条状上皮缺损区。缺损区荧光素着染。若发生感染可致角膜溃疡。结膜囊涂抗生素眼膏后包扎，也可戴亲水性角膜接触镜。长期不愈合的角膜缺损可行羊膜移植、结膜瓣掩盖术或角膜移植术。角膜深层挫伤波及角膜基质层，由于角膜局灶或弥漫内皮功能障碍所致，角膜基质层水肿（Cornea edema）常伴有角膜后弹力层皱褶及角膜基质层增厚。局部滴用糖皮质激素或高渗溶液，加速水肿的吸收，必要时应用散瞳剂。角膜后弹力层破裂（Tears in Descemet membrane）常位于垂直方向，多位于鼻上方角膜。

二、前房积血（hyphema）

前房积血常见，由于虹膜或睫状体的血管破裂所致。可分为原发性积血或继发性积血，前者指伤时即出血，后者指伤后2~7天发生的出血。血液积于前房的容量可分为3级：少于1/3为Ⅰ级；介于1/3~2/3为Ⅱ级；多于2/3为Ⅲ级。或记录血平面的实际高度（毫米数）。

严重时前房完全充满血液。前房积血多能自行吸收。积血量大可引起继发性青光眼。角膜内皮损害、高眼压和出血量大，会引起角膜血染，角膜基质呈现棕黄色，中央呈盘状浑浊，渐变为黄白色，长期不消退。处理：双眼包扎，半卧位。应用止血药物，虹膜睫状体炎时用糖皮质激素滴眼液。血量较多（超过50%）且有血块者，超过7日不吸收者或眼压高保守治疗无显效者，应行前房穿刺冲洗术。所有患者伤后2～4周均应行前房角检查及散瞳巩膜压迫法检查眼底。

三、虹膜挫伤（contusion of iris）

虹膜挫伤可出现暂时性的瞳孔缩小，瞳孔散大及瞳孔括约肌损伤瞳孔缘可出现不规则裂口（导致瞳孔形状永久性不规则）。瞳孔括约肌受损出现瞳孔散大，称为外伤性散瞳。睫状肌调节痉挛可呈近视状态，睫状肌或其支配神经受损常伴有调节麻痹。虹膜根部离断处虹膜根部呈新月形裂隙，瞳孔不圆呈"D"字形（图21-2），断裂处较大时形成双瞳。全虹膜根部离断称为外伤性无虹膜，可出现眩光、单眼复视，通过裂隙灯可看见睫状突及晶状体赤道部。有复视或断离范围大者早行虹膜根部复位术，外伤性无虹膜严重畏光者，可配戴有小孔的隐形眼镜或安装人工虹膜。

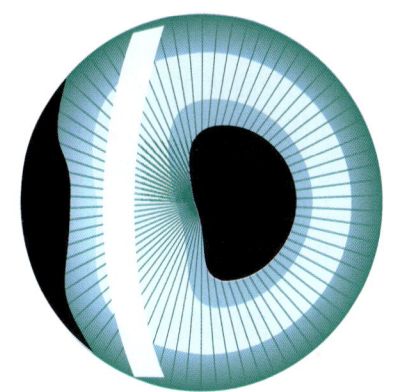

图21-2 虹膜根部离断

四、睫状体挫伤（contusion of ciliary body）

睫状体在巩膜突处开始与巩膜分离称为睫状体分离（cyclodialysis），睫状体上腔与前房相通，使房水进入脉络膜上腔。睫状体与巩膜突之后的巩膜分离，称为睫状体脱离（ciliary body detachment）。睫状肌的环形纤维与纵行纤维发生分离或撕裂，称为睫状体撕裂伤。挫伤致睫状肌的环形纤维与纵行纤维发生分离或撕裂，虹膜根部向后退缩，使房角加宽、前房变深（图21-3）为房角后退（recession of anterior chamber angle），广泛的房角后退，常导致小梁间隙及巩膜静脉窦的闭塞，使房水排出受阻，发生继发性青光眼，称为房角后退性青光眼。受伤早期多合并有虹膜睫状体炎，称为外伤性虹膜睫状体炎。睫状体损伤或睫状体分离，由于睫状体上皮水肿使房水生成减少，同时引流增加，可造成低眼压状态，表现为视力下降、视物变形、浅前房、视盘水肿、视网膜静脉扩张、黄斑水肿及放射状皱褶、眼轴变短等。房角镜下可见睫状体向中心及向后脱离退缩露出白色的巩膜内面附有色素沉着。超声生物显微镜（UBM）可清晰地显示睫状体与巩膜突分离（图21-4）。脉络膜上腔有液体存在。外伤性虹膜睫状体炎可滴用糖皮质激素眼药水或非

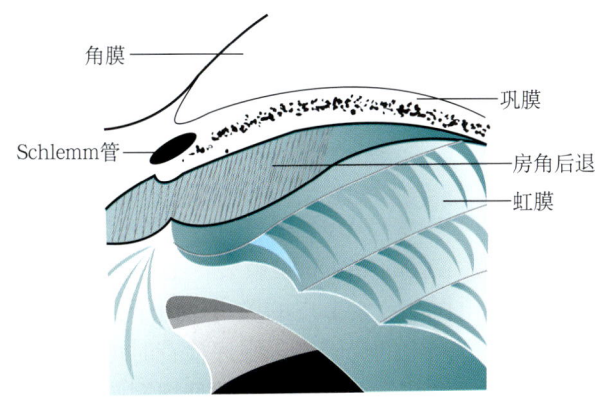

图21-3 外伤性房角后退

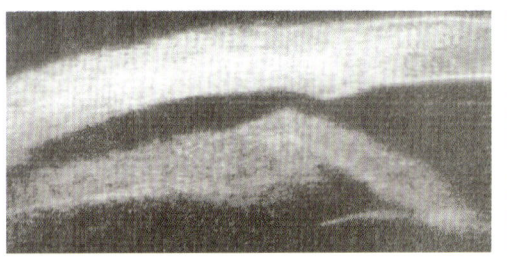

图21-4 UBM显示睫状体分离

甾体类抗炎剂和滴散瞳剂。睫状体离断轻者可药物治疗，观察经过。范围大或持续低眼压者，可考虑行睫状体修复术。房角后退性青光眼若眼压持续增高，按开角型青光眼治疗。

五、晶状体挫伤（len contusion）

晶状体挫伤可以引起晶状体位置和透明度的改变，导致外伤性白内障、晶状体半脱位或全脱位。

六、玻璃体积血

挫伤使睫状体、视网膜或脉络膜的血管破裂引起出血，流入玻璃体内。玻璃体积血容易使玻璃体变性液化、纤维增生、组织粘连、形成牵拉性视网膜脱离。恰当处理眼球外伤，卧床休息使眼球静息。新鲜积血者，应以止血为主。出血停止后应采用促进血液吸收的药物，对出血量大或出血不吸收的患者，应行玻璃体切除术。合并有视网膜脱离时应尽快行玻璃体切割术治疗。

七、视网膜挫伤

轻度挫伤导致的后极部出现的一过性视网膜水肿称为视网膜震荡（commotio retinae），又称 Berlin 水肿，多发生于黄斑部。视力下降，数日后水肿吸收后视力恢复，病理过程可逆，不留明显的病理改变。可以给予血管扩张剂、维生素 B_1 及糖皮质激素。视网膜挫伤系重度挫伤性视网膜水肿，视网膜产生器质性改变，可致视功能永久性损害。临床表现为重度的视网膜灰白色混浊水肿，多伴有眼底出血。伤后 1~2 周水肿吸收后，黄斑部遗留色素紊乱，多呈棕色或黄褐色，可呈片状或地图状。视网膜脉络膜萎缩、囊样变性或视网膜表面的玻璃体、内界膜牵拉形成外伤性黄斑裂孔。视网膜裂孔及视网膜脱离：钝挫伤引起的视网膜裂孔较复杂，裂孔数目可以单发或多发性，有锯齿缘离断、巨大视网膜裂孔、赤道前马蹄形裂孔等，发生视网膜裂孔后可出现视网膜脱离。外伤性黄斑裂孔一般不需要治疗，若孔缘有牵拉，可手术封闭裂孔。

八、脉络膜挫伤

1. **外伤性脉络膜破裂（choroidal rupture）** 系外力直接伤及眼球壁或间接由玻璃体传导至脉络膜。脉络膜破裂多位于后极部，可以一个或多个，与视盘呈同心圆弧状排列；也可呈新月形，位于黄斑区，位于黄斑部者多单发。受伤早期眼底可以见到棕黄色条纹，边缘被出血或水肿的视网膜所覆盖而边缘不清。以后逐渐变为边缘清晰的月牙形灰白色损害，可见色素镶边，损害周围则有色素脱失（图 21-5）。若破裂仅累及视网膜色素上皮层或 Bruch 膜，则不伴有出血，累及脉络膜毛细血管，伴有出血，常常掩盖破裂区，出血吸收后在 Bruch 膜水平留下永久的黄色瘢痕。完全性裂伤导致脉络膜显露，呈斑点状灰色或黑色，不完全裂伤多呈黄白色。视网膜组织多完整，跨越破裂区视网膜的动、静脉无中断现象，后期出现视网膜萎缩和上皮增生等改变。黄斑无损伤，脉络膜破裂对视力影响小，若位于黄斑部则造成严重的视力障碍。可发生组织增殖及脉络膜新生血管。需要针对性治疗。

2. **外伤性脉络膜出血**

（1）外伤性脉络膜毛细血管层出血：外伤后由于脉络膜的 Bruch 膜破裂，毛细血管层的出血通过 Bruch 膜破口，流入视网膜色素上皮下，形成出血性色素上皮的脱离。由于视网膜色素上皮和脉络膜粘连紧密，阻止了出血的扩散，使出血有一定的局限性。眼底检查时可见出血区呈大小不等的棕灰色或暗红色，圆形轻度隆起，表面有视网膜血管经过，此处视网膜呈烟雾状灰色和白色（图 21-6）。黄斑部的脉络膜出血，中心视力显著减退。

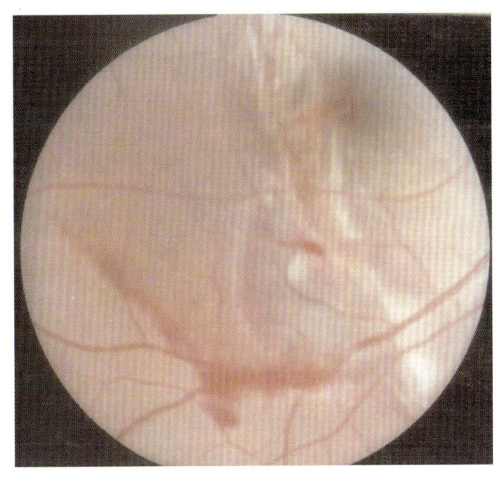

图 21-5　外伤性脉络膜破裂

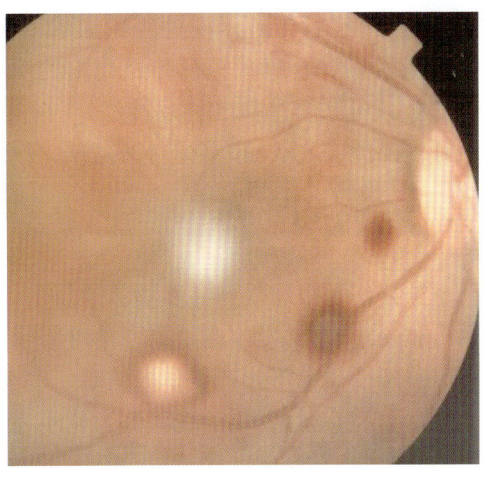

图 21-6　外伤性脉络膜毛细血管层出血

（2）脉络膜大血管出血：强力的挫伤可引起脉络膜大血管破裂，血液流入并积存血管周围的间隙内。眼底呈现棕黑色的扁平状或结节状隆起，表面视网膜灰白污浊，出血多局限于脉络膜（图21-7）；若Bruch膜和色素上皮层受到损伤，屏障功能破坏，出血可渗透到视网膜下或视网膜内，形成视网膜出血。

（3）晚期脉络膜出血：多发生在外伤6个月以后，指脉络膜新生血管形成，过度生长，通过Bruch膜到视网膜色素上皮下面，发生破裂造成的出血。

3．外伤性脉络膜脱离　外伤性脉络膜脱离（traumatic choroidal detachment）是因眼球挫伤后房水或血液进入脉络膜上腔而产生脉络膜与巩膜之间的分离。脉络膜脱离分为两种类型：浆液性和血性。

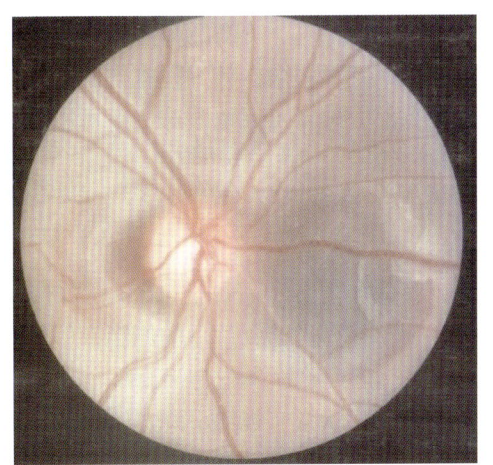

图 21-7　外伤性脉络膜大血管出血

在眼球挫伤时眼压突然降低，脉络膜血管扩张，从脉络膜血管壁渗出的浆液至脉络膜上腔，可发生浆液性脉络膜脱离，其发生脉络膜脱离的关键为低眼压。而脉络膜脱离又可以伴有低眼压，进一步引起脉络膜上腔的渗漏和脱离。睫状后长或睫状后短动脉可能破裂，导致出血性脉络膜脱离。轻度的脉络膜渗漏患者，表现为轻度视力下降和视物变形，若累及黄斑区，视力减退明显。广泛而长期的脉络膜脱离，视力严重下降且不易恢复。眼底周边部可见棕红色、棕黑色或褐色、灰褐色的局限性隆起，表面光滑，边界清楚，类似脉络膜肿瘤。可见正常脉络膜血管，其上的视网膜正常或同时脱离。由于涡状静脉分割，脉络膜脱离有时表现为几个局限性球形或半球形隆起，在球形隆起之间有低谷。亦可呈环状脱离，此种脱离不易发现。由于赤道部前脉络膜表层较后极部疏松，故脉络膜脱离多发生于赤道部前方，但也可伸达视盘边缘。常呈扁平型隆起，这是由于该部位睫状后短动脉及神经经巩膜进入脉络膜与巩膜紧密接触，限制了脉络膜脱离的发展。

一般脉络膜脱离数日内可自行消失，无需手术处理。若合并炎症，局部或全身可用糖皮质激素治疗，以降低脉络膜血管的渗透性。长期不吸收者可放出脉络膜上腔液体。

九、视神经挫伤

因额部或眉弓部，尤其是眉弓颞上方的钝击或挤压伤，所致视神经损伤或视神经管内鞘膜扭曲或变形，造成视神经受压，影响视神经血液循环或骨折直接损伤视神经。颅脑和眼眶

CT可提示视神经管骨折、视神经鞘血肿、筛板、蝶窦及海绵窦内侧壁的骨折等。早期可给予糖皮质激素、甘露醇减轻视神经周围的水肿，并给予血管扩张剂、神经营养药物。合并视神经管骨折，可联合耳鼻喉科及神经外科行手术治疗。严重挫伤甚至视神经撕脱（optic nerve avulsion），视盘成坑状凹陷，伴有后极部视网膜出血，视力完全丧失。

十、眼球破裂

严重钝挫伤，眼球受到钝性物体的打击，使眼压突然升高致眼球发生破裂，称为眼球破裂（globe rupture）。常常发生在眼前段角巩膜缘处或直肌附着部位。

眼球破裂伤通常不伴有角膜损伤而仅发生巩膜破裂，而且破口往往较大，故称之为巩膜破裂（rupture of scleral）。小的巩膜伤口常见于睫状体平坦部，可伴有玻璃体脱出。大的巩膜伤口常累及脉络膜和视网膜，导致严重眼内出血。如结膜完整、结膜下大量出血掩盖破裂部位，或巩膜破裂伤位于直肌下或后部巩膜，不易发现，临床上不能直接看到伤口称之为隐匿性巩膜破裂。尤其是有些患者巩膜破裂处可变得密闭，患者眼压反而可能升高。后巩膜破裂多呈隐匿性，常有低眼压，球结膜出血、水肿，前房积血及玻璃体积血，视力极度低下或无光感。前段的损伤则很轻微。仔细检查伤眼，尽可能缝合修补伤口，据伤情2周左右考虑行玻璃体切割术，有部分患者可保留眼球，还可能有一定的有用视力。

第三节 眼球穿孔伤

眼球穿孔伤（penetrating trauma of eye ball）是由锐器或异物造成的眼球壁的全层裂开，使眼内容物与外界沟通。常见的原因有锐器伤如刀、剪、针等的刺伤或切割伤；异物伤如快速溅起的金属碎屑或碎片、石块、子弹等穿入；植物性外伤树枝、竹刺等严重挫伤也可致角膜裂伤。

临床症状常有视力下降，明显的眼痛、流泪和眼睑痉挛等刺激症状。

①视力减退：受伤部位的不同，视力减退的程度也有不同。在角膜周边部的单纯小穿孔伤，视力可以不受影响。②角膜或角巩膜穿孔伤，创口小而规则，无眼内容物脱出，可自行闭合。房水外溢，前房变浅。伤口较大者，往往裂开、水肿，并伴有前房变浅或消失，虹膜、晶状体、玻璃体脱出或嵌顿于伤口，瞳孔变形，常向伤口部位移位而呈梨形。可伴有晶状体破裂及白内障，或眼后段损伤。较深的角膜穿通伤，检查常可在伤口相对应处见虹膜穿孔。可伴有前房积血或房水混浊，虹膜穿孔不会自行愈合，虹膜穿孔是诊断角膜穿孔的重要依据之一。巩膜穿孔伤眼内容向伤口脱出。③眼压降低：由于眼球壁不完整，房水外溢，眼内容脱出，眼压明显降低。

穿孔伤最紧迫的并发症是感染性眼内炎及全眼球炎。是细菌或其他致病微生物由致伤物带入或从伤口侵入眼内引起的急性化脓性炎症。常见的感染菌有铜绿假单胞菌、葡萄球菌、真菌等。一般常发生在伤后1~3天，出现伤眼疼痛和刺激症状加重，并有剧烈头痛，视力可迅速严重下降，甚至无光感。检查可见眼睑明显肿胀、触痛，睁眼困难，结膜明显充血、水肿，角膜水肿、混浊，房水高度混浊，有大量的炎性细胞或出现前房积脓，玻璃体积脓时瞳孔区黄色反光。玻璃体内有雪球样混浊或脓肿形成。

治疗时应充分散瞳。眼部和全身应用大剂量抗生素。玻璃体内注药是有效的治疗途径。在玻璃体内注药的同时，应抽取房水和玻璃体进行细菌培养和药敏试验。如用药后无明显好转，应尽早行玻璃体切割术。此病预后差，往往导致全眼球炎或眼球萎缩。炎症进一步发展，波及眼球壁及其周围组织时，称为全眼球炎。出现眼球突出、球结膜高度水肿、充血，眼球运动受限，视力完全消失，甚至角膜脓肿穿孔，如控制不良，可转变成眼眶蜂窝织炎，并向颅内蔓延，引起化脓性脑膜炎，危及生命。在治疗上，应局部及全身应用抗生素。

由于虹膜直接受损或虹膜组织嵌顿于伤口受到刺激，或眼内有异物残留等引起的炎症表现。处理应扩瞳，局部用糖皮质激素等。

外伤性增生性玻璃体视网膜病变（proliferative vitreoretinopathy，PVR）是由外伤引起眼内过度的修复反应，纤维组织增生所致，常引起牵拉性视网膜脱离。早期行玻璃体手术切开或切除增生组织，解除牵引，以挽救视力。

伤后应尽早封闭创口，恢复眼球结构的完整性，预防和控制感染并及时处理并发症，必要时二期手术治疗，争取最大限度恢复视功能。

角膜伤口小于 3mm、表面整齐、闭合良好、无虹膜组织脱出者可不予缝合，戴治疗性软性角膜接触镜或加压包扎，密切随访及观察。伤口大于 3mm 以上，创口对合欠佳，前房浅，有渗漏或眼内组织嵌顿者，需做显微手术严密缝合，恢复前房（图 21-8）。脱出的眼内组织受伤时间如果在 24 小时以内，局部清洁，在抗生素溶液清洁冲洗后仔细还纳入眼内，关闭伤口；若有污染不能还纳时，可予剪除。脱出的睫状体应予复位，脱出的晶状体和玻璃体予以切除。

角巩膜伤口应先固定角巩膜缘一针，再缝合角膜及巩膜（图 21-9）。缝合后用平衡盐水、消毒空气或黏弹剂恢复前房。对巩膜伤口，应自前向后边暴露、边缝合。必要时可暂时离断直肌。玻璃体腔内注射平衡盐水升高眼压。术后点散瞳剂及抗生素滴眼剂。

确定眼内异物存留者，在眼内异物定位后尽早取出。

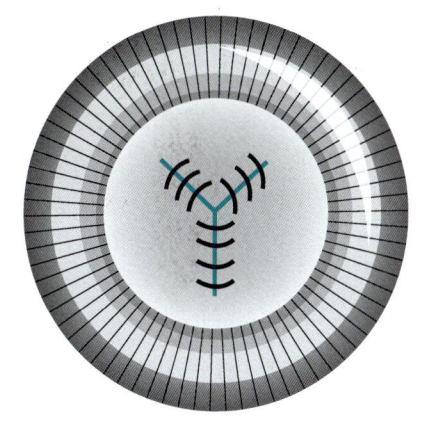

图 21-8　角膜穿通伤缝合术

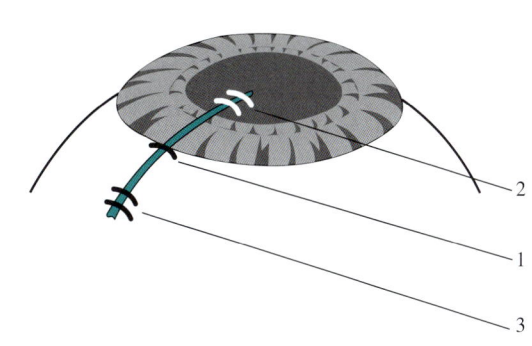

图 21-9　角巩膜穿通伤缝合术

复杂病例，可采用两步手术，即初期缝合伤口、恢复前房、控制感染；在 1～2 周内，再行内眼手术。

严重的眼球破裂伤若有明确的手术指征，如晶状体破裂、玻璃体大量积血，可在伤口缝合的同时做玻璃体手术以期挽救。

贯通伤有出口和入口，对前部入口即行缝合，后部出口不易发现或缝合有困难时可于伤后 1 周内做玻璃体手术，清除积血，寻找伤口后清理伤道，切除粘连牵拉的机化组织，术中冷冻或激光封闭视网膜裂孔。

抗感染：角膜及角巩膜穿孔伤者，应肌肉注射破伤风抗毒素以预防破伤风，全身及局部应用广谱抗生素预防细菌感染。

（于旭辉　滕　岩）

第四节　眼异物伤

眼内异物（intraocular foreign bodies）是指致伤物穿破眼球壁留置于眼内的损害。其损伤因素包括机械性破坏、化学及毒性反应、继发感染等。延误诊断和处理，常会导致眼内炎，眼内铜、铁锈沉着症，甚至眼球萎缩。对疑有创口或开放性眼外伤者都应先排除眼球内异物的可能。

（一）眼球内异物的诊断

详细询问病史，包括受伤时间、致伤物、受伤方向及伤后症状。

全面的眼部检查。发现伤口是诊断的重要依据。争取发现穿通口及眼内异物，如角膜、虹膜和晶状体的线性穿通口，角巩膜伤口，相应的虹膜部位有穿孔痕，晶状体局限性混浊，表明异物进入眼内。巩膜伤口较难发现。若屈光间质尚透明，可在裂隙灯或检眼镜下直接看到异物。必要时做三面镜检查。

选择恰当的辅助检查。影像学检查是眼内异物重要的检查方法，特别是对屈光间质不透明者更为重要。临床上常采用X线摄片、超声检查、CT扫描等，MRI可用于非磁性异物检查，禁用于磁性异物，异物性质不明时不能使用。一般常用眼眶CT扫描并进行异物的三维定位。眼前段微小低密度异物，是UBM检查的适应证。

眼球内异物的特殊检查：①电磁铁法：根据是否有疼痛或被吸部位有无跳动进行判断。②感应试验法：应用眼科金属探测仪。③化学分析法：检测房水成分确定异物性质。

（二）眼球内异物的并发症

1．铁质沉着症　铁可在眼内多种组织沉着，并释放铁离子被氧化并向异物周围扩散，引起组织脂质过氧化，细胞膜损伤，酶失活等毒性反应。最早可在损伤后几天出现，也可在几年后发生。可发生铁沉积在角膜基质层，虹膜呈棕色，日久萎缩、后粘连、瞳孔散大、对光反射减弱或消失，晶状体前囊下出现棕色颗粒，皮质呈弥漫棕黄色浑浊。玻璃体液化也呈弥漫棕褐色浑浊，视网膜光感受器和色素上皮对铁质沉着最敏感，损害后出现色素增殖、萎缩，改变类似视网膜色素变性。症状为夜盲、向心性视野缺损或失明。铁离子沉积于小梁网可继发青光眼。早期ERG显示a波升高，以后b波降低，甚至消失。

2．眼铜质沉着症（ocular chalcosis）　为铜的毒性反应，可引起急性铜质沉着症和严重炎性反应。常见有铜质和膜性结构。铜易于沉积在膜上（如后弹力层，晶状体囊膜）通过增加脂质过氧化反应导致细胞破坏。多在铜异物伤后数月出现。角膜后弹力层周边部棕黄色沉着，称为Kayser-Fleiseher环。房水有绿色颗粒，虹膜呈黄绿色，瞳孔中等散大，反应迟钝。晶状体皮质及后囊表面有黄绿色细点状沉着物，称"向日葵样白内障"。玻璃体细微黄绿色或棕红色颗粒样混浊，并有条索形成，视网膜血管和黄斑区可见金属斑。纯铜异物可引起严重无菌性化脓性眼内炎症。可出现虹膜睫状体炎、白内障、青光眼、玻璃体混浊、视网膜病变等并发症。

（三）眼异物伤的治疗

1．眼前段异物　角膜异物（corneal foreign body）有明显角膜刺激征。铁质异物存留可形成锈斑。植物性异物易引起感染。可在表面麻醉下用盐水棉签拭去或无菌注射器剔除。锈斑应尽量一次刮除干净。多个异物可以分期取出。深层异物或部分穿透角膜者，应行显微手术摘除。要严格无菌操作，术后应用抗生素滴眼液或眼膏，慎防感染性角膜溃疡发生。其他部位的异物以最大限度保存和恢复伤眼功能，保留眼球为目的。应尽早取出异物。根据异物的性质、存留部位、并发症的情况，选择不同的手术方式。

2．眼后段异物　磁性异物应尽早吸出，非磁性异物应行玻璃体手术尽早取出，有并发症者处理相应的并发症。

第五节 眼附属器外伤

一、眼睑泪器伤

穿通伤、钝挫伤和咬伤所致的眼睑外伤（eyelid trauma），常引起眼睑水肿、出血或皮下气肿。可在 1～2 周内完全吸收。严重挫伤或锐器切割伤，可造成眼睑全层裂伤。内眦部睑缘撕裂伤，多造成泪小管断裂。

治疗：眼睑淤血和肿胀，早期冷敷，伤后 48 小时后热敷，以促进淤血及水肿吸收。眼睑裂伤要尽早清创缝合，尽量保留眼睑组织，维护功能，提高美容效果。对眼睑全层的裂伤应分层对位缝合，以减少瘢痕形成，防止眼睑畸形。伴提上睑肌断裂者要尽可能修复，合并泪小管断裂时，争取同时行泪小管吻合术。术后应用抗生素及破伤风抗毒素。

二、眼眶外伤

（一）眼眶钝器伤（blunt instrumental injury of orbit）

常因钝力打击、车祸或高处跌落。常造成眼眶骨骨折。表现为结膜下大量淤血，骨折累及眶上裂可出现眶上裂综合征。眶尖骨折则表现为眶尖综合征。对眶骨骨折伴有眶内组织嵌顿、眼球运动受限、眼球凹陷者，可手术治疗。骨折手术修复的适应证为：嵌顿引起的持久性复视；眼球内陷 2mm 以上；眶底骨折一半以上日后可出现眼球内陷，应在伤后 1～2 周手术为宜，肌肉嵌顿型应尽早手术。

（二）眼眶锐器伤（sharp instrumental injury of orbit）

可引起眼睑、眼球及眼眶深部组织的损伤。眼外肌及其支配神经损伤后，则出现眼球运动障碍。眶内出血可引起急性眶内压升高，眼球突出。若损伤视神经则危及视功能。

治疗原则：软组织损伤应清创缝合，应用糖皮质激素及抗生素防止感染，止血、改善血液循环及康复治疗。

（滕 岩）

第六节 化 学 伤

眼化学伤（ocular chemical injury）由化学物品的溶液、粉尘或气体接触眼部所致。以酸、碱烧伤为常见。

1. 酸烧伤　酸性物质对眼的损伤称为酸烧伤（acid burns），酸性物质分为有机酸与无机酸两大类，酸性物质有凝固组织蛋白作用，发生组织凝固性坏死，形成焦痂或蛋白凝固膜。凝固蛋白的屏障作用，可减轻酸性物质进一步向深部组织渗透，因此酸向眼内组织渗入较慢，坏死一般限于酸接触面。无机酸分子小，结构简单，活动性强，容易渗入组织。因此无机酸所致的组织损伤较有机酸为重。

2. 碱烧伤　多由氢氧化钠、生石灰、氢氧化铵等物质引起。其穿透力更强，可发生皂化反应，同时又与组织蛋白形成可溶于水的碱性蛋白，形成有双向溶解度的化合物，能持续穿透眼组织，向深部渗透。碱性物质对细胞蛋白有很强的作用，能毁坏细胞的酶和结构蛋白，迅速导致组织广泛凝固坏死。碱性化合物常发生角膜缘血管网的血栓形成和坏死，严重地影响角膜营养，降低角膜的抵抗力，而易继发感染，使之发生溃疡和穿孔。角膜溃疡组织中含有大量胶原酶，能消化分解胶原，易形成溃疡穿孔。使胶原变性、血管栓塞，后果严重。

根据烧伤后组织反应程度，分为轻、中、重三种程度。

轻度：眼睑与结膜轻度充血水肿，角膜上皮有点状剥脱或水肿。数日后水肿消退，上皮修复后不留瘢痕。

中度：眼睑皮肤出现水疱或糜烂；结膜水肿，出现小片状缺血坏死；角膜明显混浊、水肿，上皮层完全剥脱或形成白色凝固层。治愈后遗留角膜斑翳而影响视力。

重度：结膜出现广泛缺血性坏死，呈灰白色混浊；角膜全层灰白或瓷白色。坏死组织释放趋化因子，大量中性粒细胞浸润并释放胶原酶，角膜基质层溶解，持续性角膜溃疡或穿孔。碱性物质可渗入前房，引起葡萄膜炎、继发性青光眼或并发性白内障等。角膜溃疡愈合后形成角膜白斑，角膜穿孔愈合后形成粘连性角膜白斑、角膜葡萄肿或眼球萎缩。结膜上皮损伤愈合后造成睑球粘连（图21-10）、假性胬肉。最终可导致视功能丧失或眼球萎缩。

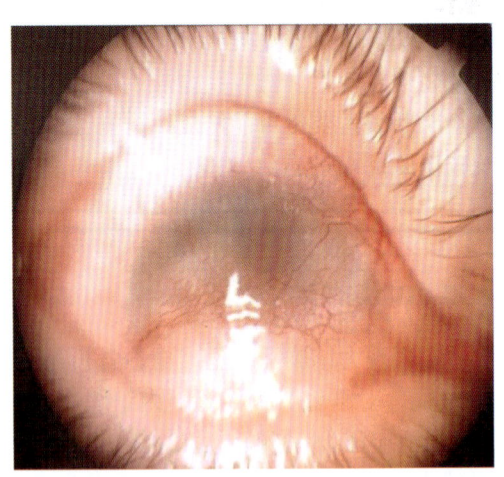

图21-10 碱烧伤睑球粘连

除眼球化学烧伤外，眼附属器可以出现一系列的损害，眼睑、泪道的烧伤，造成瘢痕性泪点闭锁、睑外翻、睑内翻、睑裂闭合不全、睑球粘连、眼睑畸形等并发症。

3. 治疗 立即终止接触致伤物，就近争分夺秒地彻底冲洗眼部是处理酸碱烧伤的最重要步骤，可将损伤减少到最低程度。大量清水或其他洁净水反复冲洗，冲洗时翻转眼睑，转动眼球，暴露穹窿部，将结膜囊内的化学物质尽可能清除，至少冲洗30分钟以上。送到眼科后，要再次冲洗，并检查结膜囊内是否还有异物存留。必要时结膜切开和行前房穿刺释放房水中有害物质。

早期：局部或全身应用抗生素控制感染。1%阿托品散瞳，局部滴用降眼压药。一周内局部和全身应用糖皮质激素，抑制炎症反应和新生血管形成。伤后2～3周角膜有溶解倾向，应停用。维生素C和0.5%EDTA可用于石灰烧伤。

切除坏死组织，防止睑球粘连。也可行羊膜移植，或做对侧球结膜移植。换药时用玻璃棒分离睑球粘连。如角膜溶解变薄，行全角膜板层移植术。

应用胶原酶抑制剂防止角膜巩膜坏死溶解，2.5%～5%半胱氨酸、2.5%依地酸二钠、10%枸橼酸钠、0.1mol/L青霉胺溶液点眼。

结膜下注射肝素（375U/0.3ml）、自家血、妥拉唑啉及活血化瘀治疗。

并发症治疗，矫正睑外翻，睑球粘连分离、眼表重建、角膜移植术等。

第七节 物理性眼外伤

一、眼部热烧伤及低温性损伤

1. 高温液体、高温物体、热气流或火焰可引起眼的热烧伤（heat injury of eye）。眼睑皮肤出现红斑水疱，结膜充血、水肿，角膜混浊，巩膜及深层组织坏死。后遗症有瘢痕性睑外翻、睑裂闭合不全、角膜白斑、睑球粘连，甚至眼球萎缩。治疗原则：防止感染，去除坏死组织促进创面愈合，预防并发症。角膜坏死者可行羊膜移植或带角膜缘上皮的全角膜板层移植。

2. 低温性损伤（cold injury）又称冻伤。由寒冷所致原发性组织冻伤和继发性血液循环障碍所造成。轻度冻伤复温后皮肤发红、刺痒和发热感，可出现水疱。重度冻伤则可造成组织坏死。按冻伤性炎症治疗。

二、辐射性眼损伤（radiation injury）

辐射性眼损伤是由电磁波谱中各种辐射线直接照射眼部造成的损害。主要包括：①红外线的损伤，主要是热作用。波长800～1200nm的短波红外线，可被虹膜、晶状体吸收，引起白内障。接触红外线应戴防护眼镜，由镜片吸收或阻断红外线。②紫外线损伤：电焊弧光引起的眼部紫外线损伤又称电光性眼炎（electric ophthalmia, flash ophthalmia）；雪原及水面反射紫外线损伤眼角膜，称为雪盲。紫外线对组织有光化学作用，使蛋白质凝固变性，角膜上皮坏死脱落。潜伏期为3～8小时，起病急，剧烈眼痛，畏光流泪，眼睑痉挛，结膜充血，角膜染色阳性。如无感染，24小时后可自行缓解而痊愈。治疗：对症处理，减轻疼痛，抗生素眼膏涂眼，包扎双眼，戴防护面罩或吸收紫外线的防护眼镜。③可见光损伤：主要是热和光化学作用，引起视网膜黄斑损害。如观察日食造成的黄斑损伤称"日蚀性视网膜炎"，出现中心暗点、视物变形，明显视力下降。早期眼底中心凹黄白色斑点，逐渐形成红色板层裂孔。强光下应戴有色眼镜。眼科仪器的强光源也可引起视网膜光损伤，影响中心视力。应注意防护。④离子辐射性损伤：X线、γ线、中子或质子束可引起辐射性白内障、视网膜病变、视神经病变、角膜炎或虹膜睫状体炎等，肿瘤放射治疗时，要注意防护。⑤微波损伤：微波频率低，穿透性强，可引起白内障或视网膜出血。

三、眼电击伤

雷电或工业用电均可造成眼部电击伤（ocular electrical injury）出现皮肤烧伤、电击性白内障、脉络膜视网膜损伤等，影响视力。

四、应激性眼损伤（ocular irritable injury）

应激性眼损伤指外界压力变化、加速度、噪声等外部环境物理性因素变化引起的眼部损伤。压力骤降可引起减压性损伤，表现为视力下降、视野缩小，结膜或视网膜出血。速度骤变也可引起不同程度视物模糊或中心视力丧失。强烈噪声可使光敏感性下降、视野缩小、辨色力降低。

思考题

1．眼外伤检查时应注意哪些问题？
2．挫伤性前房积血可伴发哪些眼组织损害？如何处置？
3．如何判断隐匿性巩膜破裂伤的发生？一期缝合后还应如何处理？
4．眼内异物的并发症及其危害是什么？如何保留更好的视力？
5．眼化学伤的治疗难点是什么？伤后如何处理能将损伤降到最低程度？

（郑　轶　滕　岩）

第二十二章 其他系统疾病的眼部表现

第一节 内科病的眼部表现

> **病 例** 患者郭某，女，59岁，因双眼视力下降5年，加重2个月就诊。既往有糖尿病病史20年，长期服用盐酸二甲双胍治疗，空腹血糖控制在7.0~9.0mmol/L。眼科检查：视力：右眼0.2，左眼0.1，矫正后右眼 -3.00DS = 0.4，左眼 -2.00DS = 0.3，眼压：右眼18mmHg，左眼19mmHg，双眼晶状体周边皮质楔形伴后囊下混浊，棕黄色核，玻璃体轻度絮状混浊，视盘边界清，颜色正常，视网膜静脉充盈迂曲，视网膜可见微血管瘤、硬性渗出及散在点片状出血斑，黄斑区组织轻度水肿。
>
> **讨论题** 1. 目前该患者还需行哪些检查？
> 2. 该患者的诊断、鉴别诊断以及治疗方案是什么？

一、动脉硬化与高血压

1. 动脉硬化性视网膜病变（arteriosclerotic retinopathy） 动脉硬化通常包括动脉粥样硬化、动脉中层硬化、老年性动脉硬化和小动脉硬化。人眼视网膜动脉除主干外，其余分支均属于小动脉。动脉粥样硬化主要累及大型及中型动脉，以主动脉、冠状动脉为多见，很少累及视网膜动脉，偶尔可发生在视网膜中央动脉进入视神经后至筛板之间的一段，可引起视网膜中央动脉阻塞。小动脉硬化是血管对血压缓慢而持续升高的一种反应性改变，常与高血压同时存在。眼底所见的视网膜动脉硬化在一定程度上反映了全身血管的情况。眼底主要表现为：①视网膜动脉弥漫性变细，走行变直，颜色变淡，反光增强；②动静脉交叉压迫症；③后极部视网膜可见渗出和出血。

2. 高血压性视网膜病变（hypeaensive retinopathy，HRP） 高血压是以体循环动脉压升高为主要临床表现的综合征，分为原发性高血压和继发性高血压。原发性高血压又称高血压病，可分为缓进型（良性）高血压和急进型（恶性）高血压。高血压病程越长，眼底病变程度越重。

（1）缓进型（良性）HRP：早期视网膜动脉呈功能性血管痉挛，表现为动脉管径粗细不均，管壁反光增强。随着病程进展，可呈铜丝状或银丝状外观，静脉迂曲扩张，动静脉管径之比由正常的2：3减少为1：2或1：3。由于动静脉交叉处有共同鞘膜，依据动脉和静脉交叉处所处的位置，硬化的动脉可将其下面静脉压陷、推移，动脉两侧静脉变细、变尖，称为耿氏交叉征（Gunn征），如静脉走行在硬化的动脉之上，可呈拱桥状走行，称为萨卢斯征（Salus征）。进一步发展，可出现视网膜水肿、渗出及出血。临床上常采用Keith-Wagener分类法将高血压视网膜病变分为4级：Ⅰ级：主要表现为血管收缩、变窄。视网膜动脉普遍轻度变窄，特别是小分支，动脉反光带增宽，有静脉隐蔽现象，在动静脉交叉处透过动脉看不到其下的静脉血柱；Ⅱ级：主要表现为动脉硬化。视网膜动脉局限性或普遍性缩窄，反光增强，呈铜丝或银丝状，可见动静脉交叉压迫征（Gunn征、Salus征）；Ⅲ级：主要表现为渗出，可见棉绒斑、硬性渗出、出血以及广泛微血管改变；Ⅳ级：在Ⅲ级改变的基础上，同时伴有视盘水肿和动脉硬化的各种并发症。

（2）急进型（恶性）HRP：血压在短期内突然急剧升高，引起视网膜及脉络膜血管代偿失调。急进型高血压常伴有眼底、肾脏和大脑损害，眼底最主要的表现为视盘水肿和视网膜水肿，称为高血压性视神经视网膜病变。同时视网膜可见火焰状出血、棉绒斑、硬性渗出及脉络膜梗死灶（Elschnig 斑）。

高血压还可因心力衰竭而表现为眼睑水肿，或因脑出血或梗死而发生瞳孔、视野、眼球运动等相应的病理性改变，部分患者出现结膜下出血。

二、糖尿病

糖尿病引起的眼部并发症较多，其中以晶状体和眼底病变最常见，这与糖尿病的病程长短有密切关系，病程在 20 年以上者，几乎所有患者都有眼部并发症。

1. 眼前部并发症　①角结膜：泪膜稳定性降低，球结膜小血管迂曲扩张并有微血管瘤，角膜知觉减退。②虹膜：虹膜红变，常发生于晚期及青少年糖尿病患者，原因是广泛的视网膜缺血，血管内皮生长因子刺激虹膜和房角产生新生血管，在虹膜表面尤其是瞳孔缘处见有细小的新生血管，并发展到虹膜周边部，称为虹膜红变。如新生血管波及房角时，房水排出障碍，进而发生新生血管性青光眼。有些患者也可伴有虹膜睫状体炎，前房有闪辉等炎性改变，局部应用糖皮质激素及散瞳剂有效。③晶状体：高血糖可使晶状体纤维肿胀变性、混浊，形成白内障。④屈光不正：血糖升高，血液内无机盐含量减少，房水渗透压降低，房水渗入晶状体，使其变凸，屈光度增加，发生突发性近视或原有老视症状减轻，一般可有 3~4D 屈光度变化。⑤眼球运动障碍：可出现眼球运动神经麻痹，从而引起复视和眼球运动障碍，糖尿病患者动眼神经麻痹时，瞳孔通常不受累。一般眼肌麻痹常在 1~2 个月内恢复。

2. 眼后部并发症　包括糖尿病视网膜病变、视神经病变及视神经萎缩等，其中糖尿病视网膜病变是糖尿病微血管病变中最重要的表现之一（参见视网膜病）。

三、肾脏疾病

肾脏疾病引起的眼病以急性肾小球肾炎（acute glomerulonephritis，AGN）和慢性肾小球肾炎（chronic glomerulonephritis，CGN）多见。

1. 急性肾小球肾炎　儿童或青少年多见。常表现为眼睑水肿，多数患者眼底无异常，少数可有视盘水肿，视网膜轻度水肿、出血、渗出、血管痉挛、狭窄等。随着病情好转，眼底可恢复至正常。

2. 慢性肾小球肾炎　多有眼睑水肿，常伴有因高血压和贫血引起的眼底病变，视盘常因贫血而色泽变淡，视网膜弥漫性水肿、火焰状或片状出血、棉绒斑或星芒状硬性渗出，视网膜动脉呈铜丝状或银丝状，有动静脉交叉压迫征，严重者可引起渗出性视网膜脱离。若出现视盘水肿，多数预后不良。

四、甲状腺相关眼病（thyroid associated ophthalmopathy，TAO）

是一种自身免疫性疾病（参见眼眶病）。

五、血液病

1. 贫血　急性大量失血可引起结膜苍白，眼底表现为视盘色淡、水肿，动静脉血管变细，并可见棉绒斑等。若合并前部缺血性视神经病变时，可出现相应的视力和视野损害。慢性长期失血，还可见眼睑水肿，如果血红蛋白浓度或红细胞计数降低到正常值的 30%~50%，可出现眼底变化，主要表现为视网膜颜色变浅、血管变细及视网膜出血。恶性贫血者可有视网膜、脉络膜出血。

2. 白血病　眼部病变多发生在血液循环丰富的组织，如视网膜、脉络膜、眼眶等处。眼底表现为视网膜出血，典型的 Roth 斑，视网膜深层点状或浅层火焰状出血，视网膜静脉迂曲扩张，可有白鞘，并有微动脉瘤形成，有时可见渗出。虹膜浸润类似虹膜睫状体炎表现。白细胞浸润可引起眼眶占位性病变，发生眼球突出，称为绿色瘤，多见于小儿。若出现绿色瘤提示病情严重，预后不良。

3. 真性红细胞增多症　是指各种原因导致红细胞数目显著增加。当红细胞超过 $(6～6.3)×10^{12}/L$ 或血红蛋白含量超过 170g/L 以上时，可出现视物模糊、飞蚊症、畏光、复视等症状。眼睑皮肤及结膜血管充血扩张呈紫红色，视网膜静脉迂曲扩张呈紫红色或紫黑色，严重者发生视网膜中央或分支静脉阻塞，视盘充血水肿等。

六、结核病

眼部结核多继发于全身结核病，一般发生在身体其他部位原发性结核痊愈或钙化后，很少发生于活动性结核病灶者。除晶状体外，眼部各组织均可感染结核。

1. 眼睑结核　初期表现为大小不等的硬结，以后发生干酪样坏死，形成溃疡及瘘管，经久不愈，痊愈后常形成瘢痕引起睑外翻。
2. 泪器结核　以结核性泪腺炎多见。
3. 结膜结核　多见于青少年，常表现为泡性结膜炎。
4. 角膜结核　以角膜基质炎最为常见。该病为角膜对结核分枝杆菌蛋白的一种过敏反应，多发生在年轻女性，易反复发作。
5. 巩膜结核　多由邻近病灶感染所致，也可因对结核分枝杆菌蛋白的过敏而产生外层巩膜炎、前巩膜炎及后巩膜炎，如病变向角膜扩展，可形成三角形或舌状角膜浸润区，称为硬化性角膜炎。
6. 结核性葡萄膜炎　结核是内因性葡萄膜炎的重要原因之一。结核性虹膜睫状体炎其虹膜表面可见 Koeppe 结节，羊脂状角膜后沉着物；脉络膜粟粒状结核是肺粟粒状结核在眼部的表现，多见于小儿，表现为脉络膜上大小不一的黄白色圆形结节，微隆起，多位于眼底后极部。
7. 视网膜、视神经结核　主要表现为视网膜淡黄色病灶、球后视神经炎或视盘炎。视网膜静脉周围炎常见于年轻男性患者。
8. 眼眶结核　以结核性骨膜炎较为常见，多发生于儿童或青年，易形成瘘管，病程迁延，经久不愈。

七、亚急性细菌性心内膜炎

心脏瓣膜赘生物脱落形成栓子阻塞小血管可出现眼睑和皮下小出血点或出血斑，其中心部常呈灰白色。球结膜下出现点状、线状或火焰状出血点。细菌栓子经血流至视网膜血管可发生视网膜中央或分支动脉阻塞、眼内炎、脓毒性视网膜炎，在视盘附近的视网膜出现出血和渗出，出血数量和形状不一。

八、风湿热及类风湿关节炎

风湿热在眼部可表现为眼睑轻度水肿、痉挛；虹膜睫状体炎；视网膜脉络膜炎等。类风湿性关节炎在眼部可表现为干燥性角结膜炎、结节性外层巩膜炎、非肉芽肿性虹膜睫状体炎、全葡萄膜炎等。

九、钩端螺旋体病

钩端螺旋体病急性期可见结膜充血、结膜下出血及巩膜黄疸，在恢复期后 2～6 周可发生双眼急性虹膜睫状体炎或全葡萄膜炎而导致不同程度的视力障碍，眼底可见黄白色渗出，亦可见出血。若累及视神经则表现为视盘充血，边缘模糊，静脉充盈纡曲。少数病例可伴发角膜炎、巩膜炎、球后视神经炎或眼外肌麻痹。一般来说，本病多为轻型或良性，对糖皮质激素反应良好，预后较好。

十、结节病

结节病其眼部并发症以慢性肉芽肿性葡萄膜炎为多见：有羊脂状角膜后沉着物、虹膜 Koeppe 及 Busacca 结节、虹膜后粘连以及前部玻璃体中雪球状混浊团块、视网膜和脉络膜黄白色结节、静脉血管旁白鞘、黄斑囊样水肿及视盘水肿等。眼睑皮肤、眼眶、睑结膜及球结膜可有小结节，并可伴有泪腺肿大以及泪腺浸润所致的干性角膜炎。本病的确诊需行结膜结节病理检查。

十一、流行性出血热

流行性出血热眼部表现多为眼睑出血斑点、皮下出血、眼睑水肿、结膜下出血、视网膜出血、水肿和血管痉挛等。常伴有眼眶疼痛，偶有眶内出血。

十二、维生素缺乏

1．维生素 A 缺乏　婴幼儿血维生素 A 水平低于 500g/L 即构成维生素 A 缺乏症，在眼部可有夜盲、角结膜干燥症，严重时形成角膜软化症。角膜软化症多见于 4 岁以下的儿童，常累及双眼，表现为夜盲，结膜干燥，角膜呈灰白色或灰黄色混浊，进而自溶坏死形成溃疡，严重者可穿孔形成角膜葡萄肿或眼球萎缩而致失明。

2．维生素 B_1 缺乏　眼部表现有角结膜上皮损害、浅层角膜炎、眼肌麻痹、眼球震颤、球后视神经炎和视神经萎缩等。

3．维生素 B_2 缺乏　可出现睑缘炎、结膜炎、酒糟鼻性角膜炎、角膜缘新生血管形成等。

4．维生素 C 缺乏　可出现眼睑、结膜、前房、玻璃体、视网膜和眼眶等部位出血。

5．维生素 D 缺乏　常见于 3 岁以下儿童，可引起眼球突出、眼睑痉挛、屈光不正和低钙性白内障。

6．维生素 E 缺乏　主要影响视网膜色素上皮功能，可导致视力减退。

7．维生素 K 缺乏　少数发生视网膜出血，若有颅内出血可引起颅内高压致视盘水肿及皮质盲。

8．维生素 PP 缺乏　表现为视神经炎或视网膜炎。

第二节　外科病的眼部表现

病　例　患者赵某，女，48 岁，1 个月前因车祸致脑挫伤、颅内出血。1 周前出现左眼视物不清，既往无高血压、糖尿病等全身疾病史。眼科检查：右眼视力 1.0，左眼视力手动/眼前，左眼直接对光反应迟钝，玻璃体腔内呈血性混浊，眼底窥不清。B 超检查：左眼玻璃体内点状及连续条带状回声，不与后极部球壁相连，视网膜未见异常。颅脑 CT 显示：左侧额叶软组织挫伤。

讨论题　1．该患者的诊断是什么？应与哪些疾病相鉴别？
　　　　　2．请提出目前的治疗方案。

一、颅脑损伤

根据外伤部位、暴力程度、受伤方式的不同而有不同的眼部表现。

1. **硬脑膜外血肿** 常见于顶骨或颞骨骨折，本病在眼部的重要体征为瞳孔改变。伤后几分钟同侧瞳孔缩小，持续数分钟后瞳孔散大，此时多可挽救患者生命。1～2小时后呈僵直性散大，如果一侧或双侧瞳孔散大达30分钟以上，则存活率极低。此外，本病还可伴有眼球运动神经麻痹。

2. **硬脑膜下血肿** 眼部表现为同侧瞳孔散大，病情较重者常出现视盘水肿、视网膜水肿、静脉充盈、眼球运动神经麻痹。

3. **颅底骨折** 在眼部可表现为双侧眼睑、结膜、眼眶皮下淤血。颅前凹骨折时还可有眼球突出或眼眶皮下气肿。颅中凹骨折时还可有搏动性突眼，动眼神经麻痹。

4. **颅骨骨折** 常同时伴有视神经管骨折，若压迫视神经可引起失明。

5. **视路损伤** 严重的颅脑损伤可引起不同部位的视路损伤，如视交叉、视束损伤，产生相应的视野缺损，或伴有眼球运动神经麻痹。

二、与外伤有关的视网膜病变

1. **远达性视网膜病变（Purtscher's retinopathy）** 严重的胸腹部挤压伤或粉碎性骨折后发生的间接性眼部损伤，称为远达性视网膜病变，又名Purtscher病。眼底可见视网膜水肿、渗出、出血、棉绒斑及黄斑改变，荧光素眼底血管造影显示眼底小动脉阻塞及渗漏。此外还可伴有眼睑及结膜充血水肿、眼球突出。

2. **Terson综合征** 本病是由于蛛网膜下腔出血引起的玻璃体和视网膜前出血。约2/3的蛛网膜下腔出血患者伴有眼内出血，约6%伴有玻璃体积血。本病多见于30～50岁患者。根据颅内出血的病史，排除眼部自身出血性疾病后，如患者突然视力下降，并伴有玻璃体或视网膜出血，即可以诊断。

3. **婴儿摇晃综合征** 其发病机制可能是在摇晃婴儿时由于加速和减速运动导致硬脑膜的桥状血管撕裂出血，导致颅内压升高，从而引起视网膜出血。眼部出现视网膜出血及棉绒斑。视网膜出血一般可完全吸收，视力恢复正常，少数患者可有视神经萎缩和黄斑部的瘢痕形成。

4. **Valsalva视网膜病变** 腹腔内压力（如咳嗽、呕吐、举重、用力排便）突然升高，可使眼内静脉压上升到足以使黄斑毛细血管破裂的程度，出血一般位于内界膜下，通常较小，偶有1～2PD，视力仅稍有下降，预后好，出血多在数月内自行消退。

第三节 神经与精神疾病的眼部表现

> **病例** 患者程某，女，35岁，双眼视力下降伴左侧面部及双手指、足趾尖麻木和双下肢无力10余天。1年前曾发生双眼视力下降伴头晕，未曾诊治，1周后症状自行消退。全身检查：行走不便，左侧面部、双手及双下肢痛觉减退，双下肢肌力减退。眼部检查视力：右眼数指/10cm，左眼数指/眼前，均不能矫正，眼压：右眼16mmHg，左眼15mmHg。左眼球轻度水平震颤，双眼瞳孔稍大，直接对光反应迟钝。VEP显示：双眼P_{100}波潜伏期延长，振幅值降低。MRI显示：T2加权像见患者大脑双侧脑白质、脑室周围及脑干均见多处小灶性高信号斑。
>
> **讨论题**
> 1. 该患者的可能诊断是什么？应与哪些疾病鉴别？
> 2. 应进一步对该患者做哪些检查？

1. **多发性硬化**（multiple sclerosis）眼部最常见的损害为双眼或单眼球后视神经炎。常反复发作，重者遗留视神经萎缩。此外，少数患者还可有复视、眼肌麻痹、眼球震颤、上睑下垂、Horner 综合征等。

2. **视神经脊髓炎**（neuromyelitis optica）又称 Devic 病，是视神经与脊髓同时或相继受累的急性或亚急性脱髓鞘病变。常表现双侧急性视神经炎或球后视神经炎，可同时或先后发生脊髓炎引起截瘫，视力多急剧下降，甚至失明。视野表现中心暗点或哑铃状暗点，向心性缩窄。偶伴有眼外肌麻痹。

3. **肝豆状核变性** 又称 Wilson 病，眼部的特征性改变为角膜棕黄色色素环（Kayser-Fleischer 环），裂隙灯下检查可见角膜缘处 2～3mm 色素颗粒组成的环，位于角膜后弹力层及角膜深层，近中心处色淡，近边缘处色浓，呈黄绿色或棕黄色。少数患者可伴有夜盲，晶状体前囊或前囊下葵花状混浊。

4. **重症肌无力**（myasthenia gravis）常伴有眼外肌受累，表现为上睑下垂、复视、斜视等。若病变仅发生在眼肌，称为眼型重症肌无力。临床上常用新斯的明注射以明确诊断。

5. **脑血管疾病** 因脑血管阻塞部位不同，眼部的表现也不同。单眼一过性黑矇系同侧颈内动脉眼支缺血的特征性改变，颈内动脉阻塞还可引起患侧缺血性视神经病变、视网膜中央动脉阻塞等；大脑中动脉阻塞则可引起双眼病灶对侧的同侧偏盲，无黄斑回避；基底动脉阻塞时，可出现瞳孔缩小及第Ⅲ、Ⅳ、Ⅵ颅神经麻痹；大脑后动脉阻塞则表现为皮质盲或双眼病灶对侧的同侧偏盲伴黄斑回避；眼动脉阻塞时出现视力丧失、眼底供血不足的表现；脑出血的常见部位为内囊出血，在急性昏迷时，眼部表现为双眼向病灶侧凝视。

6. **颅内肿瘤** 在眼部可有两大类表现：一类因肿瘤引起颅内高压而发生视盘水肿及一过性黑矇，晚期可出现视神经萎缩；另一类则为视野的改变，其特征与肿瘤定位有关。额叶肿瘤表现为向心性视野缩小，伴患侧视神经萎缩、对侧视盘水肿，称为 Foster-Kennedy 综合征；垂体腺瘤可引起双侧原发性视神经萎缩及双颞侧偏盲；颞叶肿瘤表现为对侧上方象限同侧偏盲；顶叶肿瘤可引起对侧下方象限同侧偏盲；枕叶肿瘤多出现对侧同向偏盲且常有黄斑回避。

7. **颅内炎症** 因炎症病变部位不同，眼部的表现也不同。可有上睑下垂、眼球震颤、眼外肌麻痹、瞳孔大小改变、对光反应迟钝或消失，也可出现视盘水肿、视神经网膜炎或视神经萎缩等。

8. **癔症** 癔症多发生于情绪不稳的患者，往往有精神刺激或情绪激动的病史。眼部症状表现多种多样，但瞳孔及眼底检查正常。癔症患者发病时常有诱因，所有症状均可在暗示情况下缓解或消除。

第四节　药源性眼病

> **病　例**　患者李某，男，31 岁，因双眼反复红、痒 1 年、胀痛 1 个月就诊。既往因患双眼慢性结膜炎应用妥布霉素地塞米松滴眼液，每日 3～4 次，约 1 年。眼科检查视力：右眼 0.4，矫正 -2.50 DS =1.0，左眼 0.5，矫正 -2.00 D =1.0，右眼眼压 44 mmHg，左眼眼压 45 mmHg，双眼结膜充血，上睑可见少量滤泡和乳头增生，角膜透明，前房正常深浅，晶状体后囊下斑点状混浊，眼底视盘右眼 C/D 约 0.6，左眼 C/D 约 0.4。房角镜检查：双眼房角开放，小梁网色素右眼Ⅳ级，左眼Ⅲ级。OCT 示：右眼视网膜神经纤维层上方萎缩变薄，左眼大致正常。视野示：右眼下方弓形缺损与盲点相连，左眼大致正常。
>
> **讨论题**　1. 该患者的诊断是什么？需与哪些疾病鉴别？
> 　　　　　2. 采取的治疗方案是什么？

第二十二章　其他系统疾病的眼部表现

药源性眼病是指由于应用药物所致的眼病，多种药物全身或局部应用可引起眼部损害，常见的有糖皮质激素、氯喹、氯丙嗪、洋地黄、胺碘酮、乙胺丁醇、利福平、避孕药、抗恶性肿瘤药物等。这些药物长期大量应用可能导致眼部的可能损害：如引起视物模糊及视物变色、角膜的损害、眼外肌麻痹、激素性青光眼、激素性白内障、细菌性角膜炎、单纯疱疹病毒性角膜炎及真菌性角膜炎、中心性浆液性视网膜脉络膜病变，或使原有病变加重，甚至发生泡状视网膜脱离，也可能发生视神经炎、视神经视网膜炎、损伤盘斑束而引起视力减退，视野中心暗点，色觉障碍等症状，甚至出现视神经萎缩、视神经炎等病变。所以在眼科临床工作中，要询问病人用药史。至于用药史与眼病是否相关，需要根据药理学、药物学谨慎鉴证。

（张铭连）

第五节　儿科病的眼部表现

> **病　例**　林某某，女性，出生后 8 天。患者因双眼红 3 天伴有脓性分泌物来就诊，询问病史，该患儿系 33 周的顺产早产儿，出生体重 1400g，生后有吸氧史，其母有性病史。眼科检查：双眼睑、结膜高度充血水肿、结膜囊有大量脓性分泌物，角膜透明，双眼玻璃体腔见黄白色增殖条索和新生血管。
>
> **讨论题**　1. 考虑患儿为何疾病？处理对策是什么？
> 　　　　　2. 患者尚需排除哪些其他系统疾病？
> 　　　　　3. 要进一步做哪些必要的检查？

1. 产伤　新生儿经过产道时或因难产尤以产钳分娩者，因头部受挤压，常可发生一些眼部损伤，如眼睑出血、挫伤或上睑下垂；结膜出血、水肿；角膜上皮擦伤、角膜实质层水肿或后弹力层皱褶；前房积血、虹膜根部离断、视网膜出血或玻璃体积血、晶状体脱位或外伤性白内障、眼肌麻痹、眼眶骨折，甚至眼球脱位。部分患儿因头部受挤压而发生颅内出血或静脉窦撕裂而引起颅内血肿，从而发生颅内高压、蛛网膜下腔出血，导致视盘水肿、视网膜前出血、玻璃体积血或眼球运动神经的麻痹及瞳孔异常。不少婴幼儿的一些原因不明的弱视、斜视、视神经萎缩、眼球震颤、眼球凹陷等均可能与产伤有关。

2. 早产儿视网膜病变综合征　早产儿视网膜病变以往曾称为 Terry 综合征或晶状体后纤维增生症，后者仅反映了该病的晚期表现。孕期 34 周以下，出生体重小于 1500g，生后吸氧史，发生率约 60%，孕期更短或出生体重更低者，发生率可达 66% ~ 82%。早产儿视网膜病变综合征应与家族性渗出性玻璃体视网膜病变鉴别。后者属常染色体显性遗传，患儿为足月生，无吸氧史，有家族史，临床表现和处理基本同早产儿视网膜病变。

【病因】　在血管未完全发育成熟期间，大量的氧气将促使发育不成熟的血管发生收缩与阻塞，因而阻止了其正常的视网膜血管的发育，未完全血管化的视网膜对氧产生血管收缩和血管增殖而引起早产儿视网膜病变。

【病程与分期】　各期变化见（表 22-1）。

此外，视网膜后极部血管扩张、扭曲，称为"附加"病变，预示急性进展。

【治疗】　早产儿视网膜病变一旦发生，进展很快，可有效治疗的时间窗口很窄，因此应对 37 周以下早产儿出生后及时检查，对高危者应每周检查。30% 1 期患儿可自愈。在第 2 ~ 3 期进行激光或冷冻治疗无血管区。第 4 ~ 5 期，行玻璃体手术切除增殖的纤维血管组织，同时做光凝，以挽救视力。

3. 麻疹　麻疹初期病儿常有畏光、流泪、结膜充血等急性卡他性结膜炎表现，后期可因继发感染而产生脓性分泌物，重者可发展成为角膜溃疡。有时因高热，营养摄入不足或消耗过大，发生维生素 A 缺乏，而导致角膜软化。少数病儿因继发感染及全身抵抗力下降引起败血症而发生转移性眼内炎，最终引起眼球萎缩。

4. 流行性腮腺炎　妊娠期妇女若患腮腺炎，其出生的婴儿往往会有小眼球、小角膜、角膜混浊及先天性白内障等眼部先天异常。儿童患腮腺炎，可有眼睑充血、水肿，上睑下垂或睑裂变窄，或可伴有急性泪腺炎。少数病例发生结膜炎、浅层点状角膜炎或深层角膜炎。有的于腮腺炎痊愈 10 天左右发生虹膜睫状体炎。也有视网膜静脉充盈、迂曲，甚至发生血管阻塞者。少数病儿并发视盘炎或球后视神经炎。

表22-1　早产儿视网膜病变综合征国际分类法

部位	
	Ⅰ区：以视盘为中心，60°范围内的后部视网膜
	Ⅱ区：从Ⅰ区向前到鼻侧锯齿缘的距离的圆形范围
	Ⅲ区：余下的颞侧周边视网膜
范围	按累及的钟点数目计
严重程度	
	第1期：在血管化与非血管化视网膜之间存在分界线
	第2期：分界线抬高、加宽、体积变大，形成嵴
	第3期：嵴伴有视网膜外纤维血管组织增生，按增生量分为轻、中、重
	第4期：不完全视网膜脱离：A. 不累及中心凹；B. 累及中心凹
	第5期：漏斗状视网膜全脱离。前部及后部可分别开放或关闭

5. 白喉　白喉患者常可发生卡他型、假膜型或坏死型的膜性结膜炎，以致眼睑红肿、触痛，结膜充血；脓性分泌物紧密黏附于结膜表面很难除去。除去膜后，其下的结膜多有出血。少数严重者结膜可留下瘢痕，以致眼睑内翻倒睫。有时因膜性结膜表面粗糙，引起角膜炎症及溃疡。白喉患者常因毒素损伤神经系统而发生眼肌麻痹和调节功能障碍，一般均在发病后 2～8 周时发生，但预后良好。

6. 百日咳　百日咳常可引起眼睑水肿，眼睑皮下出血及结膜下出血，严重者可有前房积血、视网膜出血，甚至玻璃体积血。除玻璃体积血较难吸收外，其余各部出血均可于咳嗽减轻时自行吸收，预后良好。

7. 急性细菌性痢疾　急性细菌性痢疾可因失水而引起眼睑皮肤干燥及眼球内陷，也可因营养不良导致维生素 A 缺乏。中毒性痢疾有时可出现视网膜动脉痉挛和视网膜水肿。累及大脑枕叶皮层时可引起皮质盲。少数患者可伴有结膜炎、虹膜睫状体炎或视神经炎。

第六节　妇产科病的眼部表现

病　例　患者，王某某，女性，34 岁，左眼视物不清 2 天。患者妊娠 8 个月，血压 160/100mmHg。眼科检查：双眼睑无水肿，结膜轻微充血，双眼前节正常，眼底检查见视网膜动脉狭窄，视网膜出现散在性棉绒斑及出血。

讨论题　1. 患者可能的诊断是什么？如何处理？
　　　　2. 需要进一步做哪些必要的检查？

妊娠高血压综合征（简称妊高征）这是妊娠特有的以高血压发病为主的综合病症。妊娠高血压综合征眼部表现为眼睑皮肤及结膜水肿。球结膜血管改变也较常见：首先为结膜小动脉痉挛，以后可发生毛细血管弯曲以及结膜贫血等改变。这些血管的改变往往较视网膜血管改变为早。严重的妊娠高血压综合征患者球结膜的小血管多呈蛇形状态，这种结膜的血管改变在分娩后一周可仍然存在，一般产后6周左右才逐渐恢复正常。妊娠高血压综合征的眼底改变与急性高血压性视网膜病变基本相同，初期为视网膜动脉血管痉挛；随之视网膜动脉显著狭窄，视网膜普遍水肿，视网膜可出现棉绒斑及出血，患者常出现高血压性脉络膜病变而引起浆液性视网膜脱离。然而这种浆液性视网膜脱离及眼底出血、棉绒斑及视网膜动脉血管的改变在产后血压恢复正常以后，多能自行恢复。妊娠高血压综合征视网膜病变出现的迟早、程度的轻重，与胎儿及孕妇的健康密切相关。病变广泛者，胎儿死亡率较高，也影响孕妇产后的视力。反之则胎儿死亡率低，孕妇的视功能可无改变。在发生严重的视网膜病变时，应考虑终止妊娠以保护孕妇视力。

第七节　皮肤病与性病的眼部表现

> **病　例**　患者，周某，女性，48岁，双眼干涩不适2年，伴有口干、关节疼痛。眼科检查：双眼睑无水肿，结膜充血，泪河消失，角膜上皮点状脱失，KP（−），前房深，房水（−）；泪膜破裂时间3秒，Schirmer实验1mm/5min。
>
> **讨论题**　1. 患者可能的诊断是什么？
> 　　　　　2. 如何进一步检查？

1. 红斑狼疮　几乎所有眼部组织均可受累，但巩膜炎、结膜炎及干性角膜结膜炎最为常见。外眼损害主要为眼睑红斑及水肿。眼底最主要的改变是后极部视网膜在急性期可出现很多棉绒斑，但在缓解期可以消失。部分患者可有视网膜血管炎、视网膜动脉或静脉阻塞、视网膜深层及浅层的出血、视盘水肿、继发性视神经萎缩以及因神经系统的损害引起的复视及眼球震颤等。

2. Sjögren综合征　是一种以侵犯唾液腺和泪腺为主的自身免疫性疾病。特征是全身多发性干燥症，包括眼部、皮肤、黏膜、泪腺、唾液腺及其他排泄管腺存在分泌障碍。多见于中老年女性。眼部由于结膜角膜干燥常有异物感、刺痛、眼干涩及畏光等症状。眼睑皮肤干燥或轻度水肿，结膜干燥、充血，角膜上皮点状脱落，荧光素染色呈阳性，泪膜破裂时间变短。

3. 白塞综合征（参见第十四章）。

4. Stevens-Johnson综合征　眼部表现为严重的结膜、角膜炎；眼睑红肿、糜烂；结膜有大量的脓性分泌物或假膜形成。愈后结膜面呈大片瘢痕面而致睑球粘连、眼睑内翻、倒睫以及泪腺管阻塞引起的干眼症。严重病例可发生角膜溃疡、穿孔，或眼内化脓性感染，使视力丧失或眼球萎缩。

5. 麻风　麻风在眼部损害可表现为：眉毛、睫毛可以部分或全部脱落；眼睑出现结节，粗糙变厚，导致上睑下垂、眼睑萎缩、眼睑外翻或呈兔眼；结膜可有卡他性结膜炎，结膜分泌物中可发现大量麻风杆菌；角膜易发生上皮脱落、溃疡或浅层点状角膜炎，有时也可有深层角膜炎，角膜也可因三叉神经受损而发生神经麻痹性角膜炎；麻风患者也可发生虹膜睫状体炎，虹膜表面可出现粟粒性小结节或孤立性麻风结节；麻风尚可导致眼球运动神经麻痹而出现眼球运动障碍。角膜的深层炎症和溃疡或因角膜暴露及三叉神经损害致角膜混浊，是麻风致盲的主要原因之一。

6．淋病　淋病是由淋病双球菌引起的性传播疾病。眼部表现为淋菌性结膜炎，本病是新生儿最严重的急性化脓性结膜炎，常致眼睑、结膜高度充血水肿、结膜大量脓性分泌物，容易侵犯角膜产生角膜溃疡、角膜穿孔而致失明。

7．梅毒　梅毒在眼部的表现可分为先天性与后天性梅毒两大类。①梅毒螺旋体可通过胎盘传给胎儿，引起先天性梅毒，其眼部表现主要是角膜基质炎及脉络膜视网膜炎。后者在眼底周边表现有许多细小棕色或黑色尘状色素小点，或黄灰色脱色素斑点，形成典型的"椒盐"状眼底；也有表现为大的孤立病灶，或与视网膜色素变性改变相似者。部分患者可出现视神经萎缩；②由梅毒螺旋体的直接接触感染引起。一般可分为三期。早期梅毒可表现为接触部位的皮肤或黏膜发生下疳。眼睑、结膜偶有下疳发生。约 5% 的二期梅毒患者可出现急性虹膜睫状体炎，常与皮疹同时出现，多在初期感染后 4~6 个月发生。其表现与一般虹膜睫状体炎并无明显差异，但有时也可在虹膜表面出现结节，或形成典型的梅毒性蔷薇疹。少数患者也可出现脉络膜视网膜炎或单侧角膜基质炎，甚至视网膜血管阻塞或脉络膜梅毒瘤。三期梅毒多在感染后 20~30 年发生，瞳孔缩小、光反射消失而近反射正常的典型的 Argyll-Robertson 瞳孔。20% 的脊髓痨患者可伴有原发性视神经萎缩。脑膜血管梅毒多损害颅底部脑膜，因而可引起眼球运动神经的麻痹以及视神经炎和继发性视神经萎缩。

8．获得性免疫缺陷综合征　获得性免疫缺陷综合征又称艾滋病。本病的不同时期均可累及眼部，引起视力损害或丧失。①微血管病变：球结膜微血管管腔不规则、节段性血柱、毛细血管瘤、小动脉狭窄等；眼底视网膜棉绒斑，后极部片状、火焰状出血及 Roth 斑，毛细血管瘤及血管白鞘等；黄斑区视网膜水肿和渗出。②眼部感染：巨细胞病毒性视网膜炎、弓形虫性视网膜脉络膜炎、眼带状疱疹，可为首发症状，表现为皮疹重、病程长，常合并角膜炎、葡萄膜炎；水痘带状疱疹病毒性视网膜炎或急性视网膜坏死；角膜炎，可为单纯疱疹性、真菌性或细菌性眼内炎，多为真菌性。③眼部肿瘤：卡氏肉瘤，肉瘤位于眼睑、结膜、睑板腺、泪腺、虹膜或眼眶等部位。以下睑、下穹窿部为最早发生部位。肉瘤呈暗红、青紫或鲜红色，扁平斑状、片状、结节状或弥漫性，孤立或多发性；眼眶淋巴瘤：表现为上睑下垂、眼球运动障碍、瞳孔对光反射迟钝或消失。④神经性眼部异常：有脑血管性并发症时，第Ⅲ、Ⅳ、Ⅵ脑神经障碍，引起上睑下垂、眼肌麻痹、视盘水肿、视盘炎、球后视神经炎、视神经萎缩；偶见巩膜炎、虹膜睫状体炎、葡萄膜炎或继发性青光眼。

第八节　口腔科病的眼部表现

> **病　例**　患者：葛某某，男性，58 岁，左眼球突出 1 天，伴眼眶部疼痛，眼睑红肿，视物模糊。既往史：糖尿病 8 年，拔牙后 4 天。查体体温：38.7℃，精神萎靡。视力右 1.0，左 0.6，左眼球突出固定，眼睑充血肿胀，眼睑张力高，皮肤温度高于右侧，有触痛，未触及肿物。球结膜充血水肿，部分脱出睑裂。瞳孔直径 5mm，直接对光反应消失。CT 显示：左眼眶软组织弥漫密度增高，眼球突出，眼外肌增粗，眼环增厚。
>
> **讨论题**　1. 该患者的诊断。
> 　　　　　2. 请分析可能的病因。

1．齿槽脓肿　可引起眼部对细菌毒素或组织蛋白分解产物的过敏反应，表现为角膜炎、葡萄膜炎或眶蜂窝织炎。拔牙后感染可引起虹膜睫状体炎、化脓性眼内炎或眶蜂窝织炎。

2. 下颌瞬目综合征（marcus gunn syndrom） 三叉神经与动眼神经中枢或末梢有异常的联系，多为单侧。当张口和下颌向左右活动时，睑裂发生变化，上睑提起，睑裂开大甚至超过健眼；咀嚼时，眼睑随下颌的咀嚼运动不停地瞬目。

第九节 耳鼻喉科病的眼部表现

> **病　例**　患者：王某某，女，50岁，右眼球突出，复视，视力丧失 2 个月，伴涕血 1 年，右颈部肿块 4 个月，右耳鸣，重听，右面颊部麻木感 1 个月。查体：右眼球突出度 15mm，上睑下垂，眼球固定，球结膜充血水肿，突出睑裂，眶上及内侧可触及肿物，质硬固定。右侧颈部可触及 5cm×4cm 大小肿块，质硬，无活动，无痛。双侧鼻甲不大，中鼻道宽敞，无脓性分泌物。鼻咽部右侧咽隐窝饱满，粗糙伴血痂。CT 显示：右眶尖不规则高密度影，鼻咽腔肿物及广泛骨破坏。
>
> **讨论题**　试述该患者的临床诊断。

1. 炎症性疾病　①中耳炎可引起眼睑闭合不全（面瘫所致）、眼球震颤（累及内耳所致）、Gradenigo 综合征（乳突炎累及颞骨岩部所致）表现为眼球后部痛，外直肌麻痹。②扁桃体炎可引起虹膜睫状体炎、全葡萄膜炎、急性结膜炎和角膜溃疡。③鼻窦炎可引起眶蜂窝织炎、眶内脓肿、眶反应性水肿和眼球突出。

2. 鼻窦肿瘤　侵入眼眶，造成眼球突出、眼球移位，累及视神经引起视力下降。

3. 鼻咽癌　常因眼部转移症状而到眼科首诊。因肿瘤经颅底破裂孔等处侵入脑部可有第 Ⅲ～Ⅶ 脑神经及视神经受损；肿瘤进入眼眶引起眼球突出；还可有眼外肌麻痹、斜视及 Horner 综合征；因三叉神经受损引起神经麻痹性角膜炎或溃疡。

思考题

1. 为什么在诊治眼病时要考虑到眼部以外疾病？
2. 举例说明眼部检查对诊断其他系统疾病的意义。
3. 举例说明哪些全身疾病可以引起眼部表现？

（徐国兴）

第二十三章　眼科常用药物概述

眼科医生在选择药物治疗眼病时，除了严格掌握适应证外，应对药物在眼局部作用的药物动力学和药效学有所了解，同时，治疗时应有整体观念，全身系统性疾病或远离眼部的局限性病灶，也有可能是造成眼病的原因，同样眼病的治疗也要考虑到全身情况。

一、眼科局部用药的药物动力学

药物要在眼局部作用部位达到有效浓度和发挥治疗作用，与给药的方式和剂量、药物吸收率、组织中的结合和分布、循环药量、组织间的转运、生物转化及代谢等有关。局部用药先分布到泪膜，由泪膜转运入眼表，再转运到眼球内。由于角膜内皮层的细胞间有紧密连接，药物不能经细胞外间隙进入，只能由细胞膜转运。药物浓度越高，溶解度越大，进入角膜的药量越多；药物黏滞性越高，与角膜接触时间越长，药物吸收越多。另外，角膜上皮和内皮细胞均有脂性屏障，而泪液和角膜基质又为水溶性，因此药物最好具备脂溶性和水溶性。滴眼液中的表面活性物质能够影响角膜上皮细胞膜屏障作用而增加药物的通透性。此外，滴眼液的pH值和渗透压如偏离眼局部生理值太大，也影响药物的吸收。

此外，药物尚可从眼表结构中的血管吸收，通过血循环进入眼球内，或经结膜、筋膜和巩膜直接渗透到眼球内。药物到达眼内后主要通过房水弥散分布到眼前部各组织，少量可经玻璃体弥散到后段。药物多在作用部位代谢后经房水或直接入静脉回流排走。

进入血液循环内的药物，最终抵达眼内组织需通过不同的眼内屏障，这些屏障主要为血-眼屏障（blood ocular barrier）。从解剖部位可将血-眼屏障分为血-房水屏障（blood aqueous humor barrier）和血-视网膜屏障（blood retinal barrier）。药物穿透这类屏障的能力与穿过一般生物膜（如角膜、细胞膜）的能力相同，这种穿透能力取决于药物的化学结构、分子大小和溶解性。血-眼屏障的崩溃（眼内炎、前房穿刺及内眼手术等）可大大提高药物的眼内通透性。

二、眼科常用药剂型及给药方式

1. 常用药剂型：①滴眼液（Eyedrops）最常用的眼局部用药剂型。②眼膏（Ointments）眼膏是指供眼用的灭菌软膏剂。适用于配制对水不稳定的药物，如某些抗生素等。③眼药新剂型：a. 凝胶剂：滴眼液中加入适量的黏性赋形剂如甲基纤维素、透明质酸钠、聚乙烯乙醇、聚羧乙烯等，制成胶样滴眼剂，或凝胶滴眼液（液体状滴眼剂滴到眼部后变成胶样物）。b. 胶原盾：用生物组织提炼制成的角膜接触镜样的胶原盾（Collagen Cornea Shields），不同比例整合入药物、或复水时浸吸、或配戴后表面滴入药物来承载药物，达到缓释效果。c. 缓释控制装置（Sustained-release Devices）由高分子化合物或聚合物制成膜状或微粒状，可在眼局部持续缓释，保持药物浓度长时间稳定在一定治疗水平，大大减少用药量、用药次数和药物的副作用。d. 脂质体载体采用磷酸脂分子形成疏水和亲水的双层脂膜，制成脂性微球——脂质体（Liposomes），可作为载体，根据需要将药物溶入。缓释装置和脂质体更适用于眼内给药。

2. 其他局部给药方式：①眼周注射（Periocular Injections）包括球结膜下注射、球筋膜（Tenon囊）下注射和球后注射。②眼内注射（Intraocular Injections）所需药物剂量和浓度小，且疗效较好，适于眼内炎。

三、局部抗感染用药

眼科抗感染药包括抗细菌药物、抗真菌药物和抗病毒药物。

（一）常用抗细菌药物

使用局部抗生素治疗应尽量避免细菌耐药性的发生。

1．眼部局部常用的合成抗菌素　喹诺酮类药物是目前临床使用最多的一类抗细菌药物。

（1）氧氟沙星（Ofloxacin）广谱的抗菌药物，对绝大多数革兰阳性与阴性菌作用很强，对衣原体和支原体也有效。0.3% 的滴眼液和膏剂。

（2）左氧氟沙星（Levofloxacin）氧氟沙星的左旋异构体，抗菌谱同氧氟沙星但活性高 2 倍。0.3%～0.5% 的滴眼液和膏剂。

（3）加替沙星（Gatifloxacin）新一代的氟喹诺酮类药物，抗菌谱更广，对厌氧菌、支原体、衣原体有较强作用。0.3% 的滴眼液和膏剂。

2．青霉素类抗生素

（1）头孢唑啉钠（Cefazolin Sodium）一代头孢抗菌素，对多种革兰阳性与阴性菌、放线菌有效，对革兰阳性菌如金黄色葡萄球菌、溶血性链球菌等作用较强。5% 的滴眼液。

（2）头孢他啶（Ceftazidime）三代头孢抗菌素。对多种革兰阳性与阴性菌有较强作用。结膜下注射 100～150mg，玻璃体内注射 2mg/0.1ml。

3．大环内酯类抗生素

红霉素（Erythromycin）对革兰阳性菌有较强作用，尤其对耐药金黄色葡萄球菌更有效。对沙眼衣原体也有抑制作用。但很多细菌容易对本品产生耐药性。0.5% 的滴眼液和膏剂。

4．氨基糖苷类抗生素

（1）新霉素（Neomycin）对多种革兰阳性与阴性菌、放线菌及螺旋体有抑制作用，对大肠埃希菌、结核分枝杆菌、假单胞菌和变形杆菌作用较强。金黄色葡萄球菌和链球菌易产生耐药性。0.5%～1% 的滴眼液和膏剂。

（2）妥布霉素（Tobramycin）对多种革兰阳性与阴性菌有抑制和杀菌作用。对葡萄球菌高度敏感，且有较强的抗革兰阴性菌的能力，对庆大霉素耐药的铜绿假单胞菌也敏感。0.3% 的滴眼液，3mg/g 的膏剂。

5．多肽类抗生素

万古霉素（Vancomycin）对革兰阳性菌有很强的抗菌作用，适用于耐甲氧西林金黄色葡萄球菌（MRSA）感染。对大多数革兰阴性菌耐药。5% 的滴眼液。

6．氯霉素类抗生素

氯霉素（Chloramphenicol）通过抑制细菌蛋白质合成而产生抑菌效果，对大多数革兰阳性与阴性菌有效，特别是后者。0.25%～0.5% 的滴眼液，1% 的膏剂。

7．利福平（Rifampicin）对多种革兰阳性与阴性菌、沙眼衣原体和某些病毒有抑制作用，尤其对耐药金黄色葡萄球菌、结核分枝杆菌、麻风杆菌和沙眼衣原体有较强作用。1%～2.5% 的滴眼液和膏剂。

（二）常用抗真菌药物

1．抗真菌抗生素

（1）二性霉素 B（Amphotericin B）广谱抗真菌抗生素，对荚膜组织胞浆菌、新型隐球菌、白色念珠菌、粗球孢子菌、曲霉菌、镰刀菌属有效。低浓度抑菌，高浓度杀菌。0.1%～0.3% 的滴眼液。

（2）那他霉素（Natamycin）又称匹马霉素　广谱抗真菌抗生素，对曲孢子真菌、芽生菌属、组织胞浆菌属、隐球菌属、念珠菌属、球孢子菌属、曲霉菌属、镰刀菌属、小孢子菌属、青霉属、孢子丝菌属和滴虫均有抑制作用。0.5%的混悬滴眼液，1%的眼膏。

2．咪唑类抗真菌药

（1）酮康唑（Ketoconazole）具广谱抗真菌作用，对念珠菌属、孢子菌属、隐球菌属、拟球酵母菌属有明显活性。1%～2%的混悬滴眼液。

（2）氟康唑（Fluconazole）具广谱抗真菌作用，对深、浅部真菌均有效，尤其对隐球菌、念珠菌有较强活性，对曲霉菌效果较差。体内抗真菌作用优于体外。0.2%～0.5%的滴眼液或膏剂。

（3）伊曲康唑（Itraconazole）广谱抗真菌药，能强力抑制多数致病性真菌。每次100～200mg。

3．烯丙胺类抗真菌药

特比萘芬（Terbinafine）广谱抗真菌药，对荚膜组织胞浆菌、曲霉菌、皮炎芽生菌、皮肤真菌有杀菌作用。每次0.25g。

（三）常用抗病毒药物

1．非选择性抗疱疹病毒药物

碘苷（Idoxuridine）仅抑制DNA病毒，对单纯疱疹病毒（HSV）、牛痘病毒、水痘病毒等有效。对HSV容易产生耐药。0.1%的滴眼液，3%的膏剂。

2．选择性抗疱疹病毒药物

（1）阿昔洛韦（Acyclovir）选择性抑制HSV、水痘带状疱疹病毒（VZV），对牛痘病毒、RNA病毒无效。对HSV容易产生耐药。0.1%的滴眼液，3%的膏剂。

（2）更昔洛韦（Ganciclovir）对HSV和VZV的作用与阿昔洛韦相当，对巨细胞病毒（CMV）的作用明显高于阿昔洛韦，对微小RNA病毒和腺病毒有效。0.2%的滴眼液、凝胶或膏剂。

3．广谱抗病毒药物

（1）干扰素（Interferon）对DNA病毒和RNA病毒都有作用，对衣原体和原虫也有作用。$3×10^6$U/ml的滴眼液。

（2）利巴韦林（Ribavirin）对DNA、RNA病毒都有抑制作用。0.1%～0.5%的滴眼液或膏剂。

四、眼部抗炎药物

（一）糖皮质激素

糖皮质激素的主要药理作用包括抗炎作用、免疫抑制作用、增强机体应激能力、细胞凋亡诱导作用。糖皮质激素是一把双刃剑，除了类肾上腺皮质功能亢进综合征、消化道溃疡、诱发或加重感染、诱发精神病或癫痫发作、引起高血压和动脉粥样硬化、骨质疏松、肌肉萎缩、伤口延迟愈合等全身副作用外，局部长期使用可导致激素性青光眼和并发性白内障。全身长期用药后减量过快或停药会引起"停药反应"。

糖皮质激素的给药方式：①滴眼治疗氢化可的松油剂：0.5%、0.12%、0.125%、1%；醋酸泼尼松龙悬液：0.125%、1%；泼尼松龙磷酸钠溶液：0.125%、1%；地塞米松磷酸钠悬液：0.1%；油剂：0.05%；甲羟松悬液：1%；氟米龙悬液：0.1%、0.25%；油剂：0.1%；还有糖皮质激素与抗生素复方制剂，如妥布霉素和地塞米松复方制剂等；②眼周注射或全身用药：氢化可的松（Hydrocortison）结膜下或球后注射：每次7.5～12.5mg。口服：每次25mg。泼尼松龙（Prednisolone）结膜下或球后注射：每次7.5～12.5mg。口服：每次5～20mg。地塞米松（Dexamethasone）结膜下注射：每次1～2mg。

（二）非甾体类抗炎药

非甾体类药物主要通过抑制前列腺素（PG）的产生而发挥抗炎作用。非甾体类药物是临床上常用的另一类抗炎药物，抗炎机制与激素不同。虽抗炎效果不如激素，但副作用小，与激素协同用药可以极大增加抗炎效果，所以该药的使用已成为抗感染治疗的一种重要手段。常用非甾体类药物的制剂和用法　吲哚美辛（Idnomethacin）针剂：结膜下注射每次100mg；片剂：每次25mg，3次/日。双氯芬酸钠（Diclofenac Sodium）0.1%滴眼液。酮咯酸氨丁三醇（Ketorolac Tromethamine）常用0.5%滴眼液，4次/日。普拉洛芬（Pranoprofen）常用0.1%滴眼液，4次/日。

五、散瞳剂和睫状肌麻痹剂

散瞳剂（Mydriatics）和睫状肌麻痹剂（Cycloplegics）不是两个完全等同的概念，有散瞳作用的药物并不都具有麻痹睫状肌的作用，而麻痹睫状肌的药物一般都有散瞳作用。散瞳剂包括拟肾上腺素药和抗胆碱药，而睫状肌麻痹剂一般指的是抗胆碱药。这对于初学者非常重要，这两类药物在临床上使用的目的并不同。散瞳一般用于眼底检查；也用于葡萄膜炎的治疗，活动瞳孔而减少瞳孔后粘连。麻痹睫状肌主要用于青少年屈光检查，排除调节对屈光检查的影响；也用于葡萄膜炎和恶性青光眼等疾病的治疗，以减轻葡萄膜的炎症及缓解睫状肌的痉挛。

1. **拟肾上腺素类药物**　眼科常用的主要为苯肾上腺素（Phenylephrine），又称新福林。为选择性的α肾上腺素受体兴奋剂，兴奋瞳孔开大肌和睫状肌上的α肾上腺素受体，产生扩瞳作用。同时又收缩血管，减少睫状突血流，降低眼内压。除眼底检查和治疗葡萄膜炎外，还用于治疗缩瞳剂所导致的虹膜囊肿及交感神经受损所导致的上睑下垂。不良反应：诱发闭角型青光眼急性发作、高血压和心肌梗死等，对有以上疾病患者要慎重使用。

2. **抗胆碱类药物**　常用为阿托品、东莨菪碱等。药理作用为阻断瞳孔括约肌和睫状肌上的M胆碱受体，松弛二肌，产生扩瞳和调节麻痹的作用。

（1）阿托品（Atropine）0.5%～3%的滴眼液；0.5%～1%的膏剂。阿托品可用于屈光检查、解除调节痉挛，还可用于治疗虹膜睫状体炎和恶性青光眼。但其不良反应也较严重，滴眼后如不注意压迫泪囊部可能引起激动、谵妄、面部潮红、皮肤黏膜干燥、发热、口干、心动过速等全身中毒反应；可诱发急性闭角型青光眼发作和过敏反应。阿托品的致死量成人为100mg，儿童为10mg。慎用于孕妇和哺乳期妇女。

（2）后马托品（Homatropine）2%、5%的滴眼液。用于屈光检查。作用、过敏及副作用与阿托品相似，起效快，效力约为其1/10，维持时间短。对于某些疾病（如虹膜睫状体炎）的治疗较阿托品和东莨菪碱有优势。

（3）托吡卡胺（Tropicamide）0.5%、1%的滴眼液；0.25%和1%氢溴酸羟苯丙胺混合滴眼液制剂。可用于高血压、心绞痛和其他心血管疾病患者，也可用于开角性青光眼患者。扩瞳效果好，麻痹睫状肌作用弱，用于眼底散瞳检查。婴幼儿需慎用。

六、抗青光眼用药

青光眼药物治疗的原则：①正确诊断是选择治疗的前提条件，不同类型、病期、病情的青光眼，其用药方案不同；②必须合理选择药物，了解影响药物生物效价的各种因素，拟定治疗方案时要比较治疗收益和风险的大小；③强调个性化治疗原则，选用药物的种类和剂量不能仅以眼压控制情况作为标准，必须考虑视野进展程度等因素。与青光眼治疗有关的药物包括降眼压类药物、视神经保护类药物和抗青光眼滤过手术辅助类用药等。

1. **降眼压类药物**　药物降眼压通过两种途径发挥降眼压作用，一是减少房水生成，二是促进房水流出。常用的药物包括6类：拟胆碱类药物、拟肾上腺素类药物、肾上腺素受体阻滞剂、前列腺素类药物、碳酸酐酶抑制剂和高渗剂。

(1) 拟胆碱类药物：a. 毛果芸香碱（Pilocarpine）又称匹罗卡品。节后拟胆碱药，选择性激动 M- 胆碱受体，对闭角型青光眼，缩瞳可以改善房角的虹膜堆积而开放房角；对开角型青光眼，收缩睫状肌牵拉巩膜突、小梁网，使其张开，改善房水流畅系数，促进房水外流。0.1%～2% 的滴眼液，4% 的凝胶。b. 卡巴胆碱（Carbachol）又称碳酰胆碱，不仅直接作用于睫状肌胆碱能神经末梢，还抑制胆碱酯酶，间接增强胆碱能神经的作用，产生更强的缩瞳和收缩睫状肌的作用。与毛果芸香碱不同的是，可前房用药，是后者作用的 200 倍。0.75%、1.5%、2.25% 和 3% 的滴眼液。前房用药后 5 分钟内获最大缩瞳作用，持续 24 小时。

(2) 肾上腺素受体拮抗剂：a. 马来酸噻吗洛尔（maleate）为非选择性的 β 受体阻滞剂，通过作用于睫状体抑制房水生成。0.25%、0.5% 的滴眼液，1～2 次 / 日。b. 倍他洛尔（Betaxolol）临床上唯一的选择性的 $β_1$ 受体阻滞剂，除可通过作用于睫状体抑制房水生成以外，还有钙离子拮抗剂作用，故对视神经有保护作用。0.25%、0.5% 的滴眼液。2 次 / 日。c. 左布诺洛尔（Levobunolol）非选择性的 β 受体阻滞剂，作用于睫状体抑制房水生成。0.25%、0.5% 的滴眼液。2 次 / 日。d. 卡替洛尔（Carteolol）作用机制和效果同噻吗洛尔。1%、2% 的滴眼液。1～2 次 / 日。

(3) 拟肾上腺素类药物：a. 酒石酸溴莫尼定（Brimonidine Tartrate）是相对选择性的 $α_2$ 受体激动剂，通过激活睫状体内的 $α_2$ 受体，抑制 cAMP 合成，减少房水生成并促进房水经葡萄膜 - 巩膜途径外流。研究表明溴莫尼定具有一定的抗视网膜神经节细胞凋亡的作用，提高受损神经节细胞的生存率，对神经产生保护和营养作用。0.2% 的滴眼液。2～3 次 / 日。

(4) 前列腺素类衍生物：近年来新用于临床的一类抗青光眼药物，降眼压机制是增加经葡萄膜巩膜途径的房水外流。相对传统的抗青光眼药物，具疗效稳定持久、副作用小的特点，对闭角型青光眼疗效不佳。另有加重眼部充血和原有的炎症反应等副作用。a. 曲伏前列腺素（Travoprost）作用于睫状肌上的前列腺素 FP 受体，松弛睫状肌，使肌间距加大，同时降解肌纤维间 I、II、III、IV 型基质金属蛋白酶，降低葡萄膜巩膜途径外流阻力，使房水经葡萄膜巩膜通路排出增加。副作用：睫毛变长，虹膜棕色色素化，结膜充血，浅层点状角膜病变及异物感。可加重眼部炎症，也与黄斑囊样水肿的形成有关。b. 拉坦前列腺素（Latanorpost）。c. 贝美前列胺（Bimatoprost）为天然前列腺胺的类似物，直接增加葡萄膜巩膜途径房水外流，还增加小梁网途径的房水外流，其降眼压机制是双重的。0.03% 的滴眼液。

(5) 碳酸酐酶抑制剂：可明显降低开角和闭角型青光眼的眼压。全身使用的碳酸酐酶抑制剂降压效果迅速而显著，是青光眼重要的急诊用药，用于局部药物不能控制眼压的病例。a. 乙酰唑胺（Acetazolamide）又名醋氮酰胺，125mg、250mg 的片剂。成人 2～4 次 / 日，每次 250mg，急性病例可以加倍，24 小时最大剂量 < 1g。小儿每日 5～10mg/kg，1 次 /4～6 小时，或 2～3 次 / 日。副作用：感觉异常（手指、足趾、口唇周围麻木或蚁走感），低钾血症、疲乏、四肢麻木等；胃肠道症状、肾结石、精神抑郁或错乱和剥脱性皮炎等。磺胺过敏者可有交叉过敏。b. 醋甲唑胺（Methazolamide）25mg、50mg 片剂。成人 2～3 次 / 日，首次 50～100mg，之后每次 25～50mg，日总剂量 < 600mg。副作用类似乙酰唑胺，但远远小于乙酰唑胺，用乙酰唑胺产生酸碱失衡者可改用此药，适于老年人等不易耐受碳酸酐酶抑制剂患者。c. 布林佐胺（Brinzolamide）0.3%、1% 和 2% 的混悬滴眼液。2～4 次 / 日。副作用：视物模糊、眼部烧灼感、口苦口酸感等。

(6) 高渗剂：一组全身用药后快速降低眼压的化合物。通过提高血浆胶体渗透压，使眼内组织的水分向眼内血管移行，玻璃体容积减小而降低眼压。同时，促使虹膜、晶状体后移，使前房加深，房角重新开放，房水循环改善，眼压下降，对急性闭角型青光眼特别有意义。适于各类青光眼伴急剧眼压增高，或一些内眼手术前后需降低眼压时，对睫状环阻滞性青光眼有效。各类型青光眼在局部用药和碳酸酐酶抑制剂作用下，眼压仍得不到控制，可适量加用：

a．甘露醇（Mannitol）5%～25%的注射用溶液，常用20%，1.5～2g/kg体重，在30分钟内快速静滴完，即产生降眼压作用，维持仅6小时，需重复给药，在首次给药后6～8小时给予首次剂量的一半剂量。连续用药最好不超过1周。副作用：全身副作用为多尿、腹泻、心血管负担加重和肺水肿。过多过长应用，易引起脱水和电解质紊乱，偶见过敏、血尿、急性肾衰、肺水肿、充血性心衰等。颅内脱水严重时引起头痛等低颅压综合征，血液脱水严重时可引起血栓形成，尤其是在儿童和老年人更应注意。b．50%的甘油（Glycerin）溶液。单次口服剂量1～1.5g/Kg体重，用药后10分钟起作用，30分钟达高峰，持续5小时，可重复给药。副作用同甘露醇。

2．视神经保护类药物　除了降眼压这一最有效的视神经保护措施外，强调更直接的神经保护治疗。由于青光眼的慢性、进行性临床特征，在组织病理上存在正常到死亡不同阶段的神经节细胞和神经纤维。对于已死亡的神经尚无能为力，但死亡和濒临死亡的神经组织形成的病理微环境，将对周围组织继续损害，及时采取恰当的治疗措施，才能保护和拯救邻近的正常及受损神经组织。研究提示，青光眼视神经损害的原发因素不仅是眼压，神经营养因子缺乏、代谢障碍毒性产物、自身免疫损伤等也可能直接或间接作用于视网膜视神经，因此神经保护治疗就显得更为重要。

（1）钙离子通道阻滞剂：通过抑制Ca^{2+}和细胞内Ca^{2+}释放，阻断兴奋性氨基酸介导的毒性，具有抑制自由基，增加血流和稳定细胞膜，达到保护视神经的作用。

（2）谷氨酸受体拮抗剂：谷氨酸是主要的视网膜兴奋性毒素，生理状态下存在于神经末梢谷氨酸囊泡内，病理条件下大量释放过度刺激受体而造成视网膜神经节细胞的凋亡。谷氨酸受体拮抗剂通过阻止这种作用而发挥视神经保护作用。

（3）神经生长因子：通过转基因等方法表达神经营养因子，对青光眼视网膜神经节细胞损伤的修复及防止其进一步损害起着重要的作用。

（4）一氧化氮途径的抑制剂：抑制NO的生成可保护缺血和兴奋性毒素介导的神经元损伤。

（5）抗氧化剂：缺血再灌注损伤能产生大量的氧自由基，直接与脂质、核酸蛋白发生反应，又促使兴奋性毒素的释放，共同作用加速神经元死亡。氧自由基清除剂包括过氧化物酶、超氧化物歧化酶等内源性酶系统，以及维生素C及维生素E等抗氧化的维生素。也有研究发现，天然的叶黄素和玉米黄素可以对高眼压动物模型的神经节细胞有抗氧化损伤的保护作用。

七、眼科常用免疫抑制剂和生物制剂

免疫抑制剂和生物制剂多用于抗角膜移植排斥和葡萄膜炎的治疗。临床上常用的免疫抑制剂包括：选择性T细胞抑制剂（环孢素，FK506）；抗代谢药（麦考酚酸，氨甲蝶呤，硫唑嘌呤）；烷化剂（环磷酰胺，苯丁酸氮芥）；生物制剂（干扰素-α，抗肿瘤坏死因子单克隆抗体）；中药（雷公藤总甙等）。

八、人工泪液和眼用润滑剂

人工泪液和眼用润滑剂多用于泪液缺乏性干眼的治疗。缓解干眼症状、减少干眼症的并发症。①临床上常用的人工泪液：右旋糖酐羟甲纤维素、0.5%羟丙甲纤维素、羧甲基纤维素钠、卡波姆、透明质酸钠。②人工泪液使用的注意事项：各种人工泪液特点不同，选择时充分考虑药物的成分和作用机制，根据病情决定用药剂量和种类。

（邢　琳）

第二十四章 防盲治盲

> **病 例** 沿海某县，总人口 35 万人，乡镇农村人口 28 万人。有很多长年在外劳务输出人员，有年迈去外地养老者，有死亡后不注销户口者。
>
> **讨论题** 1. 要调查某时间断面 50 岁以上农村人口视力损伤的情况及危险因素，怎样设计流行病调查方案？
> 2. 在公安局系统查到的户籍档案与实际情况不符怎么办？
> 3. 被流调对象不配合，不到流调临时工作站接受眼病检查怎么办？

盲（bindness）和视力损伤，对患者造成巨大痛苦和损失，也给患者家庭和社会带来沉重的负担，防盲（prevention of blindness）治盲意义重大。防盲治盲既是公共卫生事业的一部分，也是眼科学的重要组成部分。眼科医师所从事的工作主要是防盲治盲和视觉康复。防盲治盲工作主要包括对盲和视力损伤进行流行病学调查，对引起盲和视力损伤的主要眼病进行病因和防治方法的研究，对盲和视力损伤的防治进行规划、组织和实施等。

第一节 盲和视力损伤的标准

世界卫生组织（World Health Organization，WHO）于 1973 年提出了盲和视力损伤分类标准（criterion of classification），这一标准将视力损伤分为 5 级，其中 1、2 级视力损伤为低视力；3、4、5 级视力损伤为盲（表 24-1）。该标准还考虑到视野状况，指出不论中心视力是否损伤，如果以中央注视点为中心，视野半径≤10°、但＞5°时为 3 级盲；视野半径≤5°时为 4 级盲。这一盲和视力损伤分类标准的制定对于做好防盲治盲工作意义重大。

表 24-1 视力损伤的分类（国际疾病分类标准，世界卫生组织，1973）

视力损伤		最好矫正视力	
类别	级别	较好眼	较差眼
低视力	1 级	＜0.3	≥0.1
	2 级	＜0.1	≥0.05（指数/3m）
盲	3 级	＜0.05	≥0.02（指数/1m）
	4 级	＜0.02	光感
	5 级	无光感	

在防盲治盲的实际工作中，为了能全面地反映盲和视力损伤情况，又将盲和低视力分为双眼盲、单眼盲、双眼低视力和单眼低视力。如果一个人双眼最好矫正视力都＜0.05，则为双眼盲；如果一个人双眼最好矫正视力都＜0.3，但≥0.05 时，则为双眼低视力。这与 WHO 标准是一致的。如果一个人只有一眼最好矫正视力＜0.05，另眼≥0.05 时，则称为单眼盲。如果一个人只有一眼最好矫正视力＜0.3、但≥0.05 时，另眼≥0.3 时则称为单眼低视力。在实际

统计中，这些人将归于单眼盲中，而不归入单眼低视力中。上述盲和视力损伤的标准都是以最好矫正视力来衡量的。采用这样的方法就不容易发现因屈光不正所造成的视力损伤。如果采用日常生活视力就有可能发现因屈光不正所造成的视力损伤。所谓日常生活视力是指在日常屈光状态下的视力：如果一个人平时不戴眼镜，则将其裸眼视力作为其日常生活视力；如果一个人平时戴眼镜，不论这副眼镜是否合适，则将戴这副眼镜的视力作为日常生活视力；如果一个人已配有眼镜，但他在日常生活中并不戴用，则以其裸眼视力作为日常生活视力。

第二节　世界防盲治盲状况

WHO 根据 55 个调查资料，于 2004 年重新公布了根据 2002 年人口资料所确定的全世界视力损伤人群，盲人为 3700 万人，低视力者为 1.24 亿人，共有视力损伤者 1.61 亿人。视力损伤的地区分布为：西太平洋地区占 26%，东南亚地区占 27%，非洲占 17%，欧洲、美洲和中东地区各占 10%。全世界盲人患病率为 0.7%。发展中国家的情况更为严重，全世界十分之九的盲人生活在那里。目前大约 60% 的盲人生活在非洲、中国和印度。由于人口增长和老龄化，世界盲人负担大幅度地增加。从 1978 年到 1990 年之间，世界盲人数增加了 1000 万人。2010 年 WHO 最新数据显示，视力损伤者已达到 2.85 亿人，盲人为 3926 万人。如果这种趋势持续下去，到 2020 年盲人数将增加一倍。

全世界盲的发病具有以下特点：不同年龄人群中盲患病率明显不同，老年人群中明显增高；发展中国家老年人群盲患病率增高更为明显。盲患病率在发达国家约为 0.3%，而在发展中国家为 0.6% 以上；低视力患病率约为盲患病率的 2.9 倍；不同经济地区盲的主要原因明显不同，经济发达地区为年龄相关性黄斑变性、糖尿病性视网膜病变等，而发展中国家以老年性白内障和感染性眼病为主；由于世界人口的增长和老龄化，盲人数将继续增加。在 2010 年公布的最新数据将屈光不正患者统计在视力损伤范围内，因屈光不正得不到矫正导致视力损伤者占 43%，而白内障、青光眼、年龄相关性黄斑变性、糖尿病视网膜病变、沙眼、角膜盲及其他则分别占视力损伤者总人数的 33%、2%、1%、1%、1% 及 18%；白内障、青光眼、老年性黄斑变性、儿童盲与角膜盲、屈光不正与沙眼、糖尿病视网膜病变及其他则分别占盲人总人数的 51%、8%、5%、4%、3%、1% 及 21%。在这些盲的原因中，如果及时采取恰当的措施，有的能够及早预防或控制，有的能够成功地治疗而恢复视力。根据 WHO 估计，全球 80% 的盲人是可以避免的。WHO 和一些国际非政府组织联合于 1999 年 2 月发起"视觉 2020，享有看见的权利"行动，目标是在 2020 年全球根治可避免盲。盲和视力损伤是世界范围内的严重公共卫生、社会和经济问题。已确定白内障、沙眼、河盲、儿童盲、屈光不正和低视力等作为"视觉 2020"行动的重点。这次行动将通过预防和控制疾病；培训人员；加强现有的眼保健设施和机构；采用适当和能负担得起的技术；动员和开发资源用于防治盲等措施，来解决可避免盲。

第三节　我国防盲治盲工作的回顾和现状

我国曾是盲和视力损伤十分严重的国家之一。新中国成立之前，卫生条件差，人民生活贫困，眼病非常普遍，以沙眼为主的传染性眼病、角膜病、眼外伤、白内障、青光眼等是致盲的主要原因。沙眼患病率高达 50%～90%。新中国成立后，各级政府大力组织防治沙眼。全国眼科医师积极参与防治沙眼，使全国沙眼患病率明显下降，这是我国防盲治盲工作取得的历史性成就。1984 年国家成立全国防盲指导组，统筹全国防盲治盲工作，制定了《1991 年—2000

年全国防盲和初级眼保健工作规划》。卫生部等国家部委发出通知，规定每年6月6日为"全国爱眼日"。20世纪80年代全国各地进行眼病流行病学调查，明确白内障为致盲主要原因。各地积极开展筛查和手术治疗白内障。全国残疾人联合会把白内障盲人复明纳入工作范围，极大地推动了防盲治盲工作。1988年国务院批准实施的《中国残疾人事业五年工作纲要》将白内障手术复明列为抢救性的残疾人三项康复工作之一。1991年国务院批准的《中国残疾人事业"八五"计划纲要》中又明确规定了白内障复明任务。全国各省、市、自治区也相继成立了防盲指导组，认真规划防盲治盲工作，建立和健全防盲治盲网络，根据各自实际情况，防盲治盲工作正以多样化形式发展。

我国的防盲治盲越来越得到社会各界的广泛关注和积极参与。我国在防盲治盲中积累了许多经验，在农村建立县、乡、村三级初级眼病防治网络开展防盲治盲工作，防盲治盲工作已纳入我国初级卫生保健事业。近年来全国各地组织眼科手术医疗队、手术车到农村和边远地区巡回开展白内障复明手术，也是防盲治盲的一种有效形式。开展评选"防盲先进县"、"白内障无障碍县"是我国现阶段做好防盲治盲工作行之有效的方法之一。2012年由卫生部和中国残联组织制定的《全国防盲治盲规划（2012年—2015年）》，《规划》提出了"十二·五"我国防盲治盲工作目标：到2015年年底，85%的县级综合医院眼科能开展白内障复明手术；为50万名低视力患者免费配用助视器；培训低视力儿童家长20万名；力争根治致盲性沙眼等。提升基层防盲治盲能力。2010年WHO公布的最新数据，中国视力损伤者人数为7551万人，其中低视力人数为6726万人，盲人为825万人，盲和低视力的患病率随年龄增加而明显增加。由于我国人口众多，老龄化的速度很快，如果不采取切实有效措施做好防盲治盲，我国的盲人数将会急剧增加。目前我国盲的主要原因依次为白内障（46.1%）、角膜病（15.4%）、沙眼（10.9%）、青光眼（8.8%）、视网膜脉络膜病（5.5%）、先天/遗传性眼病（5.1%）、视神经病（2.9%）、屈光不正与弱视（2.9%）、眼外伤（2.6%）。各地在调查中发现，半数以上盲和视力损伤是可以预防和治疗的。经过"十一·五"期间的努力，目前我国94%的县级医院可以开展眼科医疗服务，其中84%的县级医院可以开展白内障复明手术。目前我国防盲治盲工作也存在一些问题，主要是组织协调有待于进一步加强，防盲治盲的实际需要和效率不高之间存在着矛盾，大规模白内障手术治疗的质量有待于进一步提高。

第四节 几种主要致盲眼病的防治

一、儿童盲（children blindness）

儿童盲是"视觉2020"行动提出的防治重点。儿童盲主要由维生素A缺乏、麻疹、新生儿结膜炎、先天性或遗传性眼病和未成熟儿视网膜病变引起。不同国家儿童盲的原因有所不同。由于考虑到儿童失明后持续的时间长，而且失明对发育有所影响，因此儿童盲被认为是优先考虑的领域。估计全世界有儿童盲150万人，其中1百万人生活在亚洲，30万人在非洲。每年约有50万儿童成为盲人，其中60%在儿童期就已死亡。"视觉2020"行动对防治儿童盲采取以下策略：①在初级卫生保健项目中加强初级眼病保健项目，以便消灭可预防的致病原因；②进行及时干预，有效地处理"可治疗的"眼病；③健全光学和低视力服务设施。在我国儿童盲主要是由先天性或遗传性眼病所致。应当加强宣传，注意孕期保健，避免近亲结婚，开展遗传咨询，提倡优生优育，有效地减少这类眼病发生。同时在一些地区也应注意维生素A缺乏症和未成熟儿视网膜病变的防治。此外儿童眼外伤时有发生，应做好宣传，教育儿童不随意燃放鞭炮、乱投石块、玩耍锐利器具，避免眼外伤的发生。

二、沙眼

沙眼是世界上缺少住房、水和卫生设施等基本需要的社会经济不发达地区的常见病，目前主要在非洲、东地中海、东南亚和西太平洋地区 49 个国家流行。它是世界上最常见的可防治的致盲眼病，估计现有 560 万人因此而失明或视力损伤，有 1.46 亿例活动性沙眼患者需要治疗。沙眼曾是我国致盲的最主要原因。经半个世纪的努力，我国沙眼的患病率和严重程度明显下降。但在农村和边远地区，沙眼仍是严重的致盲眼病。根据 1980 年我国上海、北京、广东和黑龙江等省市的调查，沙眼患病率为 10.56%～52.63%。1987 年全国视力残疾调查表明，沙眼致盲者占盲人总数的 10.87%。对于沙眼防治，"视觉 2020" 行动已制定 "SAFE"（Surgery, Antibiotic, Facial Cleanliness, and Environmental Improvement），即手术、抗生素、清洁脸部和改善环境的防治策略，我们应当积极实施。我们期待通过实施 SAFE 防治策略，有可能到 2020 年根治致盲的眼病之一——沙眼。

三、屈光不正和低视力

向屈光不正者提供矫正眼镜和解决低视力矫正问题也已包括在"视觉 2020"行动中。WHO 估计目前有 3500 万人需要低视力保健服务。当人口老龄化时，这一数字将会迅速增加。"视觉 2020"行动将通过初级保健服务、学校中视力普查和提供低价格的眼镜，努力向大多数人提供能负担得起的屈光服务和矫正眼镜，提供低视力服务。我国是近视眼的高发地区。根据 1998 年在北京顺义区以人群为基础的调查，15 岁男、女儿童近视眼的患病率分别达 37.6% 和 55.0%，并有随年龄增加而增加的趋势。2000 年在该区进行的屈光不正随机研究表明，5～15 岁儿童中近视眼的发病率为 7.9%。而且由于配镜设施、经济条件和对近视眼的认识等因素，相当一部分应当配戴眼镜的儿童不能及时配戴眼镜。对此应当进一步加强对屈光不正的防治研究，培训足够的验光人员，普及验光配镜设施，使屈光不正的患者得到及时恰当的屈光矫正，也有利于弱视的防治。

四、角膜病

各种角膜病引起的角膜混浊也是我国致盲的主要原因，其中以感染所致的角膜炎症为多见。因此，积极预防和治疗细菌性、病毒性、真菌性等角膜炎是减少角膜病致盲的重要手段。角膜移植术是治疗角膜病致盲的有效手段。虽然我国许多地区设有眼库，为角膜移植患者提供了一定量的供体，但角膜供体来源仍受很大限制。应当加强宣传，争取社会各界支持，鼓励更多的人去世后捐献眼球，使更多的角膜病盲人得到复明机会。加强角膜病的防治研究也是减少因角膜病致盲的重要措施。特别要对单纯疱疹性角膜炎的免疫研究、角膜移植术后免疫排斥反应的控制、角膜移植术供体角膜材料的保存、角膜内皮细胞保护、人工角膜的研制、角膜干细胞等方面进行深入研究。

五、青光眼

青光眼是我国主要致盲眼病之一，而且青光眼引起的视功能损伤是不可逆的，后果极为严重，预防青光眼盲十分重要。青光眼的发生是不能预防的，但只要早期发现，合理治疗，绝大多数患者可终生保持有用的视功能。在人群中筛查青光眼患者是早期发现青光眼切实可行的重要手段。进一步普及青光眼的知识有可能使患者及早就诊。对于确诊的青光眼患者应当合理治疗，定期随诊。应当积极开展青光眼的病因、诊断和治疗方面的研究，特别是视神经保护的研究，将有助于青光眼盲的防治。

六、白内障

白内障是致盲主要原因，估计目前全世界有 2500 万人因此而失明。我国目前盲人中约有半数是白内障引起的，估计我国积存的急需手术治疗的白内障盲人有 300 多万人。我国每年新增白内障盲人约为 40 万人。随着人口增加和老龄化，这一数字还会增加。因此白内障盲是防盲治盲最优先考虑的眼病。一般认为白内障不能被预防，但通过手术可将大多数盲人恢复到接近正常的视力。每年每百万人群中所做的完成白内障手术数称为白内障手术率（cataract surgical rate，CSR），是表示不同地区眼保健水平的测量指标。目前各国之间 CSR 差别很大，美国为 5500 以上，非洲为 200。2010 年，我国每百万人口白内障手术率（CSR）已达到 900，但这一数字还远低于发达国家和一些发展中国家。在发展中国家，白内障手术的效率很低。即使有白内障手术设施，但经济和文化方面的障碍使得一些白内障盲人不能接受手术。在白内障手术治疗中，应当强调使患者获得恢复视力和生活质量的高成功率，向患者提供可负担的和可接近的服务，采取措施提高现有白内障手术设施的利用率。所采用的策略包括协调工作、培训人员和加强管理、监察和评价服务质量。对于防治白内障盲，要尽快解决我国白内障盲积存的数量问题，要提高白内障手术效率，单靠眼科医生是不够的，需要集中各方面的力量共同参与防治白内障工作。提高白内障手术效率还应当掌握防盲治盲工作的"三 A"原则，即开展防盲治盲工作应当是适当的（appropriate）、能负担的（affordable）、可接近的（accessible）。"适当的"原则是指防盲治盲应当因地制宜，采取符合各地实际情况的措施和方法。"能负担的"的原则是指防盲治盲应和各地社会经济发展水平相适应，能被国家、社会和个人所负担。"可接近的"原则是指应当使盲和视力损伤者能有便捷途径充分使用防盲治盲的服务设施。

第五节 盲和低视力的康复

一些眼病患者虽经积极治疗，仍处于盲和低视力状态。对于这些患者并不意味着已经毫无希望，应当采取康复措施，目的是尽可能地提高这些患者生活质量。眼科医生的责任不仅在于诊断、治疗和预防那些致盲眼病，而且应当关注处于盲和低视力状态患者的康复。应当尽快地帮助盲人适应生活。盲人适应生活的能力可因盲发生年龄、患者的性格、受教育程度、经济状况及其他因素而有很大的差别。尤其是对青壮年人来说，盲的状态常会对他们的职业和社会生活造成巨大冲击。盲人的康复应根据具体情况采取个性化实施。老年盲人可能最需要适应家庭生活方面的训练，而年轻的盲人则需要适应社会生活、教育、工作等比较全面的训练，包括盲文方面的训练。对于仍有部分视力的盲人和低视力患者来说，应当采用光学助视器和非光学助视器来改进他们的视觉活动能力，使他们利用残余视力工作和学习，以便获得较高的生活质量。

目前使用的助视器有远用和近用两种。常用的远用助视器为放大 2.5 倍的 Galileo 式望远镜，以看清远方景物。这种助视器不适合行走时配戴。近用的助视器有：①手持放大镜：是一种凸透镜，可使视网膜成像增大；②眼镜式助视器：主要用于阅读，其优点是视野大，携带方便，使用时不需手来扶持，价格较低；③立式放大镜：将凸透镜固定于支架上，透镜与阅读物之间的距离固定，可以减少透镜周边部的畸变；④双合透镜放大镜：由一组消球面像差正透镜组成，固定于眼镜架上，有多种放大倍数，可根据需要选用。其优点是近距离工作时不需用手扶持助视器，但焦距短，对照明的要求高；⑤近用望远镜：在望远镜上加阅读帽而制成。其优点是阅读距离较一般眼镜式助视器远，便于写字或操作。缺点是视野小。⑥电子助视器：即闭路电视，包括摄像机、电视接收器、光源、监视器等，对阅读物有放大作用。其优点是放大倍数高，视野大，可以调节对比度和亮度，体位不受限制，无需外部照明，更适用于视力损

第二十四章 防盲治盲

伤严重、视野严重缩小和旁中心注视者，但价格较贵，携带不便。非光学助视器包括大号字的印刷品、改善照明、阅读用的支架等，也有助于患者改善视觉活动能力。许多低视力患者常感到对比度差和眩光。戴用浅灰色的滤光镜可减少光的强度，戴用琥珀色或黄色的滤光镜片有助于改善对比敏感度。现代科学技术的进步会对盲人带来方便。电子导盲眼镜、声呐眼镜、障碍感应发生器、激光手杖、字声机、触觉助视器等虽然不能给盲人获得清晰的影像，但明显提高了生活质量。人工视觉研究的进展有可能使盲人重建视觉。盲人的教育和就业也是一个很重要的问题。我国主要通过民政部门和残疾人联合会开展工作，很多地方设立了盲童学校，进行文化和专业技术培训。国家对吸收盲人就业的单位给予优惠政策，有助于全社会都来关心盲人，使他们能像普通人一样分享幸福的生活。

思考题

1. 视力损伤的分类标准是什么？
2. 我国盲的主要原因是什么？
3. 全世界盲的发病特点有哪些？

（徐国兴）

附录　眼科测量正常值

一、解剖生理部分

（一）眼球的解剖生理数据值

眼球	前后径 24mm，垂直径 23mm，水平径 23.5mm
	眼内轴长（角膜内面～视网膜内面）22.12mm，赤道部周长 74.71mm
	赤道部距角膜缘 14.5mm
	容积 6.5ml，重量 7g
	眼球突出度 12～14mm，两眼相差不超过 2mm
角膜	横径 11.5～12mm，垂直径 10.5～11mm
	厚度中央部 0.5～0.55mm，周边部 1mm
	内皮细胞密度，出生后 4000/mm^2，成人 2500/mm^2
	曲率半径　前面 7.84mm，后面 6.8mm
	屈光力　前面 +48.8D，后面 –5.8D，总屈光力 +43D
	屈光指数　1.337
角膜缘	男性成人宽度（病理标本测定）
	上方：1.9～2.67mm，平均 2.37mm
	鼻侧：0.83～1.58mm，平均 1.29mm
	下方：1.83～2.40mm，平均 2.15mm
	颞侧：1.0～1.67mm，平均 1.35mm
巩膜厚度	眼外肌附着处 0.3mm，赤道部 0.4～0.5mm，视神经周围 1.0mm
前房中央深度	2.5～3mm
房水	体积 0.15～0.3ml，前房 0.2ml，后房 0.06ml
	生成速率 2～3μl/min
	流出易度 0.22～0.28μl/（min·mmHg）
	比重 1.006，pH7.5～7.6
	屈光指数 1.336
	氧分压 55mmHg，二氧化碳分压 40～60mmHg
瞳孔	直径 2.5～4.0mm，双眼差 < 0.25mm
	瞳距 60.9±0.18 mm（男），58.3±0.13mm（女）
晶状体	直径 9mm，厚度 4mm，体积 0.2ml
	曲率半径　前面 10mm，后面 6mm
	屈光力　前面 +7D，后面 +11.66D，总屈光力 +19.11D
	屈光指数 1.437
玻璃体	体积 4.5ml
	屈光指数 1.336
睫状体	宽度 6～7mm

脉络膜	平均厚度约 0.25mm，脉络膜上腔间隙 10～35μm	
	锯齿缘距角膜缘 7～8mm	
视网膜	视网膜动静脉直径比 2∶3	
	黄斑	直径 1～2mm
		中心凹位于视盘颞侧缘 3mm，视盘中心水平线下 0.8mm
		距下斜肌最短距离（下斜肌止端鼻侧缘内上）2.2mm
		距赤道 18～22mm
视盘	直径	1.5mm×1.75mm

（二）眼附属器的解剖生理数据值

睑裂	长 26～30mm，平视时高 8mm，上睑遮盖角膜 1～2mm	
	内眦间距 30～35mm，平均 34mm	
	外眦间距 88～92mm，平均 90mm	
睑板	睑板中央部宽度：上睑 6～9mm，下睑 5mm；睑板长为 29mm；厚为 1mm	
睫毛	上睑 100～150 根，下睑 50～75 根	
	平视时倾斜度：上睑 110°～130°，下睑 100°～120°	
	寿命 3～5 个月，拔除后 1 周生长 1～2mm，10 周可达正常长度	
结膜	结膜囊深度（睑缘至穹窿部深处）：上方 20mm，下方 10mm	
	穹窿结膜与角膜缘距离：上下方均为 8～10mm，颞侧 14mm，鼻侧 7mm	
泪器	泪腺	眶部 20mm×11mm×5mm，重 0.75g
		睑部 15mm×7mm×3mm，重 0.2g
	泪小点	直径 0.2～0.3mm，距内眦上泪点 6mm，下泪点 6.5mm
	泪小管	直径 0.5～0.8mm，可扩张 3 倍。管长 10mm，垂直部 1～2mm
	泪囊	长 10mm，宽 3mm；上 1/3 位内眦韧带以上
	鼻泪管	全长 18mm；下口位于下鼻甲前端之后 16mm，鼻前孔外侧缘后方 30mm
	泪囊窝	长 17.86mm，宽 8.01mm
	泪液	正常清醒状态下，每分钟分泌 0.9～2.2μl
		比重 1.008，渗透压 295～309mOms/L，平均 305mOms/L
		屈光指数 1.336
	泪膜厚度	7μm，总量 7.4μl，更新速度每分钟 12%～16%，pH6.5～7.6
		渗透压（296～308）mOsm/L
眼眶	深 40～50mm，容积 25～30ml	
	视神经孔直径 4～6mm，视神经管长 4～9mm	
视神经	全长 42～51mm	
	眼内段 1mm，眶内段 25～30mm，管内段 6～10mm，颅内段 10mm	
眼外肌	肌腱宽度 内直肌 10.3mm，外直肌 9.2mm，上直肌 10.8mm	
	下直肌 9.8mm，上斜肌 9.4mm，下斜肌 9.4mm	
	直肌止点距角膜缘 内直肌 5.5mm，下直肌 6.5mm	
	外直肌 6.9mm，上直肌 7.7mm	
眶内血管	睫状前动脉 7 支	
	睫状后短动脉 10～20 支	

睫状后长动脉　2 支
涡静脉　　　　4～7 支，距角膜缘 14～25mm

二、临床检查部分

视功能检查
 视野 直径 3mm 白色视标检查正常周边视野的范围
    颞侧 90°，鼻侧 60°，上方 55°，下方 70°
   蓝、红、绿色视标检查，周边视野依次递减 10°左右
   生理盲点 呈长椭圆形，垂直径 7.5±2°，横径 5.5±2°
    其中心在注视点外侧 15.5°，水平中线下 1.5°
 立体视觉 立体视敏度＜60 弧秒
 对比敏感度 函数曲线呈倒"U"型，也称为山型或钟型

泪液检查
 泪膜破裂时间 10～45 秒
 Schirmer 实验 正常值 10mm/5min～15mm/5min；
    低分泌＜10mm/5min；干眼＜5mm/5min

眼压 正常值 10～21mmHg

青光眼检查相关数据
 房水流畅系数（C） 正常值：0.19～0.65　μl/min　mmHg
    病理值：≤0.12μl/min　mmHg
 房水流量（F） 正常值（1.84±0.05）μl/min，＞4.5μl/min 为分泌过高
 压畅比（P/C） 正常值≤100；病理值≥120
 巩膜硬度（E） 正常值 0.0215
 饮水试验 饮水前后眼压值相差 正常值≤5mmHg；病理值≥8mmHg
 暗室试验 试验前后眼压相差 正常值≤5mmHg；病理值≥8mmHg
 暗室加俯卧试验 试验前后眼压相差 正常值≤5mmHg；病理值≥8mmHg
 视网膜中央动脉血压 弹簧式视网膜血管血压计测量值：60～80mmHg/30～40mmHg

荧光素眼底血管造影
   臂 - 脉络膜循环时间平均 8.4 秒
   臂 - 视网膜循环时间为 7～15 秒

各年龄最大调节力与近点距离

年龄（岁）	10	20	30	40	50	60	70	80
调节力（D）	14	10	7	4.5	2.5	1.0	0.25	0.00
近点距离（cm）	7.1	10	14.3	28.5	40	100	400	无穷远

（马建民）

主要参考文献

1. 赵堪兴，杨培增．眼科学．北京：人民卫生出版社，2013．
2. 崔浩，王宁利．眼科学（全国高等学校医学研究生规划教材）．北京：人民卫生出版社，2008．
3. 徐国兴．眼科学基础．台北：台湾新文京开发出版股份有限公司，2008．
4. 徐国兴主译．临床眼科学．福州：福建科技出版社，2006．
5. 葛坚，赵家良，崔浩．眼科学（供8年制应用）．北京：人民卫生出版社，2005．
6. 葛坚，崔浩．眼科学（供7年制应用）．北京：人民卫生出版社，2002．
7. 赵家良．扎实高效地做好防盲治盲工作．中华眼科杂志，1999，35：329-335．
8. 赵家良．防盲治盲．中华眼科杂志，1997，33：464-7．
9. 吕帆．角膜接触镜学．北京：人民卫生出版社，2004．
10. 王勤美．屈光手术学．北京：人民卫生出版社，2004．
11. Foster A, et al. Epidemiology of cataract in childhood: A global perspective. J Cataract Refract Surg, 1997 (23 suppl), 1: 601.
12. World Health Organization. Prevention of blindness and deafness. Global initiative for the elimination of avoidable blindness. Change the Definition of Blindness. ICD 10th revision 1st and 2nd edition. Geneva: WHO; 2010.
13. Global data on visual impairment in the year 2002. Bulletin of the World Health Organization, 2004, 82: 844-851.
14. Troy E. Fannin. Clinical Optics. Butterworth Heinemann. 1996.
15. Ronald B Rabbetts. Clinical Visual Optics. Butterworth Heinemann. 1998.
16. Theodore Grosvenor Primary care optometry and binocular vision. Butterworth Heinemann 1996.
17. William J. Benjamin. Clinical refraction. W. B. Saunders Company. 1998.
18. Daniel Vaughan. General Ophthalmology. Appleton&Lange. 1999.
19. Karla Zandnik. The Ocular Examination. W. B. Saunders Company. 1997.
20. Cynthia A. Bradford. Basic Ophthalmology. American Academy of Ophthalmology. 1999.

中英文专业词汇索引

A

AV型斜视　AV Patterns　170
暗适应　dark adaption　30

B

白内障所致继发性青光眼　glaucoma secondary to cataract　111
斑块状角膜营养不良　macular corneal dystrophy　75
瘢痕性睑内翻　cicatricial entropion　39
瘢痕性睑外翻　cicatricial ectropion　39
板层白内障　lamellar cataract　92
半乳糖尿苷转移酶　galatose1-Phosphate- Uridyltranferase　93
半乳糖性白内障　galactosemia cataract　93
包涵体性结膜炎　inclusion conjunctivitis　50
暴露性角膜炎　exposure keratitis　71
鼻泪管　nasolacrimal duct　11
扁平角膜　flat cornea　79
表层巩膜（外层巩膜）　episcleral　6
表皮样囊肿　epidermoid cyst　184
并发性白内障　complicated cataract　94, 119
病毒性结膜炎　viral conjunctivitis　50
玻璃体　vitreous　9
玻璃体后脱离　posterior vitreous detachment，PVD　102
玻璃体混浊　vitreous opacity　118
玻璃体积血　vitreous hemorrhage　102
玻璃体雪球状混浊　snow ball opacity　121
玻璃体炎症　vitreous inflamation　103
玻璃体液化　syneresis, or liquefaction of vitreous　102
部分调节性内斜视　partially accommodative esotropia　169

C

彩色超声多普勒成像　color doppler imaging，CDI　34
超急性细菌性结膜炎　superacute bacterial conjunctivitis　48
超声活体显微镜　ultrasound biomicroscopy，UBM　34
超声乳化白内障吸除术　phacoemulsification　96
搐搦性白内障　tetanic cataract　94
垂直斜视　hypertropia　166
春季卡他性角结膜炎　vernal keratoconjnctivitis　51
磁共振成像　magnetic resonance image，MRI　34
次级玻璃体　secondary vitreous　17

D

大角膜　macrocornea　78
代谢性白内障　metabolic cataract　93
带状角膜变性　band keratopathy　73
带状疱疹病毒性睑皮炎　herpes zoster palpebral dermatitis　38
单纯疱疹病毒性睑皮炎　herpes simplex palpebral dermatitis　37
单纯疱疹病毒性角膜炎　herpes simplex keratitis, HSK　63
倒睫　trichiasis　38
低钙性白内障　hypocalcemia cataract　94
低温性损伤　cold injury　199
地图-点状-指纹状营养不良　map-dot-fingerprint dystrophy　75
地图状萎缩　geographic atrophy　142
第二斜视角　secondary deviation　167
第二眼位　secondary position　167
第一斜视角　prism deviation　167
第一眼位　primary position　167
点状白内障　punctate cataeact　93
电光性眼炎　electric ophthalmia, flash ophthalmia　199
电子计算机断层扫描　computed tomograp, CT　34
调节　accommodation　157
动脉硬化性视网膜病变　arteriosclerotic retinopathy　200
动态视野检查　kinetic perimetry　28
多焦点人工晶状体　multifocal intraocular lens　98
多形性腺瘤　pleomorphic adenomas　44

E

儿童盲　children blindness　219

F

反向性青光眼　inverse glaucoma　97
房角后退　recession of anterior chamber angle　191
房角粘连　goniosynechia　117
房水　aqueous humor　8
飞蚊症　vitreous floaters　102
非共同性内斜视　incomitant esodeviation　170
非球面人工晶状体　aspheric intraocular lens　98
分支静脉阻塞　branch retinal vein occlusion, BRVO　136

缝合性白内障　suturel cataract　92
辐射性白内障　radiation cataract　95
辐射性眼损伤　radiation injury　199
复视　diplopia　166

G

干性年龄相关性黄斑变性　non-neovascular age-related macular degeneration　142
干眼　dry eye　83
感觉剥夺性内斜视　sensory deprivation esodeviation　169
感觉融合　sensory fusion　167
高AC/A型调节性内斜视　accommodative esotropia due to high AC/A　169
高血压性视网膜病变　hypeaensive retinopathy，HRP　200
高眼压症　ocular hypertension　113
格子状角膜营养不良　lattic like corneal dystrophy　75
巩膜　sclera　5
巩膜化角膜　sclerocornea　79
巩膜膨隆　scleral ectasia　89
巩膜破裂　rupture of scleral　194
巩膜葡萄肿　scleral staphyloma　89
巩膜实质层　substantia propria sclera　6
巩膜炎　scleritis　86，87
共同性内斜视　concomitant esotropia　168
共同性外斜视　concomitant exotropia　169
光致角膜塑型术　Corneal Cross Linking　163
过敏性结膜炎　allergic conjunctivitis　52

H

海绵状血管瘤　cavernous hemangioma　185
核性白内障　nuclear cataract　91
虹膜　iris　6
虹膜挫伤　contusion of iris　191
虹膜后粘连　posterior synechia of the iris　118
虹膜角膜内皮综合征　iridocorneal endothelial syndrome，ICE　112
虹膜结节　iris nodule　117
虹膜睫状体炎　acute iridocyclitis　116
虹膜睫状体炎所致继发性青光眼　glaucoma secondary to iridocyclitis　111
虹膜膨隆　iris bombe　118
虹膜缺损　coloboma of the iris　132
虹膜炎　iritis　116
虹膜周边前粘连　peripheral anterior synechia of iris　117
后发性白内障　after-cataract　95
后房　posterior chamber　8
后巩膜炎　posterior scleritis　87
后囊膜下白内障　posterior subcapsular cataract　91
后葡萄膜炎　posterior uveitis　121
坏死性巩膜炎　necrotising scleritis　87
黄斑　macula　7
黄斑回避　macular sparing　152
黄斑囊样水肿　cystoid macular edema　121
混合型调节性内斜视　mixed accommodative esotropia　169
混淆视　confusion　166
获得性上斜肌麻痹　acquired superior oblique muscle palsy，ASOP　170

J

基本型内斜视　basic esotropia　169
激光扫描拓扑仪　scanning laser topography　35
极性白内障　polar cataract　92
急性闭角型青光眼　acute angle-closure glaucoma　105
急性出血性结膜炎　acute hemorrhagic conjunctivitis　50
急性共同性内斜视　acute comitant esotropia　169
急性结膜炎　acute conjunctivitis　119
急性泪囊炎　acute dacryocystitis　46
急性泪腺炎　acute dacryoadenitis　43
急性视网膜坏死　acute retinal necrosis，ARN　125
急性细菌性结膜炎　acute bacterial conjunctivitis　48
棘阿米巴角膜炎　acanthamoeba keratitis，AK　66
集合近点检查　near point of convergence，NPC　168
继发性青光眼　secondary glaucoma　105，118
甲状腺相关眼病　thyoid associated ophthalmopathy　TAO　201
睑板腺　meibomian　10
睑板腺功能障碍　Meibomian gland dysfunction，MGD　42
睑板腺囊肿　chalazion　36
睑结膜　palpebral conjunctiva　11
睑裂　palpebral fissure　10
睑裂斑　pinguecula　55
睑内翻　entropion　39
睑外翻　ectropion　39
睑腺炎　hordeolum　36
睑缘　palpebral margin　10
睑缘炎　blepharitis　37
角巩膜缘　limbus　6
角膜　cornea　5
角膜瘢痕　corneal scarring　61
角膜边缘变性　Terrien marginal degeneration　74
角膜变性　corneal degeneration　73
角膜擦伤　Cornea abrasion　190
角膜穿孔　corneal perforation　61
角膜挫伤　contusion of cornea　190
角膜地形图　corneal topography　32，35

角膜后沉着物　keratic precipitate，KP　116
角膜后弹力层破裂　Tears in Descemet membrane　190
角膜混浊　corneal opacity　118
角膜基质环植入术　intrastromal corneal ring segments，
　　ICRS　162
角膜基质水肿　Cornea edema　190
角膜基质炎　interstitial keratitis　67
角膜溃疡　corneal ulcer　60
角膜内皮细胞营养不良　Fuchs' endothelial dystrophy　76
角膜皮样瘤　corneal dermoid tumor　80
角膜葡萄肿　corneal staphyloma　61
角膜曲率计　keratometer　32
角膜软化症　keratomalacia　72
角膜色素环　Kayser Fleischer ying．KF环　94
角膜塑型术　orthokeratology，OK　162
角膜异物　corneal foreign body　196
角膜荧光素染色　fluorescein staining　84
角膜营养不良　corneal dystrophy　73
角膜映光法　Hirschberg test　167
角膜原位癌　carcinoma in situ　80
接触性睑皮炎　contact dermatitis　38
拮抗肌　antagonist　165
结膜　conjunctiva　11
结膜结石　conjunctival concretion　56
结膜囊　conjunctival sac　11
结膜皮样脂肪瘤　dermolipoma　57
结膜乳头状瘤　conjunctival papilloma　57
结膜色素痣　conjunctival nevus　56
结膜下出血　subconjunctival hemorrhage　56
结膜血管瘤　conjunctival angioma　57
睫毛乱生　aberrant lashes　38
睫状充血　ciliary conjestion　116
睫状冠　corona ciliary　6
睫状环阻塞性青光眼　ciliary-block glaucoma　112
睫状体　ciliary body　6
睫状体挫伤　contusion of ciliary body　191
睫状体分离　cyclodialysis　191
睫状体缺损　coloboma of the ciliary body　132
睫状体脱离　ciliary body detachment　191
睫状突　ciliary process　6
晶状体　lens　8
晶状体板　lens plate　16
晶状体半脱位　subluxation of lens　97
晶状体挫伤　len contusion　192
晶状体泡　lens vesicle　16
晶状体脐状凹陷　umblication of lens　97
晶状体缺损　coloboma of lens　97
痉挛性睑内翻　spastic entropion　39
静态视野检查　static perimetry　28

巨乳头性结膜炎　Giant Papillary Conjunctivitis
　　GPC　53

K

开角型青光眼　open-angle glaucoma　105
颗粒状角膜营养不良　granular corneal dystrophy　75
可调节人工晶状体　accommodating intraocular lens　98
孔源性视网膜脱离　rhegmatogenous retinal detachment，
　　RRD　146
眶蜂窝织炎　Orbital cellulites　179
眶隔　orbital septum　10
眶上裂　superior orbital fissure　12
眶下裂　inferior orbital fissure　12
溃疡性睑缘炎　ulcerative blepharitis　37

L

老年性睑外翻　senile ectropion　39
老视　presbyopia　161
泪道　lacrimal passage　11
泪道功能不全　insufficiency of lacrimal passage　45
泪道阻塞　stenosis of lacrimal passage　45
泪囊　lacrimal sac　11
泪器　lacrimal apparatus　11，43
泪腺　lacrimal gland　11
泪腺混合瘤　mixed tumor of lacrimal gland　44
泪腺囊样腺癌　adenoid cystic carcinoma of the
　　lacrimal gland　44
泪腺炎　dacryoadenitis　43
泪腺肿瘤　lacrimal tumors　44
泪小管炎　canaliculitis　47
泪液分泌试验　Schirmer's test　84
泪液渗透压　tear osmolality　84
立体视检查　stereopsis testing　168
立体视觉　stereoscopic vision　30
丽丝胺氯　lassimine green　84
良性淋巴上皮病变　benign lymphoepithelial lesion，
　　BLEL　182
裂隙灯活体显微镜　slit-lamp biomicroscope　32
鳞屑性睑缘炎　squamous blepharitis　37
流行性角结膜炎　epidemic kerato-conjunctivits　51

M

麻痹性睑外翻　paralytic ectropion　39
脉络膜　choroid　6
脉络膜恶性黑色素瘤　malignant melanoma of the
　　choroid　129
脉络膜骨瘤　choroidal osteoma　131
脉络膜缺损　coloboma of the choroid　132
脉络膜视网膜炎　choroidoretinitis　121

中英文专业词汇索引

脉络膜血管瘤　choroidal hemangioma　128
脉络膜转移瘤　metastatic carcinoma of the choroid　130
慢性闭角型青光眼　chronic angle-closure glaucoma　105
慢性结膜炎　chronic conjunctivitis　49
慢性泪囊炎　chronic dacryocystitis　46
慢性泪腺炎　chronic dacryoadenitis　44

N

囊性白内障　capsular cataract　92
囊内白内障摘除术　intracapsular cataract extraction, ICCE　96
脑膜脑膨出　meningoencephalocele　187
内眦赘皮　epicanthus　40
逆规散光　astigmatism against the rule　160
年龄相关性白内障　age-related cataract　90
年龄相关性黄斑变性　age-related macular degeneration, AMD　141

P

泡性角结膜炎　phlyctenular kerato-conjunctivitis　52
泡性角膜炎　phlyctenular keratitis　68
胚胎核性白内障　embryonal nuclear cataract　92
胚眼　embryonic eye　16
配偶肌　yoke muscles　165
皮样囊肿　dermoid cyst　184
皮质盲　cortical blindness　152
皮质型白内障　cortical cataract　90
葡萄膜　uvea　6
葡萄膜缺损　coloboma of the uvea　132

Q

牵拉性视网膜脱离　tractional retinal detachment, TRD　147
牵牛花综合征　morning-glory syndrome　156
前部睫状体炎　anterior cyclitis　116
前部缺血性视神经病变　anterior ischemic optic neuropathy, AION　155
前房　anterior chamber　8
前房积脓　hypopyon　60, 117
前房积血　hyphema　190
前房角镜　gonioscope　33
前房闪光　aqueous flare　117
前巩膜炎　anterior scleritis　87
强直性脊柱炎　ankylosing spondylitis, AS　125
青光眼　glaucoma　105
青光眼睫状体炎综合征　glaucomatocyclitic crisis　111
青少年型青光眼　juvenile glaucoma　105
穹窿结膜　fornical conjunctiva　11
球后视神经炎　retrobulbar neuritis　154
球结膜　bulbar conjunctiva　11

球形角膜　Keratoglobus　79
球性晶状体　spherophakia　97
屈光参差　anisometropia　160
屈光性调节性内斜视　accommodative esotropia due to hyperopia　169
屈光性晶状体置换术　refractive lens exchange, RLE　162
全葡萄膜炎　panuveitis　122

R

热烧伤　heat injury of eye　198
人工晶状体屈光度计算　power calculation of the IOL　98
人工晶状体植入术　Intraocular lens implantation　99
融合　fusion　167
弱视　amblyopia　166

S

Stevens-Johnson综合征　55
三级玻璃体　tertiary vitreous　17
三棱镜度　prism diopter, PD　167
三棱镜加角膜映光法　Krimsky test　167
三棱镜加遮盖试验　prism plus cover testing　167
散光　astigmatism　159
扫描激光偏振仪　scanning laser polarimetry　35
色盲镜　anomaloscope　29
色素上皮层　retinal pigment epithelium, RPE　7
色素性青光眼　pigmentary glaucoma　112
闪光感　flashing lights　102
上睑下垂　ptosis　40
上皮基底膜营养不良　epithelial basement membrane dystrophy, EBMD　75
上斜肌麻痹　superior oblique muscle palsy　170
深板层角膜移植术　deep lamellar keratoplasty　78
神经沟　neural groove　16
神经麻痹性角膜炎　neurotrophic keratopathy　71
渗出性视网膜脱离　exudative retinal detachment, ERD　148
视杯　optic cup　7
视动性眼球震颤　optokinetic nystagmus, OKN　27
视放射　optic radiation　9
视交叉　optic chiasma　9
视茎　optic stalk　16
视觉敏锐度　visual acuity　26
视力　visual acuity　26
视路　visual pathway　9
视盘　optic disc　7
视盘玻璃膜疣　optic disc drusen　156
视盘水肿　papilledema　155
视盘小凹　optic pit　156

视泡 optic vesicle 16
视皮质 visual cortex 9
视神经 optic nerve 9
视神经发育不良 optic nerve hypoplasia 156
视神经管 optic foramen and canal 12
视神经胶质瘤 glioma of optic nerve 156
视神经脑膜瘤 meningioma of optic nerve 156
视神经缺损 coloboma of optic nerve 156
视神经撕脱 optic nerve avulsion 194
视神经萎缩 atrophy of optic nerve 124
视神经萎缩 optic atrophy 155
视神经炎 optic neuritis 154
视束 optic tract 9
视网膜 retina 7
视网膜大动脉瘤 retinal macroaneurysm 140
视网膜电图 electroretinogram，ERG 30
视网膜对应 retinal correspondence 166
视网膜分支动脉阻塞 branch retinal artery occlusion，BRAO 136
视网膜静脉周围炎 periphlebitis of retina 137
视网膜静脉阻塞 retinal vein occlusion 136
视网膜蔓状血管瘤 racemose hemangioma 140
视网膜母细胞瘤 retinoblastoma，RB 149
视网膜色素上皮层 retinal pigment epithelium，RPE 7
视网膜神经感觉层 neurosensory retina 7
视网膜脱离 detachment of retinal 121
视网膜新生血管形成 retinal neovascularization 121
视网膜血管炎 retinal vasculitis 137
视网膜营养不良 retinal dystrophy 143
视网膜中央动脉 central retinal artery 13
视网膜中央动脉阻塞 central retinal artery occlusion，CRAO 135
视野 visual field 27
双上转肌麻痹 double elevator palsy 170
双行睫 distichiasis 40
双眼视觉 binocular vision 165
双眼运动检查 binocular eye movements，versions and vergences 168
水平视差 horizontal visual disparity 168
水平斜视 horizontal strabismus 166
水液缺乏型干眼 aqueous tear deficiency，ATD 83
顺规散光 astigmatism with the rule 160

T

糖尿病性白内障 diabetic cataract 93
糖尿病性视网膜病变 diabetic retinopathy，DR 138
糖皮质激素性青光眼 corticosteroid-induced glaucoma 112
特发性葡萄膜大脑炎 idiopathic uveo-encephalitis 122
特发性眼眶炎性假瘤 idiopathic orbital inflammatory pseudotumor，IOIP 180
特异性角结膜炎 Atopic Keratoconjunctivitis AKC 53
瞳孔闭锁 pupillary seclusion 118
瞳孔残膜 residual membrane of the pupil 133
瞳孔膜闭 pupillary occlusion 118
瞳孔缩小 amydriasis 118

V

Vogt-小柳原田综合征 Koyanagi-Harada Syndrome，VKH 122

W

Wilson病 Hepato Lenticular Degneration 94
外侧膝状体 lateral geniculate body 9
外层巩膜炎 episcleritis 86
外伤性白内障 traumatic cataract 94
外伤性脉络膜破裂 choroidal rupture 192
外伤性脉络膜脱离 trumatic choroidal detachment 193
外伤性增生性玻璃体视网膜病变 proliferative vitreoretinopathy，PVR 195
微小切口植入的人工晶状体 intraocular lens for micro incision 98

X

细菌性角膜炎 bacterial keratitis，BK 61
细菌性结膜炎 bacterial conjunctivitis 48
下睑赘皮 epiblepharon of lower lid 40
下斜肌麻痹 inferior oblique muscle palsy，IOP 170
先天性白内障 congenital cataract 91
先天性睑裂狭小综合征 congenital blepharophimosis syndrome 40
先天性睑内翻 congenitalentropion 39
先天性青光眼 congenital glaucoma 105
先天性上斜肌麻痹 congenital superior oblique muscle palsy，CSOP 170
先天性无虹膜 congenital aniridia 132
先天性小眼球合并囊肿 congenital microphthalmos with cyst 187
先天性眼睑缺损 congenital blepharocoloboma 41
先天性眼外肌广泛纤维化综合征 congenital fibrosis of extraocular muscles，CFEOM 170
先天性运动性眼球震颤 congenital motor nystagmus 171
显斜视 tropia, heterotropia, manifest deviation 166
现代囊外白内障摘除术 extracapsular cataract extraction，ECCE 96
相对性传入性瞳孔障碍 relative afferent papillary defect，RAPD 33

相干光断层成像　optical coherence tomography, OCT　35
小角膜　microcornea　78
协同肌　synergist　165
斜视　strabismus　166
斜向散光　oblique astigmatism　160
新生儿泪囊炎　neonatal dacryocystitis　45
新生血管性青光眼　neovascular glaucoma　111
星状玻璃体变性　asteroid hyalosis　102
旋转斜视　cyclodeviation　166

Y

眼表泪液疾病　ocular surface and tear diseases　82
眼部电击伤　ocular electrical injury　199
眼胆固醇结晶沉着症　cholesterolosis bulbi　102
眼底荧光素血管造影　fundus fluorescence angiography, FFA　33
眼电图　electrooculogram, EOG　30
眼化学伤　ocular chemical injury　197
眼睑黄色瘤　xanthelasma of eyelid　41
眼睑基底细胞癌　basal cell carcinoma of eyelid　41
眼睑外伤　eyelid trauma　197
眼睑鳞状细胞癌　squamous cell carcinoma of eyelid　42
眼睑皮脂腺癌　sebaceous cell carcinoma of eyelid　41
眼睑色素痣　pigmentary nevus of eyelid　41
眼睑血管瘤　hemangioma of eyelid　41
眼眶　orbit　12
眼眶钝器伤　blunt instrumental injury of orbit　197
眼眶横纹肌肉瘤　orbital rhabdomyosarcoma　186
眼眶脑膜瘤　orbital meningioma　185
眼眶锐器伤　sharp instrumental injury of orbit　197
眼眶肿瘤　orbtial tumor　184
眼裂　ocular cleft　16
眼球　eye ball　5
眼球穿孔伤　penetrating trauma of eye ball　194
眼球钝挫伤　ocular blunt trauma　190
眼球破裂　globe rupture　194
眼球萎缩　atrophy of eye ball　119
眼球震颤　nystagmus　171
眼铜质沉着症　ocular chalcosis　196
眼外肌　extraocular muscles　11
眼外伤　ocular trauma　188
眼外伤所致青光眼　glaucoma secondary to trauma　111
衣原体性结膜炎　chlamydial conjunctivitis　49
异常视网膜对应　anomalous retinal correspondence, ARC　166

抑制　suppression　166
翼状胬肉　pterygium　55
吲哚青绿血管造影　indocyanine green angiography, ICGA　33
隐斜视　phoria, heterophoria, latent deviation　166
隐性眼球震颤　latent nystagmus　171
应激性眼损伤　ocular irritable injury　199
硬性透氧性接触镜　rigid gas-permeable contact lens, RGP　162
永存瞳孔膜　persistent pupillary membrane　133
永久性玻璃体动脉　persistent hyaloid artery　103
原发性开角型青光眼　primary open angle glaucoma, POAG　105
原发性青光眼　primary glaucoma　105
原始玻璃体　primary vitreous　17
圆锥角膜　keratoconus　76
远达性视网膜病变　Purtscher's retinopathy　204
运动融合　motor fusion　167

Z

增生性糖尿病性视网膜病变　proliferative diabetic retinopathy, PDR　139
增生性玻璃体视网膜病变　proliferative vitreoretinopathy, PVR　103
遮盖法　cover test　168
真菌性角膜炎　fungal keratitis, FK　64
蒸发过强型干眼　over evaporation　83
正常眼压性青光眼　normal tension glaucoma, NTG　105
正位视　orthophoria　166
中间葡萄膜炎　intermediate uveitis　120
中心凹　fovea　7
中心旁注视　eccentric fixation　166
中心小凹　foveola　7
中心性浆液性脉络膜视网膜病变　central serous choroidoretinopathy, CSC　141
中央角膜厚度　central corneal thickness, CCT　113
中央静脉阻塞　central retinal vein occlusion, CRVO　136
周边葡萄膜炎　periuveitis　120
周期性内斜视　cyclic esotropia　169
主导眼　dominant eye　167
准分子激光治疗性角膜浅层切除术　phototherapeutic keratectomy, PTK　74
棕黑色板层　lamina fusca　6